Queremos felicitarte por el paso que has dado. Sabemos que afrontar unas oposiciones es una decisión importante, una tarea que precisa, entre otras cualidades, de grandes dosis de constancia y determinación. Pero no solo eso, también es importante poder contar con ayuda.

La colaboración es nuestra piedra angular, porque la razón de ser del cooperativismo está en la persecución de un beneficio común, aunando voluntades, afianzando recursos y mejorando la situación de quienes forman parte de un mismo proyecto.

Fieles a nuestros principios fundacionales, las cooperativas mantenemos un compromiso ético en aras de una sociedad más justa, a través de valores como la democracia, la transparencia, la responsabilidad social, la equidad o la solidaridad. Así como la Igualdad de género, y la sostenibilidad empresarial y medioambiental, que tienen carácter transversal al resto de principios.

Porque nosotros mismos hemos adoptado la fórmula del emprendimiento cooperativista, apreciamos el valor de contar con el apoyo de quienes confían en un mismo proyecto. Por eso, en nuestro compromiso con el empleo, queremos decirte que no estás solo en tu propósito. Desde este momento formamos contigo un equipo, y estamos convencidos que, con los recursos que ponemos a tu disposición, podrás obtener el máximo provecho al esfuerzo invertido y alcanzar con éxito tus objetivos de empleo.

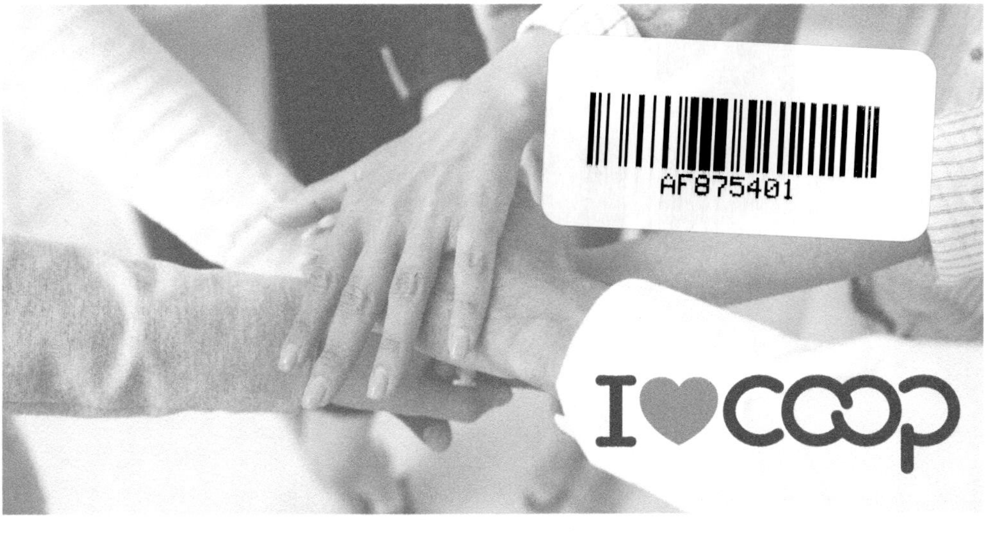

Servicio de Salud
de Castilla-La Mancha

Temario Específico y Test. Volumen 1

Auxiliar de Enfermería

Servicio de Salud de Castilla-La Mancha (SESCAM)

eRodio ediciones

Autores

Tomás Jesús Robledo de Dios
Licenciado en Derecho. ICADE, Cuerpo de Interventores-Tesoreros Administración Local categoría Superior, Cuerpo de Secretarios-Interventores Administración Local-Excedente

Lorenzo Moro Álvarez
Diplomado Universitario en Enfermería

Trinidad López Sánchez
Diplomada Universitaria en Enfermería

Noelia Díez Herrero
Licenciada en Derecho

Odette Ochoa Guerra
Licenciada en Psicólogía

Raquel Aletta Díaz
Diplomada Universitaria en Enfermería

José Antonio Ortiz Gómez
Diplomado Universitario en Enfermería

David Hassan Amselem
Diplomado Universitario en Enfermería

Mónica Guash Marin
Diplomada Universitaria en Enfermería

Carolina Romero García
Licenciada en Pedagogía

Rafael Cabello Jaime
Diplomado Universitario en Enfermería. Especialista en Cuidados Médico-Quirúrgicos. Enfermero de Atención Primaria.

M.ª del Carmen Iranzo Arce
Diplomada Universitaria en Enfermería, Enfermera Hospitalaria.

José Luis De Isla Soler
Diplomado Universitario en Enfermería

SegioHidalgo Varela
Diplomado Universitario en Fisioterapia

Ana M.ª Cazalla Foncueva
Diplomada Universitaria en Enfermería

Rocío Cachan Fernández
Técnico en Cuidados Auxiliares de Enfermería. Auxiliar Técnico en Clínica.

M.ª José Garrido Serrano
Diplomada Universitaria en Enfermería

Salvador Silva Pérez
Diplomado Universitario en Enfermería

Estela María Perea Cruz
Diplomada Universitaria en Enfermería

Paula Andrea López Merino
Diplomada Universitaria en Fisioterapia

Primera edición, febrero 2017 (510 páginas)
Diseño de portada: Ediciones Rodio, S. Coop. And
Edita: Ediciones Rodio, S. Coop. And
Alameda de Hércules, 32-33. 1.ª planta. 41002-Sevilla
Teléfono: 955 28 74 84
Fax: 955 09 38 48
www.edicionesrodio.com
info@edicionesrodio.com
ISBN: 978-84-16745-35-7
ISBN (Obra completa): 978-84-16745-37-1

Índice

Temario Específico

Test

Gracias por confiarnos tu preparación

Ediciones RODIO Sociedad Cooperativa es una joven empresa constituida por un grupo de profesionales que atesoran más de veinte años de experiencia en el sector editorial.

El libro que tienes entre tus manos ha sido cuidadosamente elaborado por un equipo de autores, de reconocida competencia en el ámbito sanitario, garantizando así, no solo que dispongas de todo el contenido teórico requerido en el programa Oficial publicado en el Diario Oficial de Castilla-La Mancha, número 248, de 23 de diciembre de 2016, sino que éste se presente de una forma didáctica tal que facilite su comprensión y aprendizaje.

Este volumen 1 de Temario Específico y Test desarrolla los contenidos de los temas del 6 al 20, convenientemente desarrollados y actualizados, del Programa Oficial para el acceso a la categoría de Auxiliar de Enfermería del Servicio de Salud de Castilla-La Mancha (SESCAM), junto a baterías de preguntas, con cuatro respuestas alternativas, sobre los contenidos de dichos temas, lo cual constituye un eficaz complemento para afianzar los contenidos expuestos.

Ahora que ya dispones del mejor material que puedes encontrar en el mercado para afrontar las pruebas selectivas, estamos convencidos que, sumado a tu determinación y constancia, alcanzarás con éxito los objetivos de empleo propuestos.

Los volúmenes que comprende la preparación de este Cuerpo son:

- Auxiliar de Enfermería. Servicio de Salud de Castilla-La Mancha (SESCAM). Temario Común y Test.
- Auxiliar de Enfermería. Servicio de Salud de Castilla-La Mancha (SESCAM). Temario Específico y Test. Volumen 1.
- Auxiliar de Enfermería. Servicio de Salud de Castilla-La Mancha (SESCAM). Temario Específico y Test. Volumen 2.

Gracias por elegir RODIO

El aval de tu confianza es nuestra mayor garantía

Auxiliar de Enfermería

Servicio de Salud de Castilla-La Mancha (SESCAM)

Temario Específico y Test
Volumen 1

Temario

Rodio ediciones

Tema 6

Planes estratégicos del SESCAM: Plan DIGNIFICA, humanización de la asistencia. Atención holística e integral del paciente y la familia. Estratificación de crónicos. Redes de expertos y profesionales del sistema sanitario de Castilla-La Mancha

eRodio ediciones

Índice esquemático

1. **El Plan DIGNIFICA**
2. **Atención holística e integral del paciente y la familia**
3. **Estratificación de crónicos**
4. **Redes de expertos y profesionales del Sistema Sanitario de Castilla-La Mancha**
5. **Escuelas de pacientes**

1. EL PLAN DIGNIFICA

El Plan de Garantías de los Servicios de Urgencias, al que denominamos Plan DIGNIFICA, tiene como objetivo garantizar una serie de Aspectos Clínico-Asistenciales, de Cuidados, Seguridad, Dignidad e Intimidad derivados del análisis y respuesta de un sistema experto.

Así, se desarrollará con un sistema de información adjunto que permita dar la respuesta más rápida y adecuada.

Este Plan, que se mantendrá activo todo el año, está concebido para integrar y dar participación y una correcta respuesta a los que más han sufrido durante la anterior legislatura: los pacientes, los profesionales sanitarios y las personas.

Para el correcto seguimiento y conocimiento de todas las actuaciones por parte de los ciudadanos, en un afán de transparencia y responsabilidad, mensualmente se emitirá un informe del desarrollo y seguimiento del Plan Dignifica al Consejo de Gobierno de Castilla-La Mancha.

Porque nace el Plan DIGNIFICA

El Plan DIGNIFICA nace para dotar de HUMANIZACIÓN a los centros sanitarios públicos de Castilla-La Mancha y surge de la necesidad de convertir al paciente en el eje del sistema sanitario.

Innovación, conocimiento y humanización son las premisas de la asistencia sanitaria en el siglo XXI. A partir de este planteamiento, el Plan DIGNIFICA viene conjugando las acciones necesarias bajo un marco común para ofrecer una asistencia sanitaria digna en nuestros centros desde el respeto, la calidez y la intimidad de las personas y reconociendo el derecho del paciente a realizar sus propias elecciones médicas.

Bajo el paraguas del Plan DIGNIFICA, la Consejería de Sanidad de Castilla-La Mancha desarrolla paralelamente otras dos actuaciones: Redes de Expertos y Escuelas de Pacientes, involucrando así en un plan de mejora continua de la asistencia sanitaria a los profesionales y los pacientes

Que pretende ser el Plan DIGNIFICA

Una filosofía de actuación, una herramienta de trabajo y un plan dinámico que engloba diversas áreas y que persigue un único objetivo: la asistencia sanitaria digna, tanto para el usuario del Servicio de Salud de Castilla-La Mancha como para el personal sanitario de la organización.

Así el Plan DIGNIFICA se concibe como una actuación integradora que permita dar participación y respuesta a los protagonistas de la asistencia sanitaria: **profesionales y pacientes**.

Donde se extiende el Plan DIGNIFICA

Inicialmente, el Plan DIGNIFICA nace para dar respuesta a los colapsos que se sufren periódicamente en los servicios de Urgencias hospitalarias.

Sin embargo, el Plan DIGNIFICA es mucho más que eso, no se limita únicamente a ese servicio, es una filosofía de trabajo que el profesional sanitario debe tener incorporado en su actuación diaria y que, por tanto, debe estar promovida desde la cultura de organización de cada centro del Servicio de Salud de Castilla-La Mancha.

Como se desarrolla el Plan DIGNIFICA

El primer punto a desarrollar en las actuaciones es la evaluación continua a través de indicadores de Calidad, Actividad y Procesos de una situación asistencial concreta.

La actuación de respuesta a dicha situación constituye el segundo a punto a desarrollar.

El tercer punto contempla la toma de decisiones de gestión orientadas en cinco líneas estratégicas:

a) **Mejorar la información y la comunicación con el paciente**.

b) **Ofrecer una atención integral e integrada**, tomando en consideración no solo el proceso clínico del paciente, sino además otros factores tales como la coordinación con otros niveles asistenciales, sanitarios y sociosanitarios, su situación anímica y emocional…. El paciente forma parte del equipo para recuperar la salud. Se toman decisiones compartidas, consensuadas con el mismo, lo que le hace responsable y parte activa de su proceso.

c) **Los profesionales como elementos activos**. La humanización de la Atención Sanitaria debe cuidarse desde la formación de los profesionales de la salud, implicándose igualmente en la mejora de la comunicación y procesos de su paciente.

d) **Humanización de espacios y confort**. Acciones encaminadas a descongestionar los espacios asistenciales, bien con la redistribución de los mismos o con la apertura de camas o unidades como ya se viene haciendo desde el pasado verano.

e) **Implicación y participación ciudadana**, a través de distintas vías de colaboración, con asociaciones, centros educativos...

Logros del Plan DIGNIFICA

En los primeros pasos del Plan DIGNIFICA se han conseguido:

- La mejora de circuitos asistenciales.
- La mejora del confort en los centros sanitarios, tanto para pacientes como para profesionales.
- La mejora de los tiempos de espera para el paciente.
- La mejora de la intimidad en el trato con el paciente.
- La mejora de la información clínica y no clínica.
- La mejora de la seguridad del paciente.
- La mejora de la coordinación entre niveles asistenciales.
- La mejora de la calidad, en general.
- Mayores niveles de participación e implicación social.

La Comisión Permanente del Plan Dignifica.

La Comisión Permanente del Plan DIGNIFICA sirve como motor de la generación de ideas a llevar a cabo en la aplicación del Plan.

En continua comunicación con los distintos centros sanitarios de la Comunidad, estas aportaciones de los profesionales pretenden instaurarse en la Estrategia de la Organización y en la toma de decisiones de todos los mandos.

Todo ello sin olvidar **el objetivo de la generación del Plan DIGNIFICA**:

- Integrar la Humanización en el trato al paciente y en la cultura sanitaria.
- Situar al paciente en el centro del sistema sanitario
- Todo ello contando con la implicación de los profesionales

2. ATENCIÓN HOLÍSTICA E INTEGRAL DEL PACIENTE Y LA FAMILIA

Como afirma el Doctor José Carlos Bermejo, cada vez se habla más de s**alud integral, de salud holística.**

Parece que cada vez somos más conscientes de que la salud no se reduce a algo puramente biológico, sino que afecta a toda la persona. Por eso todas las intervenciones en salud han de tener también una perspectiva holística, global, integral. Si así no fuera, las profesiones humanas de salud se aproximarían a la práctica veterinaria sobre cuerpos humanos.

En realidad, podríamos decir que **humanizar la salud es generar salud holística**. En efecto, uno de los indicadores de un cuidado humanizador es la consideración de la persona ayudada en sentido holístico.

El concepto "holístico" y el concepto "salud"

La palabra "**holístico**" no está en el diccionario de la Real Academia de la Lengua.

Proviene del griego: "holos/n": todo, entero, total, completo, y suele usarse como sinónimo de "integral". Acompañar, cuidar en sentido holístico significa entonces considerar a las personas en todas sus dimensiones, es decir en la dimensión física, intelectual, social, emocional y espiritual y religiosa.

De este modo, el concepto de salud que proponemos para un cuidado holístico no se conforma con considerarla como "estado de completo bienestar físico, mental y social, y no sólo ausencia de enfermedad o dolencia", puesto que si bien esta definición tiene las ventajas de no reducir la salud a mera afección corporal y supera criterios exclusivamente somáticos y organicistas, descuida aspectos de la salud importantes, como presentaremos a continuación, y la reduce a un mero "estado".

Entendemos por estilo de acompañamiento holístico a la persona aquel que pretende generar salud holística y ésta sería la experiencia de la persona de armonía y responsabilidad en la gestión de la propia vida, de los propios recursos, de sus límites y disfunciones en cada una de las dimensiones de la persona ya citadas: física, intelectual, relacional, emocional y espiritual y religiosa. Así, una persona está sana físicamente cuando al considerar su cuerpo lo cuida y lo trata más que como cuerpo "animal"; lo ve en su aspecto de "corporeidad": el ser humano entero en el cuerpo, superando viejos dualismos que veían a éste como cárcel del alma y, en todo caso, con sus connotaciones negativas. El cuerpo humano, en efecto, evoca y vehicula la dimensión relacional. Se da salud física, pues, también con grandes límites en el cuerpo, como de hecho sucede cuando las personas sufren diferentes tipos de discapacidades.

De la misma manera, acompañar a la persona enferma en sentido holístico supone generar salud también en el ámbito mental. La salud mental no es sólo ausencia de patologías psíquicas, sino que la entendemos como apropiación de las propias cogniciones, ideas, teorías, paradigmas, modos de interpretar la realidad, libres de obsesiones y excesivas visiones cerradas y pretendidamente definitivas de las cosas y de la vida.

Igualmente, acompañar en sentido integral al enfermo, implica promover salud relacional, salud en la dimensión social. Se dará salud relacional cuando se pueda decir que una persona se relaciona bien consigo misma porque experimenta un cierto equilibrio en la relación con su cuerpo, porque promueve el autocuidado, la belleza, la autoestima. Una persona vive sanamente su dimensión relacional cuando experimenta paz con su "ser tierra", cuando se relación positivamente con toda la geografía humana física, cuando sabe disfrutar y tiene buena capacidad de postponer la gratificación.

A su vez, una persona vive sanamente las relaciones con los demás cuando éstas están impregnadas de buen uso de la mirada, cuando es capaz de experimentar ternura, equilibrio y vive el contacto corporal de manera personal y positiva. Una persona indica salud relacional cuando se reconoce interdependiente, no exclusivamente independiente ni dependiente, sino que reconoce las diferentes interdependencias en los diferentes ámbitos de la vida.

Pero hablamos también de salud emocional y nos referimos a ella en el marco de este acompañamiento holístico porque la dimensión emotiva es una más de las que consideramos. Queremos generar salud emocional como manejo responsable de los sentimientos, reconociéndolos, dándoles nombre, aceptándolos, integrándolos y aprovechando su energía al servicio de los valores. La persona sana emocionalmente controla sus sentimientos de manera asertiva, afirmativa.

Y acompañar en sentido holístico al enfermo significa también intentar generar salud espiritual, es decir, conciencia de ser trascendente, conocimiento de los propios valores y respeto de la diversidad de escalas, gestión saludable de la pregunta por el sentido y adhesión o no, libre, a una religión liberadora y humanizadora, que no genere fanatismos, esclavitudes, moralización, sentimientos de culpa morbosos, anestesia de lo humano...

En realidad, para intervenir holísticamente se requiere recuperar la visión integral, hay que ir contracorriente en relación a la mentalidad contemporánea, que va por el camino de la fragmentación y la super-especialización. Los profesionales de la salud de hoy pueden perder de vista que detrás de cada problema o patología está la totalidad de un sujeto.

Pero el "modelo integral", "holístico" de intervención en el cuidado a las personas enfermas y sus familias supone no sólo considerar al hombre en todas sus partes (cuerpo, psique, sentimientos, relaciones, valores, creencias, cultura...). "Holístico" no es sólo ver al enfermo globalmente, sino que consiste en partir de la complejidad del ser humano y del mundo entero atravesado por la vulnerabilidad e interaccionando con la totalidad de los sujetos, produciéndose una concatenación de vínculos que pueden favorecer o entorpecer los procesos de salud.

Salud holística-integrativa (contra la exclusión) El objetivo de todo acompañamiento a la persona que sufre no es otro que contribuir a hacer que el enfermo pueda hacer la mayor y la mejor experiencia de curación entendida en su integridad.

Por su parte, el Dr. García Roca, ha lanzado la hipótesis de que la exclusión (y el enfermo puede sufrir diferentes exclusiones) es el resultado de tres procesos sociales con sus propias lógicas, la confluencia de tres desgarros con sus respectivas tramas.

- El primer vector **está formado por elementos estructurales** (dimensión económica de la exclusión: falta de vivienda, trabajo inestable, escasos o nulos recursos económicos, falta de salud). Efectivamente, los enfermos, pueden padecer la limitación de la familia, por la escasez de los ingresos, por las características de la vivienda y del barrio donde se sitúa, etc., pueden ser excluidos de los recursos sanitarios en función del desarrollo del País donde se encuentran, etc.
- El segundo vector **está constituido por elementos contextuales que se refieren a la dimensión social de la exclusión** (mundo relacional de la persona, inexistencia o fragilidad de relaciones sanas de apoyo, falta de puntos de referencia que puedan servir de soporte, debilidad de los servicios de proximidad o redes próximas de apoyo). Podemos constatar con frecuencia cómo los apoyos familiares son débiles, el entorno a veces no es favorable, las relaciones entre los miembros de la familia con frecuencia son muy vulnerables, cuando no inexistentes.
- El tercer vector **viene dado por la precariedad en cuanto cualidad del sujeto**, (los elementos más subjetivos y personales de la marginación, la "precariedad cultural" , la ruptura de algunas comunicaciones, la debilidad de las expectativas, el desánimo y el debilitamiento de la confianza, la identidad y la autoestima). El proceso de exclusión y marginación es causa y consecuencia también de un deterioro en la persona, en la capacidad de hacer una lectura objetiva de la realidad que le rodea y de poner en marcha mecanismos propios que le ayuden a salir de ella.

Desde este planteamiento, el acompañamiento humanizado y humanizador y la relación de ayuda tiene una gran importancia para incidir en los tres vectores, de modo que la persona se reconstruya entera y la intervención lo sea tanto en el ámbito de recuperación de la salud como en el económico, laboral, de vivienda, etc., como en el mundo de las relaciones y de la imagen personal, de modo que la salud generada en el encuentro sea duradera y no un simple paliativo.

En este sentido, la responsabilidad de atenuar el sufrimiento del enfermo es personal y colectiva, pues el sufrimiento provocado por variables sociales tiene mucho de estructural y de comunitario, atentando también contra el principio ético de justicia. De este modo conseguiremos con más facilidad y eficacia "matar la muerte evitable" y eliminar la "muerte social" que tanto sufrimiento crea entre los enfermos. Digamos también que un acompañamiento holístico habrá de tener en cuenta la importancia de la familia del afectado. Ésta no sólo sufre por tener un enfermo, sino, con frecuencia, a causa de la marginación social, de sentimientos de culpa, de la ruptura de la imagen que se habían hecho de su ser querido, etc.

Pero el concepto de holismo no sólo implica la consideración de la persona en todas sus dimensiones, sino también el camino de vuelta que se produce en las relaciones de ayuda. También el agente de salud queda afectado. No hay relación que no afecte al universo entero.

Enfermería Holística

La Asociación Americana de Enfermeras holísticas **define** enfermería holística **como "toda práctica de enfermería donde la curación a la persona como un todo es su meta"**.

Este ideal de cuidar a la persona entera, no sólo su cuerpo físico, es un ideal que se relaciona a **Florence Nightingale**. Cada enfermera que conoce a Florence y su dedicación al cuidado de los que no podían cuidar de sí mismos sabrá a qué nos referimos. Debido a que ella hizo hincapié en la conexión entre los pacientes y su entorno, que se considera una de las primeras enfermeras holísticas.

La enfermería ha recorrido un largo camino desde los días de Florence Nightingale y sus acciones pioneras que le definen como "la madre de la enfermería moderna. "Una cosa que no ha cambiado, y es poco probable que cambie en cualquier momento del futuro cercano, es la presencia de enfermedad y su efecto en las personas".

Como profesionales de enfermería hay que tener conocimientos sobre cómo las enfermedades afectan a nuestros pacientes. Debido a la alta carga de pacientes y el poco tiempo disponible para las enfermeras, puede ser fácil tratar simplemente el bienestar físico y pasar al siguiente paciente, residente, o cliente.

Es importante cuidar de toda la persona y verlos como una persona entera, no sólo un paciente o diagnóstico. Una atención de enfermería integral implica la curación de la mente, el cuerpo y el alma de nuestros pacientes. Se trata de pensar y ayudar a los pacientes con los efectos de la enfermedad en el cuerpo, la mente, las emociones, la espiritualidad, la religión y las relaciones personales. Una atención integral también implica tomar en consideración las diferencias y preferencias sociales y culturales. Cada persona es su propia persona. ¿Acaso no deberíamos individualizar nuestra atención para cada paciente?

La holística y cuidados paliativos son más que ciertas acciones realizadas o palabras habladas a un paciente. El cuidado holístico es una filosofía; se trata de un método para garantizar la atención a todas las partes de un paciente.

Las enfermeras holísticas

Las enfermeras holísticas son aquellas que reconocen y tratan a cada individuo de manera diferente. Las enfermeras holísticas se describen a menudo por los pacientes como las enfermeras que "realmente les importa".

Si bien no hay nada inherentemente malo en estar orientado a la tarea o meta-orientado en el cuidado formal de enfermería, si una enfermera está excesivamente orientada a la tarea, puede dejar a los pacientes con la sensación de que son sólo un número o un diagnóstico o, peor, una carga.

Cada enfermera es culpable de tener que correr en algún momento; todos sabemos que el dilema de demasiados pacientes y el tiempo no es suficiente; exceso de gráficos y el tiempo no es suficiente; demasiados miembros de la familia para hacer frente y no hay suficiente tiempo. Entre las necesidades del paciente, compañeras enfermeras, médicos, gráficos, los miembros de la familia, y más, las enfermeras tienen mucho de qué preocuparse.

Como profesionales de enfermería hay que encontrar una manera de equilibrar todos los deberes y responsabilidades que vienen con el título. Una vez hecho esto, los deberes y responsabilidades se convierten en privilegios y éxito.

Las profesionales de enfermería no sólo pueden utilizar la atención de enfermería integral para enriquecer la vida de los pacientes, sino para enriquecer sus propias vidas.

La enfermería es una profesión difícil. A veces es un agotamiento físico, mental y emocional. Otras veces se experimenta con un paciente algún momento que recuerda el por qué se convirtió en una enfermera. Una forma de aumentar estas experiencias y brindar una mejor atención a los pacientes en general es a través de la atención de enfermería integral.

La clave no es necesariamente acerca de cuánto tiempo se pasó interactuando con un paciente, sino cómo se utiliza el tiempo que se tuvo con ellos. Las enfermeras deben esforzarse por hacer lo más posible en el corto tiempo que tienen con cada paciente.

Como profesionales de enfermería es necesario promover un bienestar psicológico y emocional en los pacientes con el fin de facilitar la curación física. Cuando se hace esto la relación con el paciente cambia y se convierte en algo más positivo que antes. Esto conduce a mejores resultados en los pacientes y puede aumentar la felicidad y propósito en el trabajo como enfermera.

Hay muchas maneras fáciles de mejorar las relaciones con los pacientes y **promover un ambiente psicológico, emocional y espiritual saludable**:

- Aprender el nombre de los pacientes y utilizarlo.
- Hacer buen contacto con la mirada.
- Preguntar cómo se siente, sinceramente, que realmente importe.
- Sonriendo y riendo cuando sea apropiado.
- Utilizar el toque terapéutico.
- Ayudar al paciente a verse a sí mismo como alguien que merece dignidad.
- Preservar la dignidad del paciente lo más que puedas.
- Educar a los pacientes sobre la importancia del autocuidado.
- Preguntar al paciente cómo puedes reducir su ansiedad o dolor.
- Utilizar métodos no farmacológicos de control del dolor, como las técnicas de relajación.
- Animar a los pacientes y ayudar con modalidades alternativas de tratamiento; nunca subestimes el beneficio de un masaje, aromaterapia, o la música.
- Preguntar si tienen ciertas creencias religiosas, culturales o espirituales; ser sensible y aceptar sus creencias.

Esta es una pequeña lista de cambios que pueden ser implementados con el fin de centrarse más en la atención integral de los pacientes.

Al final del día, la atención integral ni siquiera es acerca de cuántas acciones holísticas se han realizado. **Lo que importa es la intención de atender a cada paciente como un todo y estar presente para ese paciente mientras se pueda**. La enfermería holística se puede practicar en cualquier entorno médico, ya sea en una clínica o en enfermería a domicilio.

3. ESTRATIFICACIÓN DE CRÓNICOS

Se habla de "estratificar a la población según su riesgo"."estratificar" consiste básicamente en segmentar los pacientes crónicos que tienes a tu cargo en función del uso que hacen de los servicios asistenciales y su coste. De forma que identificas diferentes niveles de necesidades y pones en marcha diferentes niveles de intervenciones en cada grupo con el fin principal de manejar mejor su enfermedad crónica y evitar los ingresos hospitalarios y/o las demandas de urgencias.

Habría cuatro estratos de pacientes, conforme el modelo de la pirámide de Kaiser:

- **Nivel 0**: son pacientes sanos con o sin factores de riesgo, la principal estrategia a realizar serán las actividades preventivas y de promoción de la salud.
- **Nivel 1**: es la presencia de 1-2 enfermedades crónicas; son pacientes de bajo riesgo, con condiciones todavía en estados incipientes. Su principal estrategia es el apoyo para su autogestión.
- **Nivel 2**: es la presencia de comorbilidad/multipatología (presencia de 3-4 enfermedades crónicas); son pacientes de riesgo alto pero de menor complejidad. La principal estrategia es la gestión de la enfermedad, combinando cuidados profesionales con apoyo a la autogestión.
- **Nivel 3**: son pacientes complejos, con una mayor carga de fragilidad. Es la presencia de ≥5 enfermedades crónicas; su prioridad es la gestión integral del caso con cuidados fundamentalmente profesionales (a poder ser con soporte de las TIC).

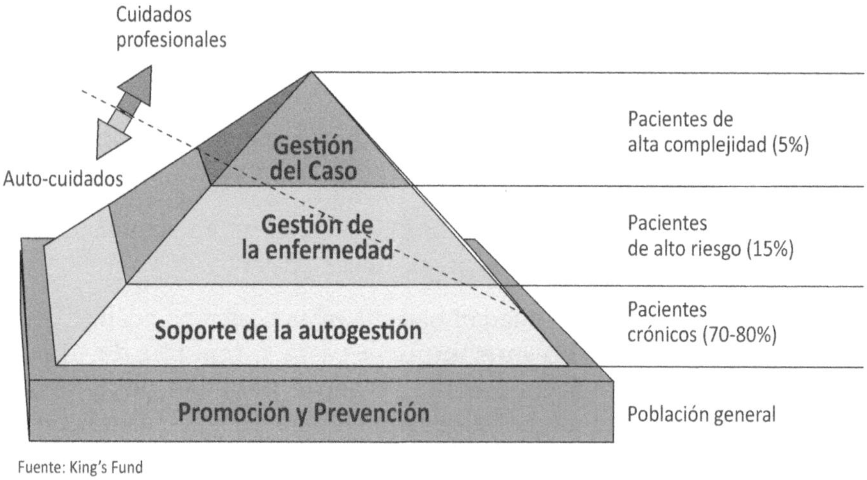

Pirámide de Kaiser ampliada

La Pirámide de Kaiser, que identifica tres niveles de intervención según el nivel de complejidad del paciente crónico. En interpretaciones posteriores al modelo Kaiser se ha incluido la vertiente poblacional de promoción y prevención (nivel 0).

Es decir, se hace una reasignación de los recursos disponibles con el fin de maximizar el resultado final: menos uso de hospitales, menos gasto sanitario. Se supone que el objetivo va paralelo a un mayor beneficio para el paciente crónico al que se le ayuda a controlar su enfermedad en su propio medio. Todos salen ganado: los pacientes (menos complicaciones), los profesionales (más eficacia clínica), los gestores sanitarios (menores gastos).

La estratificación lleva además implícita la interesante idea de una actitud proactiva del profesional, que no basa su atención en la demanda que le llega a la consulta, sino en la necesidad de los pacientes que tiene asignados (acudan o no a la consulta). Además, es un modelo que puede favorecer la coordinación socio-sanitaria, es decir, coordinar el cuidado sanitario a la enfermedad con el apoyo a las necesidades sociales del paciente y de su cuidador

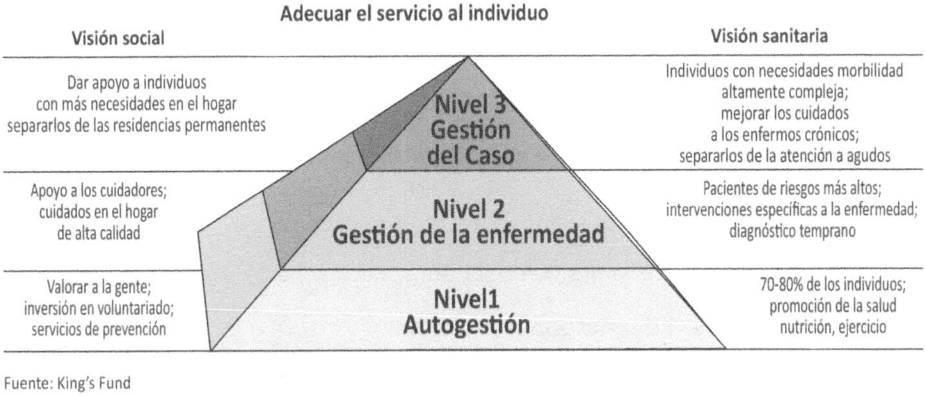

Pirámide definida por el King's Rund en el Reino Unido

Estrategia para abordar la cronicidad del Sistema Nacional de Salud

El Ministerio de Sanidad, ha elaborado **una Estrategia para el Abordaje de la Cronicidad en el Sistema Nacional de Salud** (SNS) en la que han colaborado la Sociedad Española de Medicina Interna (SEMI) y la Sociedad Española de Medicina de Familia y Comunitaria (semFYC).

Esta Estrategia tiene por objetivos principales mejorar el diagnóstico, el tratamiento y los cuidados de las condiciones de salud crónicas, *integrando la prevención en todos sus ámbitos y promoviendo la continuidad asistencial, dando respuesta tanto a las necesidades sanitarias como sociales de los pacientes.* Esta estrategia supone un hito en la atención al crónico porque responde a una necesidad que existe, y no solamente en España: los sistemas de salud han estado más dirigidos hacia la enfermedad aguda y hoy en día predomina la persona con una condición crónica de salud, que tiene unos requerimientos de salud distintos de la primera. Por eso el sistema tiene que reenfocarse, y esta estrategia marca unas líneas imprescindibles para ello.

El paciente con una enfermedad crónica debe tener una vida activa y ser capaz de manejar su propia patología, algo que no ocurre con los casos agudos. El problema crónico necesita de la participación del paciente; este tiene que estar informado y motivado para hacer los cuidados que se le proponen, y tiene que ser autónomo". De esta manera, se busca el modelo del "paciente experto" que conoce muy bien su enfermedad, es autónomo, capaz de manejar su patología en el día a día, acude al médico cuando es necesario, consume los recursos adecuados, y tiene buena adherencia al tratamiento, y por tanto menos complicaciones y vive más años.

Se puede resumir en cuatro pilares los cambios que supone para los pacientes esta Estrategia: "la prevención, para lo que actúa sobre factores de riesgo como el tabaco, el alcohol y la dieta inadecuada; la promoción del paciente como centro del sistema, impulsando su autonomía y capacitación y la de sus familiares; la continuidad asistencial, favoreciendo la integración de la Atención Primaria (AP) y hospitalaria; y la innovación e investigación, especialmente en pacientes pluripatológicos, un área poco conocida".

La Estrategia tiene dos objetivos concretos:

- La estratificación del riesgo.
- La comunicación.

Es decir,la atención del crónico debe individualizarse en función del riesgo de cada paciente; para ello es preciso saber identificar a los que corren más riesgo y facilitar que los que menos tengan sean más autónomos. Hay un 5% de pacientes de alto riesgo y se asocian con un 33% del consumo de recursos. Hay que identificarlos para poner en marcha estrategias de continuidad asistencial como el ingreso hospitalario preferente y adecuar mejor los tratamientos preventivos promoviendo una actitud proactiva". En cuanto a la comunicación, los internistas y los médicos de AP creen imprescindible mejorarla, tanto con el paciente, con el uso de las nuevas tecnologías, como entre los profesionales, con la historia clínica única.

Por ello, **la Estrategia de Atención al Paciente Crónico se desglosa en cuatro líneas generales:**

1. *Empezar a desarrollar actividades complementarias independientes del SNS y utilizar recursos de la comunidad para tener un paciente más informado.* Un ejemplo son las asociaciones de vecinos o la farmacia comunitaria, que es un punto habitual sanitario que puede ser muy útil para mejorar la adherencia al tratamiento.
2. *Impulsar cambios organizativos para buscar nuevas formas de organización; por ejemplo con consultas grupales, no solo individuales.* Con ellas el paciente ve a otras personas con un problema similar al suyo y que han podido superar, como dejar de fumar, hacer una dieta o ponerse insulina. En este

sentido es también fundamental el trabajo en equipo, porque la persona con enfermedad crónica suele tener varias patologías asociadas y su atención necesita el concurso de varios especialistas y profesionales. En este sentido, en España estamos entre los mejores del mundo, porque tenemos una red de AP que pocos países tienen y una red de enfermería de AP excelente. Hay que cuidar eso, aprovechar lo bueno que tenemos y mejorar lo que nos falta: una mejor organización y definición de los roles profesionales.

En ese sentido juega un papel fundamental la relación entre la atención hospitalaria y primaria. Esta estrategia aboga por crear vías preferenciales para que un paciente que ingresa con frecuencia en el hospital tenga una vía de acceso rápida desde AP y no tenga que esperar. También al revés; se establece que cuando a un paciente se le da el alta hospitalaria, los enfermeros gestores de casos faciliten su atención en el domicilio.

Igualmente, la Estrategia da mucha importancia a la implementación de la telemedicina, para comunicar al paciente con el profesional y a los médicos entre sí; y a la historia clínica, que en la mayor parte de las CC.AA. es electrónica, pero que también tiene que ser unificada, para que todos los profesionales tengan acceso a ella y se eviten duplicidades de pruebas y de medicamentos.

3. *Unificar la toma de decisiones en la práctica clínica y hacerla homogénea.* En este caso, la historia clínica ayuda a establecer protocolos homogéneos de actuación.
4. Finalmente, *la Estrategia actúa sobre los sistemas de información.* Es necesario que el proceso asistencial sea evaluado con indicadores objetivos, para ver la situación de los pacientes crónicos en cuanto a control y puntos de mejora. La investigación en cronicidad es un reto necesario en estos momentos para poder validar estas nuevas estrategias en nuestro sistema de salud. Las Instituciones que promueven la investigación en España deben tener en cuenta esta nueva realidad y prestar su apoyo para facilitar su desarrollo.

4. REDES DE EXPERTOS Y PROFESIONALES DEL SISTEMA SANITARIO DE CASTILLA-LA MANCHA

La Consejería de Sanidad inicia la puesta en marcha de la Red de Expertos y Profesionales de Urgencias.

Estas redes de expertos se encargarán de definir criterios homogéneos en el ámbito de las diferentes especialidades, para intentar aproximarse a una disminución de la variabilidad de la práctica clínica, que redunde en una mayor eficiencia, tanto en los aspectos asistenciales como económicos.

Así el 19 de septiembre de 2015, el consejero de Sanidad, ha presidido la constitución del Consejo de Dirección de la Red de Expertos y Profesionales de Urgencias, la primera que se pone en marcha en el seno del Servicio de Salud de Castilla-La Mancha (SESCAM), con el objetivo de garantizar la calidad, seguridad y dignidad de los pacientes y acompañantes que soliciten asistencia en los servicios de urgencias de la región, así como la de sus profesionales.

Tal y como adelantó el Consejero en su comparecencia de esta semana en la Comisión de Sanidad de las Cortes regionales, *a lo largo de la presente legislatura la Consejería de Sanidad pretende la creación de redes de expertos y profesionales que se encarguen de la definición de criterios homogéneos en el ámbito de las diferentes especialidades.*

El objetivo de estas redes es aproximarse a una disminución en la variabilidad de la práctica clínica, que redunde en una mayor eficiencia, tanto en los aspectos asistenciales como económicos.

El Consejo de Dirección de la Red de Expertos y Profesionales de Urgencias está presidido por el consejero de Sanidad y su coordinador será el jefe del Servicio de Urgencias del Hospital General de Tomelloso.

Asimismo, forman parte del mismo las tres Direcciones Generales del SESCAM (Gestión Económica e Infraestructuras, Asistencia Sanitaria y Recursos Humanos), las Direcciones Generales de Salud Pública y Calidad y Humanización de la Asistencia Sanitaria de la Consejería, y la Gerencia de Urgencias, Emergencias y Transporte Sanitario.

Otro de los objetivos que pretende desarrollar esta Red de Expertos es homogeneizar aspectos organizativos, laborales, de infraestructuras, formativos y de funcionamiento, para lo que se creará un Comité Consultivo, integrado por profesionales, agentes sociales y representantes de pacientes y sociedades científicas.

Asimismo, se contará con un completo cuadro de indicadores que abarcarán la actividad, la calidad y los procesos y como aspecto novedoso, se desarrollarán indicadores de calidad en el trato.

Además se avanzará en la integración de niveles por procesos, englobando la Atención Primaria, la Atención Hospitalaria y el Trasporte y Emergencias y se liderará la coordinación en los Planes de contingencia Regional (Gripe, Alertas epidemiológicas...).

El Hospital General de Tomelloso será la sede de la Red, aportando soporte administrativo y científico aprovechando la labor desarrollada por sus profesionales.

Potenciación del Plan DIGNIFICA

En el desarrollo de esta Red de Expertos y Profesionales, jugará un papel fundamental el Plan Dignifica, una de las primeras medidas puestas en marcha por el Gobierno de Castilla-La Mancha en esta legislatura y que tan buenos resultados ha cosechado este verano para evitar la saturación de los servicios de urgencias hospitalarias de nuestra Comunidad Autónoma.

Gracias al desarrollo de este Plan se han establecido unos indicadores de calidad en el trato y que junto a un sistema experto, permite alertar sobre situaciones de riesgo de saturación y de colapso en los servicios de Urgencias, activando medidas correctoras de forma precoz y preventiva.

Siguientes retos de la red de expertos

Una vez constituido el Consejo de Dirección, la Red de Expertos y Profesionales de Urgencias iniciará su andadura de forma inmediata. Su primer reto será el desarrollo de una estrategia regional de Atención Integral de la Exacerbación Aguda de la Enfermedad Pulmonar Obstructiva Crónica (EAEPOC), con el fin de integrar a todos los intervinientes en este proceso asistencial y evitar situaciones de saturación en los dispositivos de Urgencias de nuestra región en la próxima campaña de la gripe y de las enfermedades respiratorias asociadas al frío.

La creación de las redes de expertos y profesionales se sustenta en los cuatro pilares sobre los que pivotará la política sanitaria del Gobierno de Castilla-La Mancha en la presente legislatura:

a) Búsqueda de la sostenibilidad del sistema.
b) La importancia de la humanización de la asistencia, con una mayor dedicación al paciente y su entorno.
c) Recuperar la autoestima de los trabajadores de la sanidad castellano-manchega.
d) Repensar el modelo organizativo del sistema de salud.

Con la creación de las Redes de Expertos, el Gobierno de Castilla-La Mancha logra involucrar en un plan de mejora continua a todos los protagonistas de la asistencia sanitaria en el siglo XXI.

Las Redes de Expertos funcionan como un medio para generar conocimiento científico y práctico homogéneo para las diferentes especialidades, donde participan tanto los profesionales sanitarios de los hospitales como los de Atención Primaria, así como los pacientes y usuarios a través de las organizaciones de pacientes.

En la segunda mitad del año 2015 se crearon las Redes de Expertos en Urgencias, en Patología de la Mama, en Seguridad del Paciente y en Imagen Médica.

Próximamente se ampliará a Cuidados Paliativos y a otras especialidades.

5. ESCUELAS DE PACIENTES

Como complemento al proceso de humanización en la asistencia sanitaria y la creación de Redes de Expertos, el Gobierno de Castilla-La Mancha pondrá en marcha en 2016 las Escuelas de Pacientes para que sirvan de apoyo tanto a los pacientes como a sus familiares en la difusión del conocimiento científico, haciendo especial hincapié en los autocuidados y en la enseñanza entre iguales.

Las primeras Escuelas de Pacientes girarán en torno a la diabetes, la oncología y la oncología infantil.

Tema 7

Actividades del Auxiliar de Enfermería en Atención Primaria y Atención Especializada. Coordinación entre niveles asistenciales. Concepto: cuidados, necesidades básicas y autocuidados. El hospital y los problemas psicosociales y de adaptación del paciente hospitalizado

eRodio ediciones

Índice esquemático

1. ACTIVIDADES DEL AUXILIAR DE ENFERMERÍA EN ATENCIÓN PRIMARIA Y ATENCIÓN ESPECIALIZADA

La Auxiliar de Enfermería forma parte del equipo Sanitario, encontrándose desde el punto de vista jerárquico (como se demuestra en el organigrama hospitalario), por debajo del Diplomado en Enfermería, DUE.

Se ocupa de atender directamente al paciente desde su ingreso hasta su alta, por este motivo es importante que conozca las cualidades y características de un buen profesional, para así poder trabajar eficazmente con el equipo.

Las funciones del Auxiliar, como todas las que entran dentro de su competencia, pueden ser distintas según el lugar en que desempeñe su trabajo (salas, quirófanos, urgencias etc.).

1.1. Cualidades y características

El trabajo de un equipo de salud, tiene en común el cuidado del paciente, procurando hacerle su estancia más amena, tanto en el ambiente como en el alivio de sus dolencias, ya sean físicas o psíquicas.

Para realizar correctamente esta labor, requiere:

- Formalidad, cumpliendo con seriedad y puntualidad sus obligaciones, tanto a nivel del paciente como de los compañeros.
- Consideración: tratando al enfermo con amabilidad y teniendo en cuenta sus sentimientos físicos y emocionales.
- Amabilidad: trato agradable con el paciente, controlándose su estado emotivo y sensaciones.
- Empatía: procurando ver las cosas desde el punto de vista del paciente y ponerse en su lugar.
- Integridad: es preciso que tanto los compañeros como los pacientes puedan depositarle su confianza, que se traduce en una mayor eficacia.
- Respeto: el paciente, tiene unos derechos, valores, sentimientos y creencias, que se deben respetar y no someterlos a juicio.

El auxiliar debe cumplir con exactitud las órdenes e instrucciones de sus superiores:

- Cooperación: predisposición a ayudar al resto del equipo, que permite un trabajo de mayor calidad.
- Entusiasmo, delicadeza, paciencia y discreción, son bases en el ejercicio de su profesión.

El auxiliar debe ser una persona práctica y ordenada, siguiendo un método en su trabajo, que le permitirá un mayor rendimiento.

1.2. Salud, higiene y apariencia personal

Estos tres factores, merecen una atención cuidadosa, es imprescindible la pulcritud total, tanto en el vestir y el calzado como en el aspecto personal (cabello, uñas, manos etc.).

1.2.1. Salud

El ritmo de trabajo es duro generalmente, por lo que es importante exista un equilibrio personal tanto físico como psíquico. Para ello influyen una serie de factores:

- Sueño y descanso: fundamental para realizar un buen trabajo. Su carencia produce fatiga y disminuye la capacidad de atención, lo cual influye en el rendimiento personal.
- Dieta: es necesaria una dieta equilibrada, las calorías ingeridas durante el día deben estar relacionadas con las consumidas por el trabajo.
- Respeto a los fármacos, entre otros efectos, disminuyen la capacidad de atención.
- Alcohol: afecta al organismo de diversas maneras, entre ellas la coordinación y la agilidad mental. Por lo que nunca debe presentarse en el trabajo bajo los efectos del alcohol ni tomarlo mientras esté de servicio.
- Tabaco: también puede ser perjudicial y molestar a los demás, por lo que se aconseja que el auxiliar nunca debe fumar cerca de los pacientes.

1.2.2. Apariencia

Para una buena imagen, el uniforme debe estar limpio, planchado y sin roturas. El calzado cómodo, limpio y silencioso. No usar joyas durante el trabajo.

1.3. Funciones del auxiliar

Como se ha indicado anteriormente, las funciones serán distintas con relación al servicio en el que desempeñe su trabajo. Generalmente son:

- Se encargará de revisar la limpieza de la habitación del enfermo, comprobando que tenga una ventilación e iluminación correcta y una buena desinfección.

- El auxiliar, recibe al enfermo, que ya tiene la habitación y cama asignada por el servicio de admisión, le acompaña a ella, le explica el uso del timbre, la luz frontal, los horarios de visita etc., le ayuda a ordenar sus objetos personales y avisa a la enfermera.
- Se encarga de hacer la cama del enfermo, ya esté desocupada u ocupada, evitando molestar el mínimo al paciente. La cama debe quedar limpia, seca y sin arrugas.
- Realizará la higiene y aseo del enfermo, procurando que esté siempre limpio. Sus funciones dependerán de que el enfermo sea autónomo o no.
    - ▹ Si el enfermo es autónomo y puede levantarse de la cama, el auxiliar, se limitará a prepararle los utensilios de higiene, la ropa limpia, las toallas y comprobará la temperatura del agua, ayudándole en todo lo que necesite.
    - ▹ Por el contrario, si es paciente encamado, el auxiliar es el encargado de realizar el aseo completo en la cama, pidiendo la colaboración de otro miembro del equipo de enfermería.
- Le facilitará los medios para realizar sus necesidades fisiológicas, cuñas, o botellas, que posteriormente limpiará. Distribuye y administra las comidas, controlando la dieta de cada paciente, ayudándole a comer si el enfermo lo necesite.
- Prepara al enfermo para su traslado, procurando movilizarlo y transportarlo con suavidad.
- Prepara al enfermo para las exploraciones que correspondan.
- Ayuda a la administración de medicamentos bajo la supervisión de enfermería.
- Nunca debe administrar medicación vía parenteral.
- Coloca sondas y enemas.
- Ayuda a recoger muestras de orina, heces, esputos etc.
- Ayuda a la toma de constantes vitales: temperatura, pulso, frecuencia respiratoria y tensión arterial. Mantiene limpios los aparatos.
- Observa continuamente el estado del paciente, avisando a enfermería cuando haya alguna anomalía.

Independientemente de estas funciones, el auxiliar se encarga siempre del mantenimiento del material, instrumental y aparatos clínicos, sea cual fuere el servicio donde trabaje.

2. COORDINACIÓN ENTRE NIVELES ASISTENCIALES

2.1. Centros y equipo de atención primaria: definición, actividades, organización

La práctica médica individual y aislada, tiende cada vez más a desaparecer y la realización de sus funciones en grupo es cada vez mayor, ya que no solo se obtiene una mejor rentabilidad en la utilización de locales, instrumental o personal auxiliar, sino que también se establecen mecanismos de comunicación entre los distintos componentes del equipo, referidos a problemas diagnósticos, terapéuticos o de otra índole que se planteen como resultado de la actividad clínica.

No hay que confundir la agrupación médica, con el equipo de APS. Mientras que el grupo médico tiene como objetivo principal la atención de enfermos de forma individual, desde un punto de vista clínico y con actividades exclusivamente médicas, el equipo de APS, quiere hacerlo desde una perspectiva multidisclipinar y comunitaria, con unos objetivos de prevención y promoción de la salud, así como en aspectos sociales, económicos y culturales que son propios de la población atendida.

Definición

Un equipo APS, se define como el grupo de personas que realizan diversas funciones, con una metodología compartida y dirigida a un objetivo común.

Los miembros del equipo APS, tienen asumidas sus propias funciones, los intereses comunes de la sociedad que atienden, su organización es flexible y consensuada con una coordinación de técnicas y conocimientos y comparten la responsabilidad de los resultados.

Antes del inicio de las actividades asistenciales, el equipo APS que consta de profesionales de distinta formación académica, tiene que tener un período en el que pueda analizar los objetivos, la organización, los métodos de trabajo y la división fundamental de responsabilidades y tareas, desde los distintos puntos de vista de sus componentes. Este período no puede ser inferior al mes, aunque en la práctica, en muchas ocasiones, no es así.

Durante este tiempo, es preciso analizar las metas y las tareas que se pretenden conseguir, los papeles a desempeñar por cada miembro, los procedimientos que se usarán y como se resolverán las conflictivas relaciones interpersonales que seguramente surgirán. En este apartado no se tienen que ahorrar esfuerzos de clarificación, ya que de ello dependerá el futuro del propio equipo. En muchas ocasiones, se precisa la ayuda de un consultor experto en la formación de equipos que pueda realizar un diagnóstico de los problemas principales y aportar soluciones.

Entre los profesionales sanitarios, existen fuertes tendencias hacia el marcaje de límites de actuación de cada grupo. Dado que determinadas actividades pueden ser llevadas a cabo por diferentes categorías profesionales, a la hora de plantearse el desarrollo de verdaderos equipos de APS, se encuentran serias dificultades, al aparecer rigideces y disfunciones importantes. Cuando los componentes de un equipo, se sienten partícipes de los objetivos, actividades, resultados y pueden aportar sugerencias, puede decirse que funciona.

Composición

La composición de un equipo de APS, se ajustará siempre a las características concretas del sistema y de la comunidad a la que atiende y se definirá siempre por su forma organizativa, no por el tipo de profesionales que la constituyen.

Es preciso hallar el punto de equilibrio que permita la adaptación del equipo a las necesidades de una determinada área de salud y que las disposiciones legales o de carácter administrativo que actúen sobre él, no pretendan definir rígidamente su composición y actuación, sino que lo hagan de forma flexible.

Para establecer el número y tipo de los componentes de los equipos de APS, puede utilizarse el criterio de organización piramidal: la base es el médico general, seguido de los pediatras, otros especialistas, enfermeras, matronas, auxiliares de clínica, farmacéuticos, veterinarios, asistentes sociales y personal auxiliar complementario.

Las necesidades de salud de la población y sus problemas prioritarios, constituyen uno de los criterios esenciales en la formación de los equipos APS.

El núcleo básico del equipo, es el formado por todos aquellos profesionales imprescindibles para desarrollar los objetivos: médicos, personal de enfermería, trabajadores sociales, administrativos y personal no sanitario.

Otros tipos de equipos podrían ser:

- **Equipo intrínseco:** sus componentes no están prefijados y se determinan de forma transitoria, en relación con las tareas que han de llevar a cabo, disolviéndose una vez finalizadas las mismas y en el que se podrían incluir a los propios pacientes y a sus familiares.
- **Equipo funcional:** formados para coordinar determinados temas asistenciales u organizativos.
- **Unidad de Atención Familiar:** cuya estructura está formada por el médico de familia, el profesional de enfermería y el propio paciente.

Se atiende a un grupo fijo y determinado de familias, y en su seno se desarrollan todas las funciones y actividades propias del equipo de APS.

Organización

Los factores que influyen en la composición del equipo APS son:

- **Situación política, económica y la infraestructura sanitaria**:

  Delimita las características de todos los elementos del sistema de salud del país.

  En los países con menor grado de desarrollo económico, hay que tener en cuenta las características concretas de la población en cuanto a las necesidades de salud, la forma de organización general y sanitaria, sin olvidar la distribución geográfica de sus individuos.
- **Necesidades de salud**: marcan la composición y funciones de los equipos. En los países subdesarrollados, los problemas pueden ser muy distintos que en los países industrializados. En los primeros, las prioridades pueden ser el saneamiento básico, la potabilización del agua y de los alimentos y en los segundos, pueden ser la contaminación ambiental y los hábitos de vida.
- **Disponibilidad de profesionales sanitarios titulados**: escasa en los países subdesarrollados y en los que, con un previo adiestramiento y supervisión periódica, pueden desarrollar las tareas, profesionales de carácter intermedio, para enfocar y solucionar los principales problemas de salud de la población atendida.
- **Estructura poblacional**: edad (población infantil, ancianos), distribución geográfica (rural o urbana). En España se ha establecido una división de responsabilidades entre los médicos que atienden a los adultos y los pediatras, al contrario que en otros países en que el médico de familia, actúa sobre toda la población a su cargo, independientemente de la edad de sus miembros.
- **Colaboración con otros profesionales**: epidemiólogos, estadísticos, especialistas en demografía, administración de salud, etc.

2.2. Trabajo interdisciplinario: organización y objetivos

El equipo APS, tiene que asumir todas las funciones dirigidas a mejorar la salud individual y colectiva del grupo de población que tiene adscrito.

Los profesionales tienen que identificarse con su entorno demográfico, social, geográfico y epidemiológico. Si no se produce este hecho, será imposible objetivar los problemas y prioridades en este marco concreto y se cuestionará de entrada, su eficacia y eficiencia.

No ha de entenderse como un conjunto de profesionales que desarrollan actividades y tienen objetivos comunes, sino como la base de una metodología concreta de trabajo, para conseguir los objetivos marcados.

Cada profesional ha de desarrollar y responsabilizarse de unas actividades concretas que pueden ser compartidas con otros miembros, sin establecer conflictos de competencia entre ellos:

- **Trabajo coordinado y sin jerarquías de los distintos profesionales**: la titulación no lleva consigo un grado de jerarquía. Las funciones y actividades de cada componente, no se han de delimitar por su titulación, sino por la propia competencia y necesidades de la población.
- **Trabajo programado**: con independencia de las actividades que tiene que desarrollar el equipo APS, establecer actuaciones programadas es el método idóneo para cumplir los objetivos marcados.
- **Participación de todos los componentes**: en la planificación, ejecución y evaluación de las actividades a desarrollar. Constituir comisiones o grupos de trabajo, para el desarrollo de tareas concretas.

Organización

La organización básica de los equipos de APS, responde a tres tipos principales: la asistencia a demanda (con o sin cita previa), la programada y la urgente. El equilibrio entre ellas, definirá la accesibilidad de los servicios sanitarios. El acierto en la programación y protocolización interdisciplinar, principalmente en la atención de procesos crónicos, en las consultas y/o los domicilios, evitará su utilización innecesaria.

Objetivos

El trabajo interdisciplinario tiene como objetivos:

- **Asistencia**: visita al enfermo en el centro o en el domicilio, en sus tres modalidades: de forma espontánea, programada y urgente.
- **Promoción de la salud**: educación sanitaria individual y colectiva, realizada: en el centro de salud, en escuelas o mediante campañas educativas.
- **Prevención de la enfermedad**: en grupos de riesgo, vacunaciones, etc.
- **Funcionamiento interno**: formación continuada, organización interna, política de calidad y evaluación, docencia e investigación y por último gestión.

Niveles de actuación:

- **Atención primaria**: punto de entrada al sistema sanitario, incluye el mantenimiento de la salud y actividades para la prevención de la enfermedad. Tienen servicios de diagnóstico y tratamiento y pueden o no, estar adscritos a un hospital.

  El rol de la enfermera es similar al de una enfermera practicante o de consulta médica.

  Los centros de crisis, aportan los servicios de urgencia, para atender a pacientes con crisis vitales, Pueden operar fuera de un hospital o en la comunidad, dando servicio de 24 horas y su intención es luchar contra una crisis inminente y dar guía y apoyo en una terapia a largo plazo.
- **Atención secundaria**: previene las complicaciones en las condiciones de enfermedad, enfocando su actuación al tratamiento de disfunciones temporales que requieran hospitalización, pero no servicios altamente cualificados e intervenciones de alto riesgo. Los establecimientos que dan atención secundaria, incluyen hospitales, geriátricos y centros de atención ambulatoria.
- **Atención terciaria**: llamada también rehabilitación o atención a largo plazo, es provista de atención sanitaria domiciliaria, ayudas de atención a largo plazo y centros de rehabilitación. Incluyen servicios de contacto directo, con atención al cliente y el propósito de administrar un tratamiento o unas medidas de atención de enfermería, valoración, enseñanza, consejo o planificación de los cuidados y de contacto indirecto en la atención domiciliaria que incluye las medidas para facilitar los servicios directos en la práctica de enfermería.

2.3. Coordinación entre los distintos niveles asistenciales

En las fases iniciales de funcionamiento de un equipo de alud, no será posible poner en marcha desde el primer días todas y cada una de las funciones y actividades descritas. Es preciso evitar caer en este error, diseñando un organigrama de plazos y tipos de actividades a realizar, con la colaboración de todos los miembros que sea realista y evitando frustraciones si no pueden realizarse todas ellas.

Un ejemplo podría ser:

- De 0 a 5 meses: racionalizar la demanda, organizar inicialmente el equipo.
- De 5 a 12 meses: analizar la situación de salud, visita domiciliaria programada, docencia reglada, participación ciudadana, coordinar y reorganizar del equipo.
- 12 meses en adelante: diseñar programas de salud, garantías de calidad.

La coordinación de los distintos niveles asistenciales de APS, necesita el apoyo de un área muy importante en el centro de salud: admisión y atención al usuario (mantenimiento del sistema de citas, registros, reclamaciones).

Es el primer contacto con el centro y puede condicionar positiva o negativamente los resultados finales del proceso asistencial.

Es importante la figura de un coordinador del equipo de salud, aunque ha sido muy controvertido en España. Unos opinan que debe actuar como portavoz, ante la administración y tiene que tener las mínimas competencias y otros piensan que tiene que ser un verdadero director de equipo con amplias facultades de decisión en la planificación y gestión de recursos.

2.3.1. Organización de los cuidados enfermeros en atención especializada: unidades estándar de hospitalización. Unidades funcionales

Las áreas hospitalarias se delimitarán con arreglo a criterios geográficos, demográficos de accesibilidad de la población y la eficiencia para la prestación de la asistencia especializada.

Como unidades funcionales pueden destacar:

- Consultas externas ubicadas en hospitales.
- Centros periféricos de Especialidades, dependientes de los Hospitales y que prestan asistencia especializada a la población en Consultas Externas.
- Centros de Salud y excepcionalmente en domicilio, a los casos especiales.

Los Hospitales se clasificarán:

- Hospitales Generales Básicos: ámbito de actuación el Área Hospitalaria donde se hallen adscritos.
- Hospitales Generales de Especialidades.
- Hospitales Generales, a los que podrán ser adscritos otros centros cuya función asistencial tenga por finalidad una atención que requiera media o larga estancia.

La Dirección de Enfermería de los hospitales se encarga de definir y desarrollar los objetivos de enfermería en el Hospital o Centro, tanto en programas, control asistencial, como en docencia e investigación.

La Junta de Enfermería se configura como órgano asesor de la Dirección de Enfermería, su composición variará según necesidad y características de los Servicios y Unidades integradas en la mencionada Dirección. El 50% de sus integrantes se elegirán por votación directa entre el personal de enfermería. La Junta de Enfermería asumirá las funciones siguientes: asesorar a la Dirección de Enfermería sobre la planificación y organización de los Servicios y Unidades de Enfermería y velar por la calidad asistencial.

2.3.2. Unidades de críticos

La unidad de cuidados intensivos, está diseñada y equipada para cubrir las necesidades del paciente en situaciones de compromiso vital.

Está ubicado normalmente en un espacio circular con el puesto de observación de enfermería en el centro para poder ver los pacientes fácilmente. Los pacientes estarán separados en cubículos independientes o en una zona común separada por cortinas.

El instrumental de diagnóstico, debe estar colocado en un lugar accesible, para todos los componentes del equipo.

Los pacientes pueden llegar por tres vías principales: servicio de urgencia, traslado desde otro departamento o ingreso postoperatorio, tras una intervención quirúrgica.

Es preciso, con la información de los familiares, realizar una historia precisa y detallada.

El objetivo de enfermería es proporcionar cuidados permanentes vigilancia continuada a los pacientes en situaciones de compromiso vital, atendiendo a la necesidad fisiológica, psicológica y social del mismo, en cuanto a ser humano integral.

3. CUIDADOS, NECESIDADES BÁSICAS Y AUTO CUIDADOS

3.1. Valoración de la capacidad funcional de los pacientes. A.V.D.

La dependencia en la realización de las actividades de la vida diaria (AVD) se relaciona con la mortalidad y con la necesidad de institucionalización de los pacientes y sobre todos de los pacientes geriátricos.

Con una valoración exhaustiva de la capacidad de los pacientes para poder llevar acabo las actividades que se realizan de forma normal y cotidiana, se identifica las áreas en las que el paciente necesita ayuda para poder realizarlas, y a veces con una buena motivación y ayuda inicial pueden volver a recuperarlas.

Esta valoración si se realiza en plan comunitario, nos permite ver las áreas más necesitadas de recursos sanitarios y sociales, y hacer posible una mejor organización y coordinación de los recursos sociales y sanitarios.

Podemos distinguir dos grandes áreas de evaluación las AVD Básicas y las AVD Instrumentales:

AVD Básicas

Estas miden los niveles más elementales de la función física. Es decir la capacidad de llevar a cabo las actividades que se realizar de forma habitual en nuestra vida diaria. AVD (Actividades de la vida diaria). Se valoran las capacidades que tenga la persona para poder realizar actividades sencillas como:

- Alimentación.
- Aseo.
- Movilización.
- Contención de esfínteres.

Para valorar la realización de estas actividades se utilizan escalas donde se observa el grado de dependencia o independencia que tenga para poder realizar estas actividades. Hay numerosas escalas pero la más utilizada es la **escala de Katz**.

Hay otra escala también muy utilizada que es la escala de Barthel, en esta se valoran las anteriores actividades y además la de caminar y la utilización de las escaleras.

La pérdida de estas funciones se produce de forma ordenada en sentido inverso a como se adquirió en la infancia. Es decir se pierde primero la capacidad de realizar las actividades que se aprenden en último lugar en la infancia. Su valoración es extremadamente importante en los ancianos para poder prestarle una atención integral, y basada en la perdida específica de algunas capacidades.

AVD Instrumentales

Son actividades más complejas, que suelen implicar un mayor grado de independencia. Su valoración es muy útil para detectar los primeros grados de deterioro funcional de una persona.

Existe una diferencia entre las AVD básicas y las instrumentales: En las básicas se realizará la actividad sin ayuda siempre que pueda hacerlo, sin embargo en las instrumentales, esto puede no ser cierto ya que la persona puede preferir que lo realicen otras personas porque le resulta más cómodo o lo puede dejar de hacer para llamar la atención.

En esta se mide la capacidad de las personas para realizar las siguientes actividades:

- Uso de transporte.
- Telefonear.
- Manejar dinero.
- Limpiar y organizar la casa.
- Ir de compras.
- Utilización correcta de la medicación.

La escala más utilizada es la de *Philadelphia Geriatric Center* y la de *Lawton*.

Todas estas escalas que se utilizan para la valoración de la independencia de las personas son objetivas. Son un medio rápido para acceder a una información importante dentro de la evaluación global del paciente.

Para utilizar las escalas correctamente, deben tenerse en cuenta algunos hechos:

- Deben elegirse las escalas más adecuadas al ámbito de trabajo y al tipo de enfermos que se van a ver.
- Sólo deben aplicarse escalas ya validadas en la literatura científica. Es preciso conocer si la escala es aplicable a personas del nivel cultural y socioeconómico del que nos ocupemos.
- Existen escalas para ser aplicada por el propio paciente, por un miembro de su familia o por distintos profesionales sanitarios.

Índice de Katz de independencia en las actividades de la vida diaria

A. Independiente en la alimentación, continencia, movilidad, uso del retrete, vestirse y bañarse.

B. Independiente para todas las funciones anteriores excepto una.

C. Independiente para todas excepto bañarse y otra función adicional.

D. Independiente para todas excepto bañarse, vestirse y otra función adicional.

E. Independiente para todas excepto bañarse, vestirse, uso del retrete y otra función adicional.

F. Independiente para todas excepto bañarse, vestirse, uso del retrete, movilidad y otra función adicional.

G. Dependiente en las seis funciones.

Otros Dependiente en al menos dos funciones, pero no clasificable como C, D, E o F.

Independiente significa sin supervisión, dirección o ayuda personal activa, con las excepciones que se indican más abajo. Se basan en el estado actual y no en la capacidad de hacerlas. Se considera que un paciente que se niega a realizar una función no hace esa función aunque se considere capaz.

Bañarse (con esponja, ducha o bañera)

- *Independiente*: necesita ayuda para lavarse una sola parte (como la espalda o una extremidad incapacitada) o se baña completamente sin ayuda.
- *Dependiente*: necesita ayuda para lavarse más de una parte del cuerpo; necesita ayuda para salir o entrar en la bañera o no se lava solo.

Vestirse

- *Independiente*: coge la ropa de armarios y cajones, se pone la ropa, se pone adornos y abrigos; utiliza cremalleras; se excluye atarse los zapatos.
- *Dependiente*: no se viste solo o permanece vestido parcialmente.

Usar el retrete

- *Independiente*: accede al retrete, entra y sale en él; se arregla la ropa; se limpia los órganos excretores (pueden utilizar o no soportes mecánicos)
- *Dependiente*: usa el orinal o cuña o precisa ayuda para acceder y utilizar el retrete.

Movilidad

- *Independiente*: entra y sale de la cama, e sienta y levanta de la silla independientemente (puede usar o no soportes mecánicos)
- *Dependiente*: precisa ayuda para utilizar la cama y/o silla; no realiza uno o más desplazamientos.

Continencia

- *Independiente*: control completo de micción y defecación.
- *Dependiente*: incontinencia urinaria o fecal parcial o total; control total o parcial mediante enemas, sondas, o el uso reglado de orinales y/o cuñas.

Alimentación

- *Independiente*: lleva la comida del plato o su equivalente a la boca (se excluye de la evaluación el cortar la carne y la preparación de la comida, como untar mantequilla en pan).
- *Dependiente*: precisa ayuda para el acto de alimentarse véase arriba); no come en absoluto o nutrición parenteral.

Escala de valoración de la dependencia en las Actividades de la Vida Diaria: Índice de Katz

Apellidos y Nombre:..

Fecha:..

Preguntas	Puntuación	
Lavarse	0	Necesita ayuda
	1	No necesita ayuda
Vestirse	0	Necesita ayuda
	1	No necesita ayuda
Uso del servicio	0	Necesita ayuda
	1	No necesita ayuda
Levantarse/Acostarse	0	Necesita ayuda
	1	No necesita ayuda
Control de esfínteres	0	Necesita ayuda
	1	No necesita ayuda
Comer	0	Necesita ayuda
	1	No necesita ayuda

Paciente no dependiente: 6 puntos.

Paciente dependiente total: 0 puntos

AVD Básicas. Íncide de Barthel

		Pre-ingreso	Entrevista	Alta
Comer				
Autónomo	10			
Con ayuda	5			
Dependiente	0			
Baño				
Autónomo	5			
Con ayuda	0			

→

Higiene personal				
Autónomo	5			
Con ayuda	0			
Vestirse				
Autónomo	10			
Con ayuda	5			
Dependiente	0			
Control anal				
Ningún problema	10			
Algún accidente	5			
Incontinente	0			
Control vesical				
Ningún problema	10			
Algún accidente	5			
Incontinente	0			
Uso de WC				
Autónomo	10			
Con ayuda	5			
Dependiente	0			
Transferencia silla-cama				
Autónomo	15			
Ayuda mínima	10			
Autónomo en silla de ruedas	5			
Dependiente	0			
Andar				
Autónomo	15			
Ayuda mínima	10			
Autónomo en silla de ruedas	5			
Dependiente	0			
Subir y bajar escaleras				
Autónomo	10			
Con ayuda	5			
No puede	0			
Total				

Autónomo: 100
Dependencia parcial: 61-99
Dependencia moderada: 41-60
Dependencia grave: 21-40
Dependencia total: 0-20

Cronología:
I: Independiente
A: Aguda; menos de un mes.
S: Subaguda: 1-6 meses.
C: >6 meses.

Escala de *Philadelphia Geriatric Center* de Actividades Instrumental de la Vida Diaria

Capacidad para utilizar el teléfono		
1.	Utiliza el teléfono a iniciativa propia, busca y marca los números, etc.	1
2.	Marca unos cuantos números bien conocidos	1
3.	Contesta el teléfono pero no marca	1
4.	No usa el teléfono en absoluto.	0
Ir de compras		
1.	Realiza todas las compras necesarias con independencia.	1
2.	Compra pequeñas cosas con independencia.	0
3.	Necesita compañía para realizar cualquier compra.	0
4.	Completamente incapaz de ir de compras.	0
Preparación de la comida		
1.	Planea, prepara y sirve las comidas adecuadas con independencia.	1
2.	Prepara las comidas adecuadas si se le dan los ingredientes.	0
3.	Calienta, sirve y prepara las comidas o las prepara pero no mantiene una dieta adecuada.	0
4.	Necesita que se le prepare y sirva la comida.	0
Cuidar la casa		
1.	Cuida la casa solo o con ayuda ocasional (trabajos duros, ayuda doméstica)	1
2.	Realiza tareas domésticas ligeras como fregar los platos o hacer las camas.	1
3.	Realiza tareas domésticas ligeras pero no puede mantener un nivel de limpieza aceptable.	1
4.	Necesita ayuda con todas las tareas de la casa.	0
5.	No participa en ninguna tarea domestica	0
Lavado de la ropa		
1.	Realiza completamente el lavado de ropa personal.	1
2.	Lava ropas pequeñas, aclara medias, etc.	1
3.	Necesita que otro se ocupe de todo el lavado.	0
Medio de transporte		
1.	Viaja con independencia en transportes públicos o conduce su propio coche.	1
2.	Capaz de organizar su transporte utilizando taxis, pero no usa otros transportes públicos.	1
3.	Viaja en transportes públicos si le acompaña otra persona.	1
4.	Sólo viaja en taxi o automóvil con ayuda de otros.	0
5.	No viaja en absoluto.	0
Responsable sobre la medicación		
1.	Es responsable en el uso de la medicación en las dosis correctas y a las horas correctas.	1

→

→

2.	Toma responsablemente la medicación si se le prepara con anticipación en dosis separadas.	0
3.	No es capaz de responsabilizarse de su propia medicación.	0
Capacidad de utilizar el dinero		
1.	Maneja los asuntos financieros con independencia (presupuesta, rellena cheques, paga recibos y facturas, va al banco) recoge y conoce sus ingresos.	1
2.	Maneja los gastos cotidianos pero necesita ayuda para ir al banco, grandes gastos, etc.	1
3.	Incapacidad de manejar dinero.	0

Puntuación (de un máximo de 8).

3.2. Cuidados del auxiliar de enfermería

Los cuidados que se tiene que prestar a estos tipos de pacientes están en relación con el tipo de dependencia que posean.

Se debe ayudar a las personas que tengan una independencia parcial en la realización de una o varias actividades o funciones. Pero haciendo más hincapié en fomentar y estimular a la persona para que poco a poco vaya recuperando la dependencia si es posible de las funciones que han perdido.

A veces la pérdida de estas funciones no puede ser recuperable ya que se producen de forma irreversible como consecuencia de múltiples patologías o por el propio proceso de envejecer. En este caso se tendrá que suplir los cuidados, intentando que el paciente pueda colaborar en todo lo posible y que se siga sintiendo útil.

4. EL HOSPITAL Y LOS PROBLEMAS PSICOSOCIALES Y DE ADAPTACIÓN DEL PACIENTE HOSPITALIZADO

4.1. Psicología del usuario

Cuando el organismo se altera, el individuo percibe cambios y los interpreta como *enfermedad*, suponiendo un impacto para **él,** que ha de adaptarse a su nueva condición.

Toda *enfermedad,* representa una situación crítica, muchas de ellas discapacitantes, lo que provoca un estado de dependencia, de riesgo, de temor al fallecimiento a la soledad etc., todo ello conlleva a trastornos del humor y puede ser causante de síndromes depresivos, etc.

4.2. Reacciones del sujeto ante la enfermedad

Angustia: Problema frecuente, el individuo profundiza en su enfermedad, quiere llegar al último recoveco y nada más que la *angustia* para conducirlo. El hombre deja entonces de estar distraído con lo cotidiano, para preguntarse por **él** mismo, por el sentido de la vida y por esa serie de interrogantes que laten a su alrededor y que necesitan respuesta.

Puede distinguirse la *ansiedad* como *sentimiento de incomodidad* (miedo, aprensión, nerviosismo etc.) ante algo evidente, objetivo y palpable.

Negación: Entre los numerosos mecanismos de nuestra personalidad que defiende su integridad frente a los acontecimientos, uno de los más primitivos es la *negación*. El enfermo enflaquecido, no se ve tal cual es. Guarda de si mismo una imagen halagüeña aunque caduca y tiende a negar ciertos aspectos de su situación real, así como la posibilidad de la muerte (que lógicamente debería ser aceptada como una consecuencia posible de la enfermedad). Consiste en minimizar los síntomas, quitarles importancia e incluso negarlos.

Aceptación de la enfermedad: Suele coincidir con el establecimiento del diagnóstico de la misma. Cuando un individuo cae enfermo se modifica su situación: lo que a partir de ese momento se espera de **él** que se cuide. La sociedad le protegerá, pero en contrapartida, le colocará en una situación de dependencia. Las reacciones anómalas que pueden darse en una enfermedad son:

a) **Hipocondría:** El enfermo dedica toda su preocupación a la enfermedad, exagera su importancia, imaginando, incluso sintiendo síntomas inexistentes. Es propio de personalidades *egocéntristas* y narcisistas, que utilizan la enfermedad como centro de atención.

b) **Depresión:** Es frecuente en enfermedades de larga duración o crónicas que requieren hospitalizaciones largas. El enfermo pierde el apetito, está triste, no tiene interés, etc. Precisa y es importante el apoyo de su entorno.

c) **Reivindicación:** Aparentar una enfermedad que realmente no existe, se manifiesta generalmente cuando por el origen de la enfermedad o por sus consecuencias pueden derivarse compensaciones socioeconómicas.

d) **Proyección:** Es típica de personalidades paranoicas. El paciente hace responsable al médico de su lenta enfermedad, utilizando elementos agresivos no reales, pero de los cuales él está convencido.

4.3. Relación auxiliar enfermería-paciente

El paciente, inseguro a su ingreso, pide fundamentalmente ser *acogido, escuchado y comprendido*, la relación terapéutica con el paciente va mas allá de la "rutina "en aplicación de técnicas y conocimientos. Debe establecer una relación cálida y de seguridad que transmita una sensible empatía hacia los sentimientos del paciente, asegurándole sus necesidades.

Ante la necesidad de seguridad

Sufrir una enfermedad, es una situación de temor y ansiedad ante lo desconocido y a convertirse en un número perdiendo su identidad.

La metodología a seguir, es ofrecer una explicación correcta y adecuada, para así establecer una seguridad y consecuentemente se produce una tranquilidad y se enriquece la relación personal.

Ante la necesidad de autoestima

La enfermedad representa una amenaza al auto estimación y al auto imagen de la persona. Hundido en un estado de dependencia al que no suele estar acostumbrado, el paciente no puede satisfacer sus necesidades humanas más básicas. Es de suma importancia para aumentar la auto estimación, el respeto a la intimidad y el pudor del enfermo.

El auxiliar de enfermería debe estar pendiente de las limitaciones físicas y ayudar al paciente para que no las rebase. Si el enfermo entiende la razón de las restricciones, colaborará gustosamente.

Mejorar la ansiedad

Es importante conocer el mensaje que nos trasmite el paciente, tanto verbal como no verbal (gesticulaciones, miradas etc.), debemos permitirle que exprese sus temores o dudas y dar respuestas honestas a sus preguntas, escuchándole en "actitud activa " que significa no sólo oír, sino escuchar utilizando todos los sentidos.

Atender las necesidades ambientales

El auxiliar de enfermería puede contribuir a mejorar el ambiente del paciente suprimiendo estímulos desagradables (ruidos desagradables, luces brillantes etc.) El interés por la seguridad del paciente se puede demostrar por acciones tan simples como brindando explicaciones apropiadas en cada situación.

Ante la necesidad de sentirse apreciado como persona

La sensibilidad está aumentada en una persona hospitalizada. Se puede expresar interés por el paciente de diferentes maneras, por ejemplo tocándolo con delicadeza, escuchándolo con atención. Antes de que un enfermo se acepte a sí mismo, debe sentir la aceptación de los demás.

Tema 8

Documentación sanitaria: clínica y no clínica. Sistemas de información utilizados en Atención Primaria y Especializada: Generalidades. Servicio de admisión y atención al usuario: Funcionamiento. El consentimiento informado

Rodio ediciones

Índice esquemático

1. ARCHIVO Y DOCUMENTACIÓN SANITARIA CLÍNICA Y NO CLÍNICA. UTILIDADES Y APLICACIONES. SISTEMAS DE INFORMACIÓN UTILIZADOS EN ATENCIÓN PRIMARIA Y ATENCIÓN ESPECIALIZADA: GENERALIDADES

1.1. Documentación clínica-la historia clínica

1.1.1. Definición y archivo de la historia clínica

Dentro de la Ley 41/2002 de 14 de noviembre el Capítulo V se dedica a la HISTORIA CLÍNICA en concreto entre los artículos 14 a 19.

El **artículo 3** de la citada ley lo define como:

> *"**Historia clínica**: el conjunto de documentos que contienen los datos, valoraciones e informaciones de cualquier índole sobre la situación y la evolución clínica de un paciente a lo largo del proceso asistencial".*

La Historia Clínica es el instrumento sanitario en el que convergen todos los elementos citados anteriormente, esto es, datos sanitarios, derechos y prestación asistencial.

El **artículo 14** de la *Ley 41/2002*, por su parte manifiesta que:

> *"**1.** La historia clínica comprende el conjunto de los documentos relativos a los procesos asistenciales de cada paciente, con la identificación de los médicos y de los demás profesionales que han intervenido en ellos, con objeto de obtener la máxima integración posible de la documentación clínica de cada paciente, al menos, en el ámbito de cada centro.*
>
> ***2.** Cada centro archivará las historias clínicas de sus pacientes, cualquiera que sea el soporte papel, audiovisual, informático o de otro tipo en el que consten, de manera que queden garantizadas su seguridad, su correcta conservación y la recuperación de la información.*
>
> ***3.** Las Administraciones sanitarias establecerán los mecanismos que garanticen la autenticidad del contenido de la historia clínica y de los cambios operados en ella, así como la posibilidad de su reproducción futura".*

(**La Ley Orgánica de protección de datos** ya prevé estas garantías para la protección de datos de carácter personal relativos a la salud, por lo que los centros sanitarios han de establecer los mecanismos adecuados para garantizar este derecho.

Su **artículo 8** sobre los datos relativos a la salud establece:

"Sin perjuicio de lo que se dispone en el artículo 11 respecto de la cesión, las instituciones y los centros sanitarios públicos y privados y los profesionales correspondientes podrán proceder al tratamiento de los datos de carácter personal relativos a la salud de las personas que a ellos acudan o hayan de ser tratados en los mismos, de acuerdo con lo dispuesto en la legislación estatal o autonómica sobre sanidad".

El apartado 45 de la Memoria Explicativa del Convenio 108 del Consejo de Europa viene a definir la noción de 'datos de carácter personal relativos a la salud', considerando que su concepto abarca 'las informaciones concernientes a la salud pasada, presente y futura, física o mental, de un individuo', pudiendo tratarse de informaciones sobre un individuo de buena salud, enfermo o fallecido. Añade el citado apartado 45 que 'debe entenderse que estos datos comprenden igualmente las informaciones relativas al abuso del alcohol o al consumo de drogas'.

En este mismo sentido, la Recomendación nº R (97) 5, del Comité de Ministros del Consejo de Europa, referente a la protección de datos médicos, afirma que 'la expresión datos médicos hace referencia a todos los datos de carácter personal relativos a la salud de una persona. Afecta igualmente a los datos manifiesta y estrechamente relacionados con la salud, así como con las informaciones genéticas'. De lo anteriormente señalado se puede desprender, en principio, que los datos indicados por las personas en la medida en que pueden ser datos relacionados con la salud serán datos médicos y les será de aplicación las medidas de protección de nivel alto.

Hay que tener en cuenta que se contemplan algunas excepciones en casos de urgencia y cuando se trate de casos en que se pone en riesgo la salud pública)

Sigue diciendo el **artículo 14.4** que:

*"**4.** Las Comunidades Autónomas aprobarán las disposiciones necesarias para que los centros sanitarios puedan adoptar las medidas técnicas y organizativas adecuadas para archivar y proteger las historias clínicas y evitar su destrucción o su pérdida accidental".*

1.1.2. Contenido de la historia clínica de cada paciente

Según el tenor literal del artículo 15 de la Ley 41/2002 de 14 de noviembre:

***"1.** La historia clínica incorporará la información que se considere trascendental para el conocimiento veraz y actualizado del estado de salud del paciente. Todo paciente o usuario tiene derecho a que quede constancia, por escrito o en el soporte técnico más adecua-*

do, de la información obtenida en todos sus procesos asistenciales, realizados por el servicio de salud tanto en el ámbito de atención primaria como de atención especializada.

2. *La historia clínica tendrá como fin principal facilitar la asistencia sanitaria, dejando constancia de todos aquellos datos que, bajo criterio médico, permitan el conocimiento veraz y actualizado del estado de salud. El contenido mínimo de la historia clínica será el siguiente:*

a) *La documentación relativa a la hoja clínicoestadística.*

b) *La autorización de ingreso.*

c) *El informe de urgencia.*

d) *La anamnesis y la exploración física.*

e) *La evolución.*

f) *Las órdenes médicas.*

g) *La hoja de interconsulta.*

h) *Los informes de exploraciones complementarias.*

i) *El consentimiento informado.*

j) *El informe de anestesia.*

k) *El informe de quirófano o de registro del parto.*

l) *El informe de anatomía patológica.*

m) *La evolución y planificación de cuidados de enfermería.*

n) *La aplicación terapéutica de enfermería.*

ñ) *El gráfico de constantes.*

o) *El informe clínico de alta.*

Los párrafos b), c), i), j), k), l), ñ) y o) **sólo serán exigibles** en la cumplimentación de la historia clínica **cuando se trate de procesos de hospitalización** o así se disponga.

3. *La cumplimentación de la historia clínica, en los aspectos relacionados con la asistencia directa al paciente,* ***será responsabilidad de los profesionales*** *que intervengan en ella.*

4. *La historia clínica* ***se llevará con criterios de unidad y de integración****, en cada institución asistencial como mínimo, para facilitar el mejor y más oportuno conocimiento por los facultativos de los datos de un determinado paciente en cada proceso asistencial."*

1.1.3. Usos de la historia clínica

El artículo 16 de la Ley 41/2002, cuyo número 3 está redactado por la disposición final tercera de la Ley 33/2011, de 4 de octubre, General de Salud Pública dispone lo siguiente:

> *"**1.** La historia clínica es un instrumento destinado fundamentalmente a garantizar una asistencia adecuada al paciente. Los profesionales asistenciales del centro que realizan el diagnóstico o el tratamiento del paciente tienen acceso a la historia clínica de éste como instrumento fundamental para su adecuada asistencia.*
>
> ***2.** Cada centro establecerá los métodos que posibiliten en todo momento el acceso a la historia clínica de cada paciente por los profesionales que le asisten.*
>
> ***3.** El acceso a la historia clínica con fines judiciales, epidemiológicos, de salud pública, de investigación o de docencia, se rige por lo dispuesto en la **Ley Orgánica 15/1999 de 13 de diciembre, de Protección de Datos de Carácter Personal,** y en **la Ley 14/1986 de 25 de abril, General de Sanidad**, y demás normas de aplicación en cada caso. El acceso a la historia clínica con estos fines obliga a preservar los datos de identificación personal del paciente, separados de los de carácter clínicoasistencial, de manera que, como regla general, quede asegurado el anonimato, salvo que el propio paciente haya dado su consentimiento para no separarlos.*
>
> *Se exceptúan los supuestos de investigación de la autoridad judicial en los que se considere imprescindible la unificación de los datos identificativos con los clínicoasistenciales, en los cuales se estará a lo que dispongan los jueces y tribunales en el proceso correspondiente. El acceso a los datos y documentos de la historia clínica queda limitado estrictamente a los fines específicos de cada caso.*
>
> *Cuando ello sea necesario para la prevención de un riesgo o peligro grave para la salud de la población, las Administraciones sanitarias a las que se refiere **la Ley 33/2011, General de Salud Pública**, podrán acceder a los datos **identificativos de los pacientes por razones epidemiológicas o de protección de la salud pública**. El acceso habrá de realizarse, en todo caso, por un profesional sanitario sujeto al secreto profesional o por otra persona sujeta, asimismo, a una obligación equivalente de secreto, previa motivación por parte de la Administración que solicitase el acceso a los datos.*

4. El personal de administración y gestión de los centros sanitarios sólo puede acceder a los datos de la historia clínica relacionados con sus propias funciones.

5. El personal sanitario debidamente acreditado que ejerza funciones de inspección, evaluación, acreditación y planificación, tiene acceso a las historias clínicas en el cumplimiento de sus funciones de comprobación de la calidad de la asistencia, el respeto de los derechos del paciente o cualquier otra obligación del centro en relación con los pacientes y usuarios o la propia Administración sanitaria.

6. El personal que accede a los datos de la historia clínica en el ejercicio de sus funciones queda sujeto al deber de secreto.

7. Las Comunidades Autónomas regularán el procedimiento para que quede constancia del acceso a la historia clínica y de su uso".

1.1.4. La conservación de la documentación clínica

El artículo 17 dispone respecto al archivo y custodia de la historia y documentación clínicas que:

"1. Los centros sanitarios tienen la obligación de conservar la documentación clínica en condiciones que garanticen su correcto mantenimiento y seguridad, aunque no necesariamente en el soporte original, para la debida asistencia al paciente durante el tiempo adecuado a cada caso y, ***como mínimo, cinco años contados desde la fecha del alta de cada proceso asistencial****.*

2. La documentación clínica también se conservará a efectos judiciales de conformidad con la legislación vigente. Se conservará, asimismo, cuando existan razones epidemiológicas, de investigación o de organización y funcionamiento del Sistema Nacional de Salud. Su tratamiento se hará de forma que se evite en lo posible la identificación de las personas afectadas.

3. Los profesionales sanitarios tienen el deber de cooperar en la creación y el mantenimiento de una documentación clínica ordenada y secuencial del proceso asistencial de los pacientes.

4. ***La gestión de la historia clínica*** *por los centros con pacientes hospitalizados, o por los que atiendan a un número suficiente de pacientes bajo cualquier otra modalidad asistencial, según el criterio de los servicios de salud,* ***se realizará a través de la***

unidad de admisión y documentación clínica, encargada de integrar en un solo archivo las historias clínicas*. La custodia de dichas historias clínicas estará bajo la responsabilidad de la dirección del centro sanitario.*

5. *Los profesionales sanitarios que desarrollen su actividad de manera individual son responsables de la gestión y de la custodia de la documentación asistencial que generen.*

6. *Son de aplicación a la documentación clínica las medidas* ***técnicas de seguridad*** *establecidas por la legislación reguladora de la conservación de los ficheros que contienen datos de carácter personal y, en general, por la Ley Orgánica 15/1999, de Protección de Datos de Carácter Personal".*

Todo tratamiento de datos de carácter personal se rige por la citada **Ley Orgánica 15/1999 de 13 de diciembre,** y su Reglamento de desarrollo aprobado por el Real Decreto 1720/2007 de 21 de diciembre, con el objeto de garantizar y proteger las libertades públicas y los derechos fundamentales de las personas físicas y, especialmente, el honor e intimidad personal y familiar de las mismas.

Además la Ley 41/2002 a lo largo de su articulado hace referencia a la custodia y conservación de la historia clínica por ejemplo:

- Los centros son los encargados de archivar las historias clínicas de sus pacientes (art. 14.2).
- El soporte de las historias puede ser cualquiera que garantice su seguridad, correcta conservación y recuperación de la información (art. 14.2).
- La Ley 41/2002 expresamente cita el soporte papel, el audiovisual o el informático.
- La dirección del centro sanitario es la responsable de la custodia de las historias clínicas (art. 17.4).

Asimismo, sobre el personal que accede a los datos de la historia clínica recae un deber de secreto (art. 16.6), cuya violación puede constituir, incluso, un ilícito penal (art. 197 Código Penal).

1.1.5. Derechos relacionados con la custodia de la historia clínica

Por su parte el artículo 19 establece el paciente tiene derecho a que los centros sanitarios establezcan un mecanismo de custodia activa y diligente de las historias clínicas. Dicha custodia permitirá la recogida, la integración, la recuperación y la comunicación de la información sometida al principio de confidencialidad con arreglo a lo establecido por el artículo 16 de la presente Ley.

1.1.6. Derechos de acceso a la historia clínica

Según el tenor literal del **artículo 18** de *la Ley 41/2002*:

> *"**1**. El paciente tiene el **derecho de acceso**, con las reservas señaladas en el apartado 3 de este artículo, a la documentación de la historia clínica **y a obtener copia de los datos** que figuran en ella. Los centros sanitarios regularán el procedimiento que garantice la observancia de estos derechos.*
>
> ***2**. El derecho de acceso del paciente a la historia clínica puede ejercerse también por representación debidamente acreditada.*
>
> ***3**. El derecho al acceso del paciente a la documentación de la historia clínica **no puede ejercitarse** en perjuicio del derecho de terceras personas a la confidencialidad de los datos que constan en ella recogidos en interés terapéutico del paciente, ni en perjuicio del derecho de los profesionales participantes en su elaboración, los cuales pueden oponer al derecho de acceso la reserva de sus anotaciones subjetivas.*
>
> ***4**. Los centros sanitarios y los facultativos de ejercicio individual sólo facilitarán el acceso a la historia clínica de los pacientes fallecidos a **las personas vinculadas a él, por razones familiares o de hecho, salvo que el fallecido lo hubiese prohibido expresamente y así se acredite.** En cualquier caso el acceso de un tercero a la historia clínica motivado por un riesgo para su salud se limitará a los datos pertinentes. No se facilitará información que afecte a la intimidad del fallecido ni a las anotaciones subjetivas de los profesionales, ni que perjudique a terceros."*

Señalamos además que la ***Disposición Adicional Tercera*** de la Ley 41/2002 establece que el Ministerio de Sanidad y Consumo (Hoy en día Sanidad, servicios sociales e Igualdad), en coordinación y con la colaboración de las Comunidades Autónomas competentes en la materia, promoverá, con la participación de todos los interesados, la implantación de un sistema de compatibilidad que, atendida la evolución y disponibilidad de los recursos técnicos, y la diversidad de sistemas y tipos de historias clínicas, posibilite su uso por los centros asistenciales de España que atiendan a un mismo paciente, en evitación de que los atendidos en diversos centros se sometan a exploraciones y procedimientos de innecesaria repetición.

En último término, hay que destacar el papel de la historia clínica en los casos de responsabilidad sanitaria, pues en ella se incorpora el consentimiento informado y se describen los procedimientos y técnicas seguidas, como se ha encargado de remarcar la más reciente jurisprudencia. Las limitaciones teleológicas de acceso previstas por el art. 18.3, citado anteriormente, no deben impedir que la historia clínica del paciente esté a su disposición en un eventual procedimiento de responsabilidad.

1.2. Otras documentaciones clínicas

El Capítulo VI de la Ley 41/2002 se dedica al informe de alta y otra documentación en los artículos 20,21, 22, 23.

El artículo 20 respecto al INFORME DE ALTA manifiesta que todo paciente, familiar o persona vinculada a él, en su caso, tendrá el derecho a recibir del centro o servicio sanitario, una vez finalizado el proceso asistencial, un informe de alta con los contenidos mínimos que determina el artículo 3. Las características, requisitos y condiciones de los informes de alta se determinarán reglamentariamente por las Administraciones sanitarias autonómicas.

El informe de alta hoy está regulado en el **Real Decreto 1093/2010, de 3 de septiembre, por el que se aprueba el conjunto mínimo de datos de los informes clínicos en el Sistema Nacional de Salud.**

Así mismo el artículo 21 nos habla del ALTA DEL PACIENTE en los siguientes términos:

> *"**1.** En caso de no aceptar el tratamiento prescrito, se propondrá al paciente o usuario **la firma del alta voluntaria.** Si no la firmara, la dirección del centro sanitario, a propuesta del médico responsable, podrá disponer el alta forzosa en las condiciones reguladas por la Ley. El hecho de no aceptar el tratamiento prescrito no dará lugar al alta forzosa cuando existan tratamientos alternativos, aunque tengan carácter paliativo, siempre que los preste el centro sanitario y el paciente acepte recibirlos. Estas circunstancias quedarán debidamente documentadas.*
>
> ***2.** En el caso de que el paciente no acepte el alta, la dirección del centro, previa comprobación del informe clínico correspondiente, oirá al paciente y, si persiste en su negativa, lo pondrá en conocimiento del juez para que confirme o revoque la decisión".*

El **artículo 22** dispone en relación a la EMISIÓN DE CERTIFICADOS MÉDICOS que:

> *"Todo paciente o usuario tiene derecho a que se le faciliten los certificados acreditativos de su estado de salud. Éstos serán gratuitos cuando así lo establezca una disposición legal o reglamentaria."*

Por último en relación **la Ley 41/2002 la Disposición Adicional Cuarta** dispone que el Estado y las Comunidades Autónomas, dentro del ámbito de sus respectivas competencias, dictarán las disposiciones precisas para garantizar a los pacientes o usuarios con necesidades especiales, asociadas a la discapacidad, los derechos en materia de autonomía, información y documentación clínica regulados en esta Ley. Y en la ***Disposición adicional sexta*** que las infracciones de lo dispuesto por la presente Ley quedan sometidas al régimen sancionador previsto en el capítulo VI del Título I de la Ley 14/1986, General de Sanidad, sin perjuicio de la responsabilidad civil o penal y de la responsabilidad profesional o estatutaria procedentes en derecho.

2. SERVICIO DE ADMISIÓN Y ATENCIÓN AL USUARIO: FUNCIONAMIENTO

2.1. Atención y servicio al ciudadano

Dado el dinamismo que rodea el ambiente administrativo y las exigencias de un mundo cambiante, los entes públicos necesitan incorporar nuevas herramientas que les permitan hacer uso de los recursos disponibles.

Para el público, el servicio se relaciona con factores como:

a) **Elementos tangibles**: que incluyen la apariencia de las instalaciones, el equipo, la presentación del personal y materiales de comunicación, etc.

b) **Cumplimiento**: se relaciona con el hecho de si el servicio prometido se realiza correcta y oportunamente, si recibió el resultado en la fecha prometida y si lo recibió en las condiciones solicitadas.

c) **Disposición**: para ayudar a los usuarios y ofrecer un servicio ágil.

d) **Cualidades del personal**: que demuestran que son competentes en su trabajo y capaces de inspirar confianza.

e) **Empatía**: porque entienden sus necesidades, preocupaciones y su situación actual.

Para un trabajador del área de salud, lo principal debe ser centrarse en el cumplimiento de lo que se espera de él, ya que al solicitarlo, el usuario espera recibir la información a tiempo y en la forma correcta.

Atención y servicio no es lo mismo, por eso, si solo mejoramos la atención al público o la imagen de las instalaciones, si solo uniformamos al personal, etc. no garantizamos que el ciudadano perciba un servicio de calidad , para ello es necesario saber dar cumplimiento de ejecución del servicio. El ciudadano evalúa un servicio con base en los cinco factores mencionados anteriormente y, de entre estos, el cumplimiento es quizás el más importante.

Enfocarse en el cumplimiento, le permitirá a la Administración mejorar el servicio, al mismo tiempo que el usuario quedará satisfecho.

Para lograr que una estrategia de relaciones con el usuario sea exitosa, los factores a tomar en cuenta son:

1. Las relaciones con el ciudadano deben ser lo más eficaces que sea posible.
2. Hay que definir hasta dónde se desea llegar en la atención al público.
3. Hay que tomar en cuenta el hecho que el ciudadano desea negociar con: quien le conozca, quien comprenda sus necesidades y quien satisfaga sus necesidades. Por lo que para relacionarse con él es necesario asegurarse de disponer de la información requerida para poder darla.
4. Las mejores herramientas son aquellas que permiten recopilar y preservar información para la organización y para el ciudadano.

La mejora de las técnicas de atención al público requiere responder a los siguientes interrogantes:

- ¿Conoce cómo funcionan los procedimientos actuales? Si están documentados, será necesario actualizarlos constantemente.
- ¿Están los procesos orientados al ciudadano? Al tenerlos documentados habrá que verificar cuál y si le resuelvo el problema al ciudadano, o no.
- ¿Cómo orientar la organización al ciudadano? Es necesario definir el alcance de esta orientación y luego, pedir asesoramiento de un experto, para construir un plan de gestión del cambio.
- ¿Se lograrán los objetivos? El entrenamiento del recurso humano, la elección de la tecnología, su implantación y monitoreo, son elementos que orientarán la estrategia en la atención al público.

Los ciudadanos, cada vez, exigen una mayor cercanía, eficacia y eficiencia en la prestación de los servicios públicos, por lo que la Administración pública ha de esforzarse en satisfacer más y mejor sus necesidades y requerimientos, anticipándose a los mismos.

2.2. Las cartas de servicios al ciudadano

Estas son documentos escritos por medio de los cuales la Administración informa sobre los servicios que presta, los derechos de los ciudadanos y usuarios en relación con ellos, y los compromisos de calidad en la prestación de los mismos.

Estas Cartas de Servicios al Ciudadano se elaboran por los órganos, unidades y centros responsables de los servicios a los que se refieren.

La Administración presta, a través de las Oficinas y Puntos de Información y Atención al Ciudadano, los siguientes servicios:

- Ayudar y orientar a los ciudadanos en la localización de los diferentes órganos de gestión, los puestos de trabajo y los empleados públicos.
- Dar la información que se solicite y aclarar las dudas sobre los procedimientos, trámites, requisitos y documentación necesarios para formular solicitudes, acceder al disfrute de un servicio o beneficiarse de una prestación, etc.
- Registrar y recibir los escritos, solicitudes, documentos o instancias que presenten los ciudadanos.
- Recibir y tramitar las quejas y sugerencias que los ciudadanos formulen respecto del funcionamiento de la Administración.

3. EL CONSENTIMIENTO INFORMADO: CONCEPTO

El principio general que inspira la Ley 41/2002 y que debe estar presente en cualquier atención sanitaria es el respeto a la autonomía del paciente, **que consiste en reconocer validez y eficacia jurídica a las decisiones que libre, reflexionada y voluntariamente ha tomado éste sobre los tratamientos sanitarios que quiere permitir o rechazar.** Y en este sentido, recuérdese que las decisiones tomadas en ejercicio de la autonomía privada deben ser respetadas por los profesionales sanitarios (art. 2.6).

El Capítulo IV de la Ley está dedicado al **respeto de la autonomía del paciente artículos del 8 al 13 cuyo contenido pasamos a exponer y a comentar.**

3.1. Consentimiento informado

El consentimiento informado, de acuerdo con la definición prevista en el **art. 3**, consiste en:

> *"La conformidad libre, voluntaria y consciente de un paciente, manifestada en el pleno uso de sus facultades después de recibir la información adecuada, para que tenga lugar una actuación que afecta a su salud".*

Los requisitos de libertad y voluntariedad son reiterados por el **artículo 8** *de la Ley 41/2002* de 14 de noviembre que dispone:

> "***1.*** Toda actuación en el ámbito de la salud de un paciente ***necesita el consentimiento libre y voluntario del afectado,*** *una*

vez que, recibida la información prevista en el artículo 4, haya valorado las opciones propias del caso.

2. *El consentimiento SERÁ VERBAL POR REGLA GENERAL. Sin embargo, se prestará* ***por escrito*** *en los casos siguientes:*

- *Intervención quirúrgica,*
- *Procedimientos diagnósticos y terapéuticos invasores y*
- *En general, aplicación de procedimientos que suponen riesgos o inconvenientes de notoria y previsible repercusión negativa sobre la salud del paciente.*

3. *El consentimiento escrito del paciente será necesario para cada una de las actuaciones especificadas en el punto anterior de este artículo, dejando a salvo la posibilidad de incorporar anejos y otros datos de carácter general, y tendrá información suficiente sobre el procedimiento de aplicación y sobre sus riesgos.*

4. *Todo paciente o usuario tiene derecho a ser advertido sobre la posibilidad de utilizar los procedimientos de pronóstico, diagnóstico y terapéuticos que se le apliquen en un proyecto docente o de investigación, que en ningún caso podrá comportar riesgo adicional para su salud.*

5. El paciente puede REVOCAR LIBREMENTE POR ESCRITO su consentimiento en cualquier momento."

3.2. Límites del consentimiento informado y consentimiento por representación

El artículo 9 (cuyos números 4 y 5 son redactados por la Disposición Final Segunda *de la L.O. 2/2010,* de 3 de marzo, de salud sexual y reproductiva y de la interrupción voluntaria del embarazo) establece que:

*"**1.** La renuncia del paciente a recibir información está limitada* ***por el interés de la salud del propio paciente, de terceros, de la colectividad y por las exigencias terapéuticas del caso****. Cuando el paciente manifieste expresamente su deseo de no ser informado, se respetará su voluntad haciendo constar su renuncia documentalmente, sin perjuicio de la obtención de su consentimiento previo para la intervención.*

2. Los facultativos podrán llevar a cabo las intervenciones clínicas indispensables en favor de la salud del pacien-

te, sin necesidad de contar con su consentimiento, en los siguientes casos:

a) ***Cuando existe riesgo para la salud pública*** *a causa de razones sanitarias establecidas por la Ley. En todo caso, una vez adoptadas las medidas pertinentes, de conformidad con lo establecido en la Ley Orgánica 3/1985, se comunicarán a la autoridad judicial en el plazo máximo de 24 horas siempre que dispongan el internamiento obligatorio de personas.*

b) ***Cuando existe riesgo inmediato grave para la integridad física o psíquica del enfermo y no es posible conseguir su autorización,*** *consultando, cuando las circunstancias lo permitan, a sus familiares o a las personas vinculadas de hecho a él.*

3. *Se otorgará el* ***CONSENTIMIENTO POR REPRESENTACIÓN*** *en los siguientes supuestos:*

a) *Cuando el paciente no sea capaz de tomar decisiones, a criterio del médico responsable de la asistencia, o su estado físico o psíquico no le permita hacerse cargo de su situación. Si el paciente carece de representante legal, el consentimiento lo prestarán las personas vinculadas a él por razones familiares o de hecho. (***Incapaces naturales**: se trata de aquellos pacientes que, a criterio del médico responsable, no pueden prestar válidamente el consentimiento por razones físicas o psíquicas que son de naturaleza esencialmente transitoria, motivo por el que no se ha establecido mecanismo alguno de defensa de su persona y patrimonio).

b) *Cuando el paciente esté incapacitado legalmente.(***incapaces legales***).*

c) *Cuando el paciente* **menor de edad** *no sea capaz intelectual ni emocionalmente de comprender el alcance de la intervención. En este caso, el consentimiento lo dará el representante legal del menor después de haber escuchado su opinión si tiene doce años cumplidos. Cuando se trate de menores no incapaces ni incapacitados, pero emancipados o con dieciséis años cumplidos, no cabe prestar el consentimiento por representación. Sin embargo, en caso de actuación de grave riesgo, según el criterio del facultativo, los padres serán informados y su opinión será tenida en cuenta para la toma de la decisión correspondiente.*

4. *La práctica de ensayos clínicos y de técnicas de reproducción humana asistida se rige por lo establecido con carácter general sobre la mayoría de edad y por las disposiciones especiales de aplicación.*

5. La prestación del consentimiento por representación será adecuada a las circunstancias y proporcionada a las necesidades que haya que atender, siempre en favor del paciente y con respeto a su dignidad personal. El paciente participará en la medida de lo posible en la toma de decisiones a lo largo del proceso sanitario. Si el paciente es una persona con discapacidad, se le ofrecerán las medidas de apoyo pertinentes, incluida la información en formatos adecuados, siguiendo las reglas marcadas por el principio del diseño para todos de manera que resulten accesibles y comprensibles a las personas con discapacidad, para favorecer que pueda prestar por sí su consentimiento".

3.3. Condiciones de la información y consentimiento por escrito

El **artículo 10** *de la Ley 41/2002* de 14 de noviembre, manifiesta:

*"1. El facultativo proporcionará al paciente, antes de recabar su consentimiento escrito, **la información básica siguiente**:*

a) *Las consecuencias relevantes o de importancia que la intervención origina con seguridad.*

b) *Los riesgos relacionados con las circunstancias personales o profesionales del paciente.*

c) *Los riesgos probables en condiciones normales, conforme a la experiencia y al estado de la ciencia o directamente relacionados con el tipo de intervención.*

d) *Las contraindicaciones.*

2. El médico responsable deberá ponderar en cada caso que cuanto más dudoso sea el resultado de una intervención más necesario resulta el previo consentimiento por escrito del paciente".

3.4. Instrucciones previas o declaración de voluntad vital anticipada

El documento de instrucciones previas, constituye la institución mediante la cual una persona expresa las instrucciones relativas a los cuidados y tratamientos de su salud que quiere que se sigan cuando no se encuentre en condiciones de expresarlas personalmente.

Las instrucciones previas o declaración de voluntad vital anticipada, responden a la necesidad de que las personas puedan mostrar de forma anticipada cuáles son sus opciones, valores e instrucciones que, en todo caso, deberán respetarse en el ámbito de la atención sanitaria cuando no puedan expresar personalmente su voluntad.

Por su parte, la Ley 41/2002 de 14 de noviembre, regula en su artículo 11 el documento de instrucciones previas. En virtud de este documento, una persona mayor de edad, capaz y libre, manifiesta anticipadamente su voluntad, con objeto de que ésta se cumpla en el momento en que llegue a situaciones en cuyas circunstancias no sea capaz de expresarla personalmente, sobre los cuidados y el tratamiento de su salud o, una vez llegado el fallecimiento, sobre el destino de su cuerpo o de los órganos del mismo. Con el fin de asegurar la eficacia en todo el territorio nacional de las instrucciones previas, el Real Decreto 124/2007, de 2 de febrero, reguló el Registro nacional de instrucciones previas y el correspondiente fichero automatizado de datos de carácter personal.

El **artículo 11** de la Ley dispone que:

> *"**1.** Por el documento de instrucciones previas, una **persona mayor de edad**, **capaz y libre**, manifiesta anticipadamente su voluntad, con objeto de que ésta se cumpla en el momento en que llegue a situaciones en cuyas circunstancias no sea capaz de expresarlos personalmente, sobre los cuidados y el tratamiento de su salud o, una vez llegado el fallecimiento, sobre el destino de su cuerpo o de los órganos del mismo. El otorgante del documento puede designar, además, **un representante** para que, llegado el caso, **sirva como interlocutor suyo con el médico o el equipo sanitario para procurar el cumplimiento de las instrucciones previas.***
>
> ***2.** Cada servicio de salud regulará el procedimiento adecuado para que, llegado el caso, se garantice el cumplimiento de las instrucciones previas de cada persona, que deberán constar **siempre por escrito**.*
>
> ***3.** NO SERÁN APLICADAS las instrucciones previas contrarias al ordenamiento jurídico, a la «lex artis», ni las que no se correspondan con el supuesto de hecho que el interesado haya previsto en el momento de manifestarlas. En la historia clínica del paciente quedará constancia razonada de las anotaciones relacionadas con estas previsiones.*
>
> ***4.** Las instrucciones previas PODRÁN REVOCARSE LIBREMENTE en cualquier momento dejando constancia por ESCRITO.*
>
> ***5.** Con el fin de asegurar la eficacia en todo el territorio nacional de las instrucciones previas manifestadas por los pacientes y formalizadas de acuerdo con lo dispuesto en la legislación de las respectivas*

> *Comunidades Autónomas, se creará en el Ministerio de Sanidad y Consumo el Registro nacional de instrucciones previas que se regirá por las normas que reglamentariamente se determinen, previo acuerdo del Consejo Interterritorial del Sistema Nacional de Salud*".

La **Ley 2/2010, de 8 de abril, de derechos y garantías de la dignidad de la persona en el proceso de la muerte**, que regula el ejercicio de los derechos del paciente durante la última etapa de la vida para asegurar su autonomía y el respeto a su voluntad, así como los deberes de los profesionales encargados de la atención y las funciones de las instituciones y centros sanitarios. Se trata de la primera ley sobre muerte digna aprobada en España.

La ley establece derechos y garantías jurídicas para los pacientes y los profesionales en la buena práctica médica ante el final de la vida. Explicita que el paciente puede rechazar tratamientos médicos.

Tema 9

Principios fundamentales de la bioética: dilemas éticos. Normas legales de ámbito profesional. El secreto profesional: concepto y regulación jurídica

Rodio ediciones

Índice esquemático

1. PRINCIPIOS FUNDAMENTALES DE LA BIOÉTICA: DILEMAS ÉTICOS. NORMAS LEGALES DE ÁMBITO PROFESIONAL

1.1. Introducción

La palabra ética procede del latín *"ethĭcus" y ésta del* griego antiguo *"êthicós"*, que significa carácter, comportamiento.

La ética proporciona los principios por los que se rige la conducta humana, promueve los comportamientos deseables. Cómo también lo es la moral, palabra derivada del latín *"mores"*, moral, costumbre, forma propia de actuar de la persona, comportamiento deseable.

Aunque Ética y Moral son conceptos "cuasi" sinónimos, no pueden asimilarse como sinónimos, pues la ética es lo que "socialmente es deseable" y va cambiando con los tiempos; mientras que la moral es lo que "tu conciencia te dice si está bien o mal", tiene connotaciones de carácter religioso.

Ética	Moral
Lo socialmente admisible	Lo que la conciencia dicta como bueno o malo.

El término Bioética procede de la fusión de dos términos griegos: *"bios"*, vida y *"ethos"*, ética. Ética de la vida.

El término se define como "el estudio sistemático de la conducta humana en el ámbito de las ciencias de la salud".

Acuñado por Fritz Jahr (pastor protestante alemán) en 1927 cuando escribe un editorial titulado "Bioética: una panorámica sobre la relación ética del hombre con los animales y las plantas", fue retomado en 1970 por Van Rensselaer Potter (en su libro *Bioethics: bridge to the future*), en el que este autor englobaba la "disciplina que combina el conocimiento biológico con el de los valores humanos".

1.2. Principios fundamentales de la Bioética

Los 4 principios básicos de la bioética fueron definidos por Beauchamp y Childress. Son: Principio de autonomía, principio de beneficencia, principios de no melficencia (*"primum non nocere"*) y principio de justicia.

1.2.1. Principio de Autonomía

Surge como consecuencia del derecho inherente al ser humano de la libertad personal. El derecho a tomar decisiones libremente, excepto cuando se dan situaciones en que las personas puedan no ser autónomas o presenten una autonomía disminuida (personas en estado vegetativo o con daño cerebral, etc.), en cuyo caso será necesario justificar por qué no existe autonomía o por qué ésta se encuentra disminuida.

La máxima expresión del pleno ejercicio de la autonomía en el ámbito médico es el **consentimiento informado**, el cual para ser válido tiene que cumplir dos condiciones fundamentales: la **información** y el **consentimiento**.

La **información** corresponde darla al profesional de salud y debe incluir dos aspectos importantes:

1. **Proporcional** a las necesidades del paciente, es decir, lo quiere realmente saber, cuando y cómo lo quiere saber.
2. **Comprensible**, es decir, tomar en cuenta la necesidad de utilizar un lenguaje claro y preciso.

El **consentimiento** es competencia del paciente o de su representante moral (familiar) o legal (tutores, en el caso de menores de edad, o abogados especialmente contratados para el caso). El consentimiento comprende también dos aspectos:

1. Consentimiento voluntario, sin abusos paternalistas ni presiones autoritarias.
2. La competencia para el consentimiento, tanto física como psicológica.

1.2.2. Principio de Beneficiencia

Uno de los pilares de la medicina hipocráctica es la Obligación del profesional en ciencias de la salud, de "obrar sólo en beneficio de otros", promoviendo sus legítimos intereses y suprimiendo prejuicios.

Este principio obliga al profesional de la salud a poner el máximo empeño en atender al paciente y hacer cuanto pueda para mejorar su salud, de la forma que considere más adecuada. Es un principio ético básico que se aplica primariamente al paciente, aunque también a otros que pueden beneficiarse de un avance médico en particular. Es el principio ético primero de las actuaciones médicas y responde al fin primario de la medicina, que es el promover el bien para el enfermo y la sociedad.

1.2.3. Principio de no maleficencia

Desde los orígenes de la medicina es otro de los pilares de la ética de los profesionales de salud. El principio de no maleficencia afirma, esencialmente, *la "obligación de abstenerse de realizar acciones que puedan causar daño o perjudicar a otro intencionadamente"*.

Esto quita el error accidental o propio del arte médico, siempre y cuando éste no haya sido por irresponsabilidad. Se suele relacionar con la máxima hipocrática del "*primum non nocere*", y recoge la obligación de no hacer daño junto a la de hacer el bien.

En relación con la beneficencia, la no maleficencia contiene cuatro obligaciones generales:

- No se debe hacer mal o daño en cualquiera de sus formas.
- Se debe prevenir el mal o daño, lo cual incluye la negligencia.
- Se debe remover el mal o daño, el cual puede ser conceptuado de muchas maneras.
- Se debe hacer o promover el bien, y tiene que ver más con el principio de beneficencia.

1.2.4. Principio de Justicia

Según los principios de la medicina aristotélica es tratar a todos por igual evitando las situaciones de desigualdad (económica, cultural, racial, social, religiosa, etc.)

Se refiere a la obligación de igualdad en los tratamientos y, respecto del Estado, en la distribución equitativa de los recursos para prestar los servicios de salud, investigación, etc.

1.3. Código deontológico de la enfermería

En abril de 1988 el Consejo General de Colegios de Diplomados en Enfermería designó un Comité formado por profesionales que ejercían la profesión en diferentes ámbitos. La finalidad del mismo fue elaborar un primer proyecto de Código, que siendo posteriormente sometido a la opinión general del colectivo de Enfermería tuviese el consenso suficiente para asegurar un alcance verdaderamente estatal, teniendo asumido anteriormente el Código Deontológico, elaborado en 1973 por el Consejo Internacional de Enfermería.

La Moral Profesional no es más que una aplicación de las reglas generales de la moral al trabajo profesional del hombre, como la Ley Natural no es otra cosa que la participación de la Ley Eterna en la criatura racional.

La Deontología es el conjunto de los deberes de los profesionales de Enfermería que han de inspirar su conducta.

Hacer Enfermería es algo que va más allá de la pura técnica; nuestras actitudes han de trascender al limitado marco que nos otorga un Código Deontológico, ya que ser Enfermero/a es gozar de un talante ante la vida, su origen creación, más allá de los límites del ser humano, para cuyo estímulo ojala nos sirva este Código Deontológico.

En el presente Código están prácticamente incardinados los tres grandes grupos, correspondientes a la distintas obligaciones morales:

1. La Enfermera/o y ser el humano.
2. La Enfermería y la sociedad.
3. La Enfermera/o y el ejercicio profesional.

Capítulo I. Ámbito de aplicación

Artículo 1

Las disposiciones del presente Código obligan a todos los Enfermeros/as inscritos en los Colegios, sea cual fuera la modalidad de su ejercicio (libre, al servicio de la Sanidad Pública, Privada, etc). También serán de aplicación, para el resto de los extranjeros que por convenios, tratados internacionales puedan ejercer ocasionalmente en España.

Artículo 2

Una de las responsabilidades prioritarias del Consejo General y de los Colegios es la ordenación, en su ámbito respectivo, de la actividad profesional de los colegiados, velando por la ética y dignidad profesional y por el respeto debido a los derechos y dignidad de los enfermos.

Artículo 3

De conformidad con los dispuesto en el artículo anterior, será función primordial del Consejo General y de los Colegios favorecer y exigir el cumplimiento de los derechos deontológicos de la profesión, recogidos en el presente código.

Capítulo II. La enfermería y el ser humano, deberes de las enfermeras/os

Artículo 4

La Enfermera/o reconoce que la libertad y la igualdad en dignidad y derecho son valores compartidos por todos los seres humanos que se hallan garantizados por la Constitución Española y Declaración Universal de Derechos Humanos.

Por ello, la Enfermera/o está obligada/o tratar con el mismo respeto a todos, sin distinción de raza, sexo, edad, religión, nacionalidad, opinión política, condición social o estado de salud.

Artículo 5

Consecuentemente las Enfermeras/os deben proteger al paciente, mientras esté a su cuidado, de posibles tratos humillantes, degradantes, o de cualquier otro tipo de afrentas a su dignidad personal.

Artículo 6

En ejercicio de sus funciones, las Enfermeras/os están obligados a respetar la libertad del paciente, a elegir y controlar la atención que se le presta.

Artículo 7

El consentimiento del paciente, en el ejercicio libre de la profesión, ha de ser obtenido siempre, con carácter previo, ante cualquier intervención de la Enfermera/o. Y lo harán en reconocimiento del derecho moral que cada persona tiene a participar de forma libre, y válidamente manifestada sobre la atención que se le preste.

Artículo 8

Cuando el enfermo no esté en condiciones físicas y psíquicas de prestar su consentimiento, la Enfermera/o tendrá que buscarlo a través de los familiares o allegados a éste.

Artículo 9

La Enfermera/o nunca empleará ni consentirá que otros lo empleen, medidas de fuerza física o moral para obtener el consentimiento del paciente. En caso de ocurrir así, deberá ponerlo en conocimiento de las autoridades sanitarias, y del Colegio Profesional respectivo con la mayor urgencia posible.

Artículo 10

Es responsabilidad de la enfermera/o mantener informado al enfermo, tanto en el ejercicio libre de su profesión como cuando ésta se ejerce en las instituciones sanitarias, empleando un lenguaje claro y adecuado a la capacidad de comprensión del mismo.

Artículo 11

De conformidad con lo indicado en el Artículo anterior, la Enfermera/o deberá informar verazmente al paciente, dentro del límite de sus atribuciones. Cuando el contenido de esa información excede del nivel de su competencia, se remitirá al miembro de salud más adecuado.

Artículo 12

La Enfermera/o tendrá que valorar la situación física y psicológica del paciente antes de informarle de su real o potencial estado de salud, teniendo en cuenta, en todo momento que éste se encuentre en condiciones y disposiciones de entender, aceptar o decidir por si mismo.

Artículo 13

Si la Enfermera/o es consciente que el paciente no está preparado para recibir la información pertinente y requerida, deberá dirigirse a los familiares o allegados del mismo.

Capítulo III. Derechos de los enfermos y profesionales de enfermería

Artículo 14

Todo ser humano tiene derecho a la vida, a la seguridad de su persona y a la protección de la salud. Nadie puede ser objeto de injerencias arbitrarias en su vida privada, en su familia o su domicilio.

Artículo 15

La Enfermera/o garantizará y llevará a cabo un tratamiento correcto y adecuado a todas las personas que lo necesiten, independientemente de cuál pueda ser su padecimiento, edad o circunstancia de dichas personas.

Artículo 16

En su comportamiento profesional, la Enfermera/o tendrá presente que la vida es un derecho fundamental de ser humano y por tanto deberá evitar realizar acciones conducentes a su menoscabo o que conduzcan a su destrucción.

Artículo 17

La Enfermera/o no podrá participar en investigaciones científicas o en tratamientos experimentales, en pacientes que estén a su cuidado, si previamente no se hubiera obtenido de ellos, o de sus familiares o responsables, el correspondiente consentimiento libre e informado.

Artículo 18

Ante un enfermo terminal, la Enfermera/o, consciente de la alta calidad profesional de los cuidados paliativos, se esforzará por prestarle hasta el final de su vida, con competencia y compasión, los cuidados necesarios para aliviar sus sufrimientos. También proporcionará a la familia la ayuda necesaria para que puedan afrontar la muerte, cuando ésta ya no pueda evitarse.

Artículo 19

La Enfermera/o guardará en secreto toda la información sobre el paciente que haya llegado a su conocimiento en el ejercicio de su trabajo.

Artículo 20

La Enfermera/o informará de los límites del secreto profesional y no adquirirá compromisos bajo secreto que entrañen malicia o dañen a terceros o a un bien público.

Artículo 21

Cuando la Enfermera/o se vea obligada a rompe el secreto profesional por motivos legales, no debe olvidar que moralmente su primera preocupación, ha de ser la seguridad del paciente y procurará reducir al mínimo indispensable la cantidad de información revelada y el número de personas que participen del secreto.

Artículo 22

De conformidad en los dispuesto en el artículo 16.1 de la Constitución Española, la Enfermera/o tiene, en el ejercicio de su profesión, el derecho a la objeción de conciencia que deberá ser debidamente explicitado ante cada caso concreto. El Consejo General y los Colegios velarán para que ninguna/o Enfermera/o pueda sufrir discriminación o perjuicio a causa del uso de ese derecho.

Capítulo IV. La enfermera/o ante la sociedad

Artículo 23

Las Enfermeras/os deben ayudar a detectar los efectos adversos que ejerce el medio ambiente sobre la salud de los hombre.

Artículo 24

Las Enfermeras/os deben mantenerse informados y en condiciones de poder informar sobre las medidas preventivas contra los riesgos de los factores ambientales, así como acerca de la conservación de los recursos actuales de que se dispone.

Artículo 25

Desde su ejercicio profesional, la Enfermera/o debe conocer, analizar, registrar y comunicar las consecuencias ecológicas de los contaminantes y su efectos nocivos sobre los seres humanos, con el fin de participar en las medidas y/o curativas que se deban adoptar.

Artículo 26

La Enfermera/o, dentro de sus funciones, debe impartir la educación relativa a la salud de la Comunidad, con el fin de contribuir a la formación de una conciencia sana sobre los problemas del medio ambiente.

Artículo 27

Las Enfermeras/os deben cooperar con las autoridades de Salud en la planificación de actividades que permitan controlar el medio ambiente y sean relativas al mejoramiento de la atención de salud comunitaria.

Artículo 28

Las Enfermeras/os participarán en las acciones que ejercite o desarrolle la Comunidad respecto a sus propios problemas de salud.

Artículo 29

La Enfermera/o debe participar en los programas tendentes a reducir la acción de los elementos químicos, biológicos o físicos causados por la industria y otras actividades humanas con el fin de contribuir a la mejora de la calidad de la población.

Artículo 30

La Enfermera/o participará en equipos multiprofesionales que desarrollan investigaciones epidemiológicas y experimentales dirigidas a obtener información sobre los riesgos ambientales que puedan afectar a la salud de la mejora de vida y trabajo determinando las acciones y evaluando los efectos de la intervención de Enfermería.

Capítulo V. Promoción de la salud y bienestar social

Artículo 31

El personal de Enfermería deberá colaborar en la promoción de la salud poniendo al servicio del logro de esa función social sus conocimientos científicos y conducta ética en el desarrollo de los diferentes programas que se planifiquen con ese objetivo.

Artículo 32

Los proyectos y programas de promoción de las salud, han de respetar la integridad del grupo social teniendo en cuenta la gran diversidad de niveles socio-culturales y económicos.

Artículo 33

El personal de Enfermería deberá reconocer y conceder al grupo social de derecho que le corresponde en la promoción de la salud, permitiéndole una participación real en las decisiones que le conciernen.

Artículo 34

En el establecimiento de programas de promoción de la salud y en el reparto de los recursos disponibles, la Enfermera/o se guiará por el principio de la justicia social de dar más al más necesario. Los conceptos de justicia social son algo más que paternalismo.

Capítulo VI. La enfermería y los disminuidos físicos, psíquicos e incapacitados

Artículo 35

Como consecuencia del Derecho Público, que tienen los disminuidos físicos, psíquicos e incapacitados a ser integrados y readaptados a la Sociedad a la que pertenecen, las Enfermeras/os pondrán a su servicio tanto sus conocimientos profesionales como su capacidad de cuidados para que individualmente o colaborando con otros profesionales, se esfuercen en identificar las causas principales de la incapacidad con el fin de prevenirlas, curarlas o rehabilitarlas.

Artículo 36

Asimismo deberá colaborar con organismos, instituciones o asociaciones que tengan como finalidad la reacción y desarrollo de servicios de prevención y atención a minusválidos e incapacitados.

Artículo 37

Igualmente deberán colaborar en la educación y formación de la Comunidad para que aquellos miembros que sufran incapacidades o minusvalías puedan ser integrados en la misma y, a través de ellas, en la Sociedad.

Capítulo VII. El personal de enfermería y el derecho del niño a crecer en salud y dignidad, como obligación ética y responsabilidad social

Artículo 38

Las Enfermeras/os en su ejercicio profesional deben salvaguardar los derechos del niño.

Artículo 39

La Enfermera/o denunciará y protegerá a los niños de cualquier forma de abusos y denunciará a las autoridades competentes los casos de los que tenga conocimiento.

Artículo 40

En el ejercicio de su profesión la Enfermera/o promoverá la salud y el bienestar familiar a fin de que en dicho núcleo los niños sean deseados, protegidos y cuidados de forma que puedan crecer con salud y dignidad.

Artículo 41

La Enfermera/o deberá contribuir, mediante su trabajo, y en la medida de su capacidad, a que todos los niños tengan adecuada alimentación, vivienda, educación y reciban los necesarios cuidados preventivos y curativos de salud.

Artículo 42

La Enfermera/o contribuirá a intensificar las formas de protección y cuidados destinados a los niños que tienen necesidades especiales, evitando que sean maltratados y explotados, en todo su ciclo vital. También procurará la reinserción o adopción de los niños abandonados

Capítulo VIII. La enfermería ante el derecho a una ancianidad mas digna, saludable y feliz como contribución ética y social al desarrollo armonioso de la sociedad

Artículo 43

Las Enfermeras/os deben prestar atención de salud tanto al anciano enfermo como sano, al objeto de mantener su independencia, fomentando su autocuidado para garantizar un mejoramiento de la calidad de vida.

Artículo 44

En el ámbito de su competencia profesional, la Enfermera será responsable de los programas de educación para la salud dirigidos al anciano.

Artículo 45

Las Enfermeras/os deben influir en la política de salud, para que se ponga a disposición de todos los ancianos que lo precisen, una atención de salud competente y humana. Esa atención será integral e incluirá ente otras medidas, la adaptación material de la vivienda y el acceso a actividades de tiempo libre.

Artículo 46

La Enfermera/o debe incluir en su programas de educación, la atención integral de Enfermería al anciano.

Capítulo IX. El personal de enfermería ante el derecho que toda persona tiene a la libertad, seguridad y a ser reconocidos, tratados y respetados como seres humanos

Artículo 47

Las Enfermeras/os deberán rechazar enérgicamente cualquier tipo de presiones que puedan ejercérseles, con la finalidad de utilizar o manipular sus conocimientos o habilidades en perjuicio de los seres humanos.

Artículo 48

Cuando se diera la circunstancia a que alude el artículo anterior, la Enfermera/o deberá, en defensa de los principios éticos de la profesión, denunciar el caso ante su Colegio. En caso necesario, éste, a través del Consejo General, pondrá en conocimiento de la Autoridad o de la opinión pública, las irregularidades indicadas, y adoptará las acciones necesarias y urgentes que el caso requiera, a fin de establecer el orden ético alterado y defender la dignidad y libertad de los Colegiados.

Artículo 49

Ninguna Enfermera/o podrá participar en cualquier forma de tortura y métodos que permitan someter a sesiones de sufrimiento a cualquier ser humano.

Artículo 50

En caso de emergencia, la Enfermera/o está obligada/o a prestar su auxilio profesional al herido o enfermo. En situaciones de catástrofe, deberá ponerse voluntariamente a disposición de quienes coordinan los programas de ayuda sanitaria.

Artículo 51

La Enfermera/o cooperará con los organismos oportunos a solucionar los problemas de salud de presos y refugiados, ayudando en su adaptación a un nuevo modo de vida.

Capítulo X. Normas comunes en el ejercicio de la profesión

Artículo 52

La Enfermera/o ejercerá su profesión con respeto a la dignidad humana y la singularidad de cada paciente sin hacer distinción alguna por razones de situación social, económica, características personales o naturaleza del problema de salud que le aqueje. Administrará sus cuidados en función exclusivamente de las necesidades de sus pacientes.

Artículo 53

La Enfermera/o tendrá como responsabilidad primordial profesional la salvaguarda de los Derechos Humanos, orientando su atención hacia las personas que requieran sus cuidados.

Artículo 54

La Enfermera/o debe adoptar las medidas necesarias para proteger al paciente cuando los cuidados que se le presten sean o puedan ser amenazados por cualquier persona.

Artículo 55

La Enfermera/o tiene la obligación de defender los derechos del paciente ante malos tratos físicos o mentales, y se opondrá por igual a que se le someta a tratamientos fútiles o a que se le niegue la asistencia.

Artículo 56

La Enfermera/o asume la responsabilidad de todas las decisiones que a nivel individual debe tomar en el ejercicio y su profesión.

Artículo 57

La Enfermera/o debe ejercer su profesión con responsabilidad y eficacia, cualquiera que sea el ámbito de acción.

Artículo 58

La Enfermera/o no debe aceptar el cumplimiento de una responsabilidad que no sea de su competencia, en demérito de la competencia, en demérito del cumplimiento de sus propias funciones.

Artículo 59

La Enfermera/o nunca deberá delegar en cualquier otro miembro del equipo de salud, funciones que le son propias y para las cuales no están los demás debidamente capacitados.

Artículo 60

Será responsabilidad de la Enfermera/o, actualizar constantemente sus conocimientos personales, con el fin de evitar actuaciones que puedan ocasionar la pérdida de salud o de vida de las personas que atiende.

Artículo 61

La Enfermera/o está obligada a denunciar cuantas actitudes negativas observe hacia el paciente, en cualquiera de los miembros del equipo de salud. No puede hacerse cómplice de personas que descuidan deliberada y culpablemente sus deberes profesionales.

Artículo 62

Las relaciones de la Enfermera/o con sus colegas y con los restantes profesionales con quienes coopera deberán basarse en el respeto mutuo de las personas y de las funciones específicas de cada uno.

Artículo 63

Para lograr el mejor servicio de los pacientes, la Enfermera/o colaborará diligentemente con los otros miembros del equipo de salud. Respetará siempre las respectivas áreas de competencia, pero no permitirá que se le arrebate su propia autonomía profesional.

Artículo 64

La Enfermera/o debe solicitar, siempre que sea necesario, la colaboración de los miembros de otras profesiones de salud, que asegure al público un servicio de mejor calidad.

Artículo 65

Es deber de la Enfermera/o compartir con sus colegas aquellos conocimientos y experiencias que puedan contribuir al mejor servicio de los enfermos y al fortalecimiento de la profesión.

Artículo 66

La Enfermera/o, en el trato con subordinados, superiores, colegas y otros profesionales sanitarios, se guiará siempre por las reglas de buena educación y cortesía.

Artículo 67

La Enfermera/o en las relaciones con sus colegas nunca practicará la competencia desleal, ni realizará publicidad profesional engañosa para acaparar clientes. La Enfermera/o considerará como un honor que sus colegas la llamen para que preste cuidados de Enfermería a ellos o a sus familiares más cercanos. Es norma tradicional no exigir en esas circunstancias el pago de los honorarios devengados por los actos profesionales realizados.

Artículo 68

La Enfermera/o no aceptará hacerse cargo de un cliente que está siendo atendido por otro colega sin el previo consentimiento de éste, excepto por una causa muy justificada, y en caso de urgencia.

Capítulo XI. La educación y la investigación de la enfermería

Artículo 69

La Enfermera/o no solamente estará preparada para practicar, sino, que deberá poseer los conocimientos y habilidades científicas, que la *lex Artis*, exige en cada momento a la Enfermera competente.

Artículo 70

La Enfermera/o será consciente de la necesidad de una permanente puesta al día y mediante la educación continuada y desarrollo del conjunto de conocimientos sobre los cuales se basa su ejercicio profesional.

Artículo 71

La Enfermera/o deberá valorar sus propias necesidades de aprendizaje, buscando los recursos apropiados y siendo capaz de autodirigir su propia formación.

Artículo 72

La Enfermera/o debe asumir individual y colectivamente la responsabilidad de la educación en la Enfermería a todos sus niveles.

Artículo 73

La Enfermera/o debe procurar sistemáticamente, en el campo de su actividad profesional con el fin de mejorar los cuidados de Enfermería, desechar prácticas incorrectas y ampliar el cuerpo de conocimientos sobre los que se basa la actividad profesional.

Artículo 74

Es obligación de la Enfermera/o que participe en investigación, vigilar que la vida, la salud y la intimidad de los seres sometidos a estudio, no estén expuestas a riesgos físicos o morales desproporcionados en el curso de estas investigaciones.

Artículo 75

La Enfermera/o, al actuar ya sea como investigadora, como asistente de investigación o como experta que valora críticamente los resultados de la investigación, debe tener presentes los principios promulgados por la declaración de Helsinki y los que regulan la ética de la publicación científica.

Capítulo XII . Condiciones de trabajo

Artículo 76

La Enfermera/o que accede a puestos de relevancia o responsabilidad en la Administración Sanitaria o en centros sanitarios, deberá tratar en todo momento con corrección a sus colegas, aun en el caso de surgir discrepancias.

Artículo 77

La Enfermera/o deben trabajar para asegurar y mantener unas condiciones laborales que respeten la atención al paciente y la satisfacción de los profesionales.

Artículo 78

Aún en caso de conflictos laborales y de suspensión organizada de los servicios profesionales, la Enfermera/o tendrá presente que su primera responsabilidad es atender a los intereses de los enfermos.

Artículo 79

La Enfermera/o que participe en un conflicto laboral, tiene el deber de coordinar y comunicar las medidas adoptadas para garantizar la continuidad de los cuidados que necesitan sus pacientes.

Artículo 80

Cuando la Enfermera/o observare que las deficiencias que se dan en las instituciones sanitarias, públicas o privadas, en que presta sus servicios, pueden influir negativamente sobre la salud o la rehabilitación de los pacientes que tiene a su cargo, deberá ponerlo en conocimiento del Colegio, para que éste tome las medidas oportunas. El Colegio, si la gravedad del caso lo requiere, lo comunicará al Consejo General, para que éste, a nivel de Estado, ejerza las acciones oportunas ante los organismos competentes y dicte las instrucciones necesarias para la debida protección de los pacientes y del personal de Enfermería.

Capítulo XIII. Participación del personal de enfermería en la planificación sanitaria

Artículo 81

La participación del Personal de Enfermería en la Planificación Sanitaria se ejercerá:

a) A través de los Consejos Generales y Colegios respecto a las normas y disposiciones que se dicten.

b) A través de las Enfermeras/os en la ejecución de los planes o en la elaboración de los programas locales concretos.

Artículo 82

La Enfermera/o deben participar plenamente, a través del Consejo General, de las Agrupaciones de Colegios o de los propios Colegios, en las comisiones de planificación y en los consejos de administración en que se deciden las políticas sanitarias a nivel estatal, autonómico o provincial.

Artículo 83

La Enfermera/o forman parte integrante y cualificada de la asistencia sanitaria, siendo responsables de los servicios de Enfermería que dirigen.

Artículo 84

La Enfermera/o procuran estar presentes y participar activamente, a título individual y con independencia de las actuaciones corporativas, en todo el sistema nacional de salud y en sus organismos locales autonómicos y estatales.

Artículo final

El Consejo General se obliga a mantener al día el contenido de este Código Deontológico y publicará oportunamente el texto de los artículos nuevos o modificados.

Normas adicionales

Primera

Por medio de la acción colectiva se cumple una más efectiva definición y control de calidad de los Servicios de Enfermería. Por tanto, el Consejo General de Enfermería asume la responsabilidad de preservar la autonomía profesional y la autorregulación en el control de las condiciones de trabajo, velando porque los estándares éticos de la profesión se mantengan actualizados.

Segunda

Consejo General y los Colegios Profesionales de Enfermería deben prestar continua atención a los derechos, necesidades e intereses legítimos de los profesionales de Enfermería y de las personas que reciben sus cuidados.

Tercera

Consejo General y los Colegios Profesionales de Enfermería deben adoptar actitud abierta a las diferentes corrientes que circulan en la profesión, siempre que redunde en una mejor calidad en la atención y cuidados hacia la salud de todos los ciudadanos.

Cuarta

Con el fin de asegurar el respeto y la armonía profesional entre todos sus miembros, es esencial, que exista una comunicación y colaboración constante entre el Consejo General, los Colegios Profesionales y cualquier otra asociación de Enfermería.

Quinta

Consejo General de Enfermería de España asume la responsabilidad de velar por los valores éticos de la Profesión, arbitrando las acciones pertinentes.

Sexta

Los responsables de la Organización Colegial de Enfermería de España, en cualquiera de sus niveles, miembros de Juntas de Gobierno u otros órganos de los Colegios Provinciales, de los Consejo Autonómicos u órganos de similar rango que existan o se constituyan en el futuro, Pleno del Consejo General, y en definitiva, cuantas personas ostenten cualquier cargo electivo o de designación en la Organización Colegial, vienen especialmente obligados a guardar y hacer guardar, en la medida de sus competencias, las normas recogidas en este Código y en la normativa general de la Enfermería y su Organización Colegial.

En consecuencia, y a tenor del artículo 57.a) y c) y 58.a) del R.D. 1856/78, de 29 de junio, incurrirán en responsabilidad disciplinaria aquellos que por comisión, omisión o simple negligencia en el cumplimiento de sus funciones, se conduzcan en forma contraria a las disposiciones de este Código o de cualquier otra norma de obligado cumplimiento en materia ética o deontológica o permitan, con su abstención u omisión, que otros lo hagan sin aplicar las medidas legales a su alcance, en defensa de las reglas y preceptos éticos y deontológicos de la Enfermería.

2. EL SECRETO PROFESIONAL: CONCEPTO Y REGULACIÓN JURÍDICA

2.1. Concepto

El secreto, al igual que la preservación de la vida íntima y privada de las personas, ha sido una de las exigencias sociales, tanto morales como jurídicas, cuyo origen puede encontrarse en la necesidad del ser humano de reconocerse a sí mismo a través de la afirmación de su propio "yo", lo que le lleva a guardar o compartir, según su voluntad, determinados hechos constitutivos de su propia vida.

Por tanto, el reconocimiento del derecho que el ser humano tiene a que se respete su intimidad como uno de sus valores más preciados para poder vivir con dignidad y en libertad, sirve de base a la propia naturaleza del secreto: el pacto tácito al que, reconociéndose como seres humanos, las personas aceptan y se comprometen en el deber de buscar no sólo el interés por el bien propio, sino también por el bien de los otros y de la sociedad.

Estos valores éticos confieren la condición moral al secreto y, más concretamente, al secreto profesional, que viene representado por el deber de guardar el hecho conocido durante el desempeño de una actividad profesional cuando su revelación pudiera producir resultados nocivos o injustos. El compromiso formulado tácitamente por los profesionales, en este caso, de la Enfermería, desde el mismo momento en que comienzan a ejercer como tales, forma parte del ámbito de su propia responsabilidad profesional y contribuye al cumplimiento de la misión de dicha profesión.

Un componente de la complejidad que tiene el secreto profesional enfermero, al igual que lo tiene el secreto médico, es la figura del "confidente necesario". Está claro que, en la inmensa mayoría de las ocasiones, los pacientes o usuarios de los servicios sanitarios no revelarían datos referidos a su intimidad si no fuera necesario hacerlo por tener relación con su salud, de modo que esa "confianza necesaria" de los pacientes refuerza aún más la obligación de sigilo de los profesionales. Por tanto, este deber ha de formar parte de la conciencia profesional de las enfermeras y enfermeros como uno de los deberes más estrictos que han de cumplir, ya que su quebrantamiento supondría un grave atentado a la buena fe y a la confianza depositada en ellos por los pacientes o sus familias.

Sin embargo, bien es verdad que esa misma complejidad que en sí mismo tiene el ejercer profesionalmente la Enfermería puede poner a sus profesionales en el dilema de tener que hacer trascender el hecho conocido a causa de otros intereses individuales o colectivos.

Dónde poner el límite entre el bien privado y el bien público es un gran problema y sólo en ocasiones muy concretas se puede invocar el principio bioético de justicia sin temor a equivocarse. A esto puede también añadírsele el concepto de "secreto compartido" entre profesionales, en aras de una mejor atención sanitaria, amparado claramente por el principio bioético de no maleficencia. Es por ello que la responsabilidad profesional con la que es preciso, en este caso, ejercer la Enfermería, obliga a guardar también con sumo sigilo, y a compartirlo sólo cuando sea necesario, cualquier otra información que pueda obtenerse para optimizar los cuidados enfermeros.

La concepción holística que del ser humano tienen las enfermeras y enfermeros permite entender que, en lo que al secreto profesional enfermero se refiere, se reconozca bajo su ámbito todo aquello que forma parte de las personas y su entorno, en tanto en cuanto éstas no lo quieran revelar o no autoricen su revelación y su divulgación pueda producirles cualquier menoscabo de sus bienes y derechos moral y jurídicamente protegidos.

Hay que recordar también que la dignidad de la persona no acaba en sí misma, ni siquiera con su propia muerte, ya que incluso después de ella sigue siendo preciso mantener la dignidad de aquélla en el recuerdo, así como la de su propia familia.

En resumen, son objeto del secreto enfermero no sólo las enfermedades, sino el resto de circunstancias, hábitos, costumbres o situaciones de los pacientes y sus familias conocidas durante el desempeño de la profesión, bien por manifestación espontánea o provocada por la necesidad de dar mejores cuidados, y cuya revelación pueda ocasionarles un perjuicio, aunque sea potencial, o simplemente deseen mantenerlo oculto.

Hay un último aspecto que parece oportuno comentar. Afortunadamente, la producción científica de los profesionales enfermeros es cada día más amplia y frecuente, pero precisamente por ello hay que tener especial cuidado en no dañar los derechos de los pacientes o usuarios de los servicios sanitarios a través del empleo de fotografías o de cualquier otro medio que pueda posibilitar su identificación, en especial si los trabajos van a ser publicados o presentados en congresos o cualquier otro tipo de medio de difusión.

2.2. Regulación jurídica

2.2.1. Constitución Española

Fue la Constitución Española de 1978 la que marcó el desarrollo legislativo de los derechos fundamentales de las personas, en concreto el derecho a la intimidad de los ciudadanos recogido en el art.10.2, art. 18.1 y art. 20.4. y calificándolo como un derecho fundamental. El art 10.2 de la Constitución Española se somete a la Declaración Universal de Derechos Humanos la cual, en su artículo 12, dice: "Nadie será objeto de injerencias arbitrarias en su vida privada, su familia, su domicilio o su correspondencia ni de ataques a su honra o su reputación. Toda persona tiene derecho a la protección de la ley contra tales injerencias o ataques".

2.2.2. Ley General de Sanidad

En el artículo 10 de la Ley General de Sanidad (Ley 14/1986) se establece que los pacientes tienen derecho a la intimidad, a un trato digno y a la confidencialidad de la información clínica relacionada con su proceso. Por otra parte, haciendo referencia a la historia clínica, en el artículo 61 se ordena que ésta ha de estar a disposición de los enfermos y de los facultativos que estén implicados en el diagnóstico y el tratamiento del enfermo, así como a efectos de inspección médica o para fines científicos, "debiendo quedar plenamente garantizados el derecho del enfermo a su intimidad personal y familiar y el deber de guardar secreto por quien, en virtud de sus competencias, tenga acceso a la historia clínica".

2.2.3. Ley Orgánica de Protección de Datos de Carácter Personal

La Ley Orgánica 15/1999, de 13 de diciembre, de Protección de Datos de Carácter Personal determina en su artículo 7.3 que "los datos de carácter personal que hagan referencia, entre otros, a la salud, sólo podrán ser recabados, tratados y cedidos cuando, por razones de interés general, así lo disponga una ley o el afectado consienta expresamente".

En los artículos 15 y 16 determina, asimismo, que el afectado debe tener la posibilidad de ejercer los derechos de acceso, rectificación, cancelación y oposición a cualquier fichero informático que contenga datos referidos a su persona; igualmente, debe ser informado de a quién se cederán esos datos y, en su caso, ejercer los antedichos derechos a la vista de tal cesión.

2.2.4. Convenio para los Derechos Humanos y la Dignidad del Ser Humano

En el Convenio para la Protección de los Derechos Humanos y la Dignidad del Ser Humano (el llamado Convenio de Oviedo de 1997), ratificado por España en 1999, se determina en su artículo 2 que "el interés y el bienestar del ser humano deberán prevalecer sobre el interés exclusivo de la sociedad o la ciencia", afirmando en el artículo 4 que "toda intervención en el ámbito de la sanidad, comprendida la investigación, deberá efectuarse dentro del respeto a las normas y obligaciones profesionales, así como a las normas de conducta aplicables en cada caso". En el artículo 10.1 se dice que "toda persona tiene derecho a que se respete su vida privada cuando se trate de informaciones relativas a su salud" y en el 26.1 se determina que los derechos protegidos "(...) no podrán ser objeto de otras restricciones que las que, previstas por ley, constituyan medidas necesarias (...) para la seguridad pública, la prevención de infracciones penales, la protección de la salud pública o la protección de los derechos y libertades de las demás personas".

2.2.5. Ley de Autonomía del Paciente

Dedica la Ley 41/2002 (o Ley de Autonomía del Paciente, como se denominará a lo largo de este texto) el Capítulo III al derecho a la intimidad. Consta dicho capítulo de un solo artículo, el 7, el cual dice: "Toda persona tiene derecho a que se respete el carácter confidencial de los datos referentes a su salud y a que nadie pueda acceder a ellos sin previa autorización amparada por la ley. Los centros sanitarios adoptarán las medidas oportunas para garantizar los derechos a que se refiere el apartado anterior y elaborarán, cuando proceda, las normas y los procedimientos protocolizados que garanticen el acceso legal a los datos de los pacientes".

Una cuestión muy relacionada con el derecho a la intimidad es el derecho a la confidencialidad. Consiste, precisamente, en guardar la debida reserva sobre informaciones que afectan a la vida privada de las personas. Entre otros, en el ámbito sanitario la confidencialidad supone la obligación del profesional de mantener en secreto la información que le proporciona el paciente, salvo que éste lo autorice, en especial la relacionada con su vida privada.

Constituye un derecho del paciente a mantener con tal carácter ciertos datos relativos a su intimidad, de ahí que ambos derechos se protejan conjuntamente en el ordenamiento jurídico español.

Así, por ejemplo, y en referencia al citado artículo 18.1 de la Constitución Española, el artículo 199.1 del Código Penal establece que: "El que revelare secretos ajenos de los que tenga conocimiento por razón de su oficio o sus relaciones laborales será castigado con la pena de prisión de uno a tres años y multa de seis a doce meses". En el punto 2 del mismo artículo 199, la norma agrava las penas para los supuestos en que la revelación de secretos sea realizada por un profesional, diciendo: "El profesional que, con incumplimiento de su obligación de sigilo o reserva, divulgue secretos de otra persona, será castigado con la pena de prisión de uno a cuatro años, multa de doce a veinticuatro meses e inhabilitación especial para dicha profesión de dos a seis años".

2.3. Regulación deontológica del secreto profesional

El Código Deontológico de la Enfermería Española, de 1989, contempla de forma explícita (Artículo 19) el deber de los profesionales enfermeros de guardar "(...) en secreto toda la información sobre el paciente que haya llegado a su conocimiento en el ejercicio de su trabajo".

Es obvio que esta formulación tan amplia del secreto haya que contemplarla, desde la perspectiva de la responsabilidad profesional, en el sentido de que el personal de enfermería no puede ni debe someter al secreto "toda" la información que obtenga de las personas a las que cuida, ya que una parte importante de esa información va a tener que ser compartida, precisamente, en función de la mejor calidad de esos cuidados y de la atención en general. De ahí que se insista en la necesidad de ejercer con el mayor grado de competencia deseable la profesión enfermera, pues el hecho de tener que compartir la información obliga a desarrollar las habilidades necesarias para saber discriminar, siempre en beneficio del paciente, usuario o familia, el tipo y la cantidad de información que se comparta, así como para exigir del resto de personas que participen del proceso terapéutico, profesionales o no, la observancia del sigilo y la discreción.

Se recogen en el Código dos artículos más en relación con el secreto. El Artículo 20 indica que:

"La enfermera/o informará al paciente de los límites del secreto profesional y no adquirirá compromisos bajo secreto que entrañen malicia o dañen a terceros o a un bien público". Como ya se ha dicho anteriormente, el profesional como confidente necesario es una de las figuras que pertenecen al secreto, pero dado que en la relación enfermera-paciente se suelen dar las circunstancias idóneas para las confidencias, debido a la cercanía y la presencia constante de estos profesionales con los pacientes y las familias, puede llegar a ser difícil separar el papel profesional de otros papeles que tengan que ver más con la amistad.

Sin embargo, ¿sucede lo mismo cuando el compromiso de guardar secreto puede dañar a terceras personas o a un bien público? ¿Es justificable moral o legalmente advertir de un riesgo particular o colectivo aunque sea a costa de vulnerar el derecho a la confidencialidad?

Muchos ejemplos cabrían citarse, y que están en el conocimiento de todos, donde se pone de manifiesto que los dilemas morales, cuando se trata de conflictos de derechos, son difíciles de resolver y donde el doble efecto de las decisiones puede acarrear el menoscabo de alguno o varios de ellos.

El Artículo 21 dice: "Cuando la enfermera/o se vea obligada a romper el secreto profesional por motivos legales, no debe olvidar que moralmente su primera preocupación ha de ser la seguridad del paciente y procurará reducir al mínimo indispensable la cantidad de información revelada y el número de personas que participen del secreto". En este sentido, es preciso poner de manifiesto que aunque pueda haber supuestos en los que por imperativo legal se deba romper el secreto, es también muy importante lo dicho en este artículo del Código Deontológico y no olvidar que la colaboración con la justicia puede hacerse, de igual modo, restringiendo a lo meramente indispensable la información revelada y el número de personas que deban participar de ella.

3. ARTÍCULO 199 DEL CÓDIGO PENAL

Artículo 199

El que revelare secretos ajenos, de los que tenga conocimiento por razón de su oficio o sus relaciones laborales, será castigado con la pena de prisión de uno a tres años y multa de seis a doce meses.

El profesional que, con incumplimiento de su obligación de sigilo o reserva, divulgue los secretos de otra persona, será castigado con la pena de prisión de uno a cuatro años, multa de doce a veinticuatro meses e inhabilitación especial para dicha profesión por tiempo de dos a seis años.

También es posible quebrar el secreto debido a la empresa. Algunas excepciones de la obligación de Sigilo Profesional.

1. La obligación de denunciar: La Ley de Enjuiciamiento Criminal impone dicha obligación al personal sanitario si tiene conocimiento en su actividad de la existencia de un hecho delictivo.
2. Las Enfermedades de declaración obligatoria.
3. El derecho de defensa de la enfermera.
4. El Estado de Necesidad.

El que, en estado de necesidad, para evitar un mal propio o ajeno lesione un bien jurídico de otra persona o infrinja un deber, siempre que concurran los siguientes requisitos:

1. Que el mal causado no sea mayor que el que se trate de evitar.
2. Que la situación de necesidad no haya sido provocada intencionadamente por el sujeto.
3. Que el necesitado no tenga, por su oficio o cargo, obligación de sacrificarse.

Tema 10

Salud laboral: concepto. Condiciones físico-ambientales del trabajo. Accidentes de riesgo biológico: medidas de prevención. Ergonomía: métodos adecuados de movilización de enfermos e incapacitados

eRodio ediciones

Índice esquemático

1. SALUD LABORAL: CONCEPTO. CONDICIONES FÍSICO-AMBIENTALES DEL TRABAJO. ACCIDENTES DE RIESGO BIOLÓGICO: MEDIDAS DE PREVENCIÓN

1.1. Condiciones físico-ambientales del trabajo, riesgos de naturaleza biológico, químico y físico

La Ley de Prevención de Riesgos laborales de 8 de Noviembre de 1995 (BOE de 10 de Noviembre de 1995) definió el marco de responsabilidades de las empresas y de los trabajadores para minimizar la exposición a los riesgos laborales mediante la adopción de las medidas de higiene y seguridad en el trabajo, y reducir el riesgo individual a través de las actividades de prevención.

Los Diplomados en Enfermería y los Auxiliares de Enfermería son los dos colectivos del sector sanitario que integran un mayor número de trabajadores y que ostentan, a su vez, el índice más elevado de accidentes y enfermedades profesionales (según diferentes estudios el 45%). Dado que su principal actividad consiste en el tratamiento y el cuidado de enfermos, los problemas de salud laboral más importantes que sufren estos trabajadores **provienen**, precisamente, **del contacto físico y emocional que establecen con los pacientes**.

Las lesiones musculoesqueléticas ocasionadas por la carga de trabajo y la manipulación de enfermos; y las patologías de origen psicosocial (ansiedad, depresión, alteraciones digestivas, trastornos del sueño, etc.) impulsadas por situaciones de estrés o de burnout (incapacidad de soportar la elevada demanda emocional asociada al trabajo).

Los fracasos terapéuticos, la atención especial que necesitan muchos enfermos, los casos urgentes, el trabajo a turnos, la forma de organizar el trabajo, la escasez de recursos, etcétera, son factores determinantes para la aparición de estos riesgos que, por otro lado, cada día adquieren más protagonismo entre el personal sanitario.

A todo ello, debe añadirse el riesgo de sufrir agresiones y actos de violencia por parte de los enfermos o sus familiares, especialmente en servicios de urgencias y en Centros de Atención Primaria.

Otros problemas de salud que también son muy frecuentes entre el personal sanitario son las dermatitis producidas por el contacto con detergentes y con algunos materiales que componen los guantes.

Tampoco hay que olvidar los pinchazos o los cortes ocasionados por agujas, tijeras, bisturís, cristales rotos, etc. o los golpes producidos por contacto con objetos estructurales y por caídas.

1.1.1. Bioseguridad

Se puede definir Bioseguridad, como la seguridad del personal sanitario frente a los posibles riesgos biosanitarios a los que se encuentran expuestos durante su actividad profesional.

Con el conocimiento y la prevención de dichos riesgos por parte del personal de Enfermería, podremos eliminar o reducir al mínimo los accidentes de trabajo, o las enfermedades profesionales.

1.1.2. Clasificación de Riesgos Biosanitarios

Podemos clasificar en diferentes grupos los riesgos que pueden afectar a los profesionales de Enfermería:

Riesgos biológicos

Los Agentes biológicos son microorganismos, con inclusión de los genéticamente modificados, cultivos celulares y endoparásitos humanos, susceptibles de originar cualquier tipo de infección alergia o toxicidad.

Los profesionales de enfermería son los que están más cercanos a los pacientes, por lo que son los que mayor riesgo tienen a una exposición a enfermedades infecciosas, y como consecuencia de ello a tener posibilidad de un accidente laboral con material corto-punzante.

Como ejemplo citaremos el contagio de enfermedades, más o menos peligrosas, como la hepatitis B y C o el SIDA. Debemos conocer también otras enfermedades transmisibles de pacientes al personal de enfermería, por vía aérea, como la tuberculosis o la gripe, y los medios de protección que podemos usar para prevenirlas o minimizar sus efectos sobre la salud.

A efectos de lo dispuesto en el Real Decreto 664 / 1997 de 12 de Mayo, los agentes biológicos **se clasifican**, **en función del riesgo de infección**, en cuatro grupos:

a) *Agente biológico del grupo 1*: aquél que resulta poco probable que cause una enfermedad en el hombre.

b) *Agente biológico del grupo 2*: aquél que puede causar una enfermedad en el hombre y puede suponer un peligro para los trabajadores, siendo poco probable que se propague a la colectividad y existiendo generalmente profilaxis o tratamiento eficaz.

c) *Agente biológico del grupo 3*: aquél que puede causar una enfermedad grave en el hombre y presenta un serio peligro para los trabajadores, con riesgo de que se propague a la colectividad y existiendo generalmente una profilaxis o tratamiento eficaz.

d) *Agente biológico del grupo 4*: aquél que causando una enfermedad grave en el hombre supone un serio peligro para los trabajadores, con muchas probabilidades de que se propague a la colectividad y sin que exista generalmente una profilaxis o un tratamiento eficaz.

En la siguiente tabla podemos ver los grupos de agentes de riesgo, el riesgo de propagación y la profilaxis o tratamiento eficaz que tienen según el riesgo.

Agentes biológicos del grupo de riesgo	Riesgo infeccioso	Riesgo de propagación a la colectividad	Profilaxis o tratamiento eficaz
1	Poco probable que cause enfermedad	No	Innecesario
2	Pueden causar una enfermedad y constituir un peligro para los trabajadores	Poco probable	Posible generalmente
3	Pueden causar una enfermedad grave y constituir un serio peligro para los trabajadores	Probable	Posible generalmente
4	Provocan una enfermedad grave y constituyen un serio peligro para los trabajadores	Elevado	No conocido en la actualidad

Grupos de riesgo de los agentes biológicos.

De esta forma, los agentes biológicos de:

- El **Grupo de Riesgo 1** (**GR-1**) serían aquellos que, habitualmente, no están asociados con enfermedades en el hombre.
- El **GR-2** lo constituyen agentes asociados con enfermedades en el hombre, que raramente son serias, y para las cuales existen habitualmente medidas preventivas o terapéuticas.
- El **GR-3** lo componen agentes que están asociados con enfermedades graves o mortales, para las cuales son posibles intervenciones de tipo preventivo o terapéutico (**alto riesgo individual pero bajo para la colectividad**).
- El **GR-4** lo forman agentes que, probablemente, causan una **enfermedad grave o letal** en el hombre, para las cuales las intervenciones preventivas o terapéuticas no son eficaces (**alto riesgo individual y para la colectividad**).

Son fuentes de infección a controlar los propios pacientes, los fómites, los residuos sanitarios, otros trabajadores sanitarios y las muestras y cultivos en laboratorios (Real Decreto 664/1997 de 12 de mayo).

En lo que concierne a los riesgos biológicos, las dos áreas de actuación se concretan, por un lado en la adopción de las pautas de higiene (lavado de manos, de aislamiento de pacientes y separación del puesto de trabajo del trabajador, presiones de aire...) y de protección adecuadas (guantes, batas, mascarillas); y, por otro, en la prevención mediante quimio o inmunoprofilaxis.

Otros riesgos biosanitarios

Los riesgos derivados de la esterilización del instrumental quirúrgico, como la electrocución por cables mal aislados y los producidos por la presión acumulada dentro del aparato esterilizador.

También hay que señalar el riesgo derivado de usar las lámparas con radiación ultravioleta, empleadas como germicidas en los armarios de instrumental de las salas de curas. Hay que evitar que los profesionales sanitarios estén en contacto directo con dichas radiaciones para evitar las posibles conjuntivitis.

Se tiene que informar de dichos riesgos a los trabajadores y además indicar en la puerta del armario que no se abra sin haber apagado antes la lámpara.

Riesgos químicos

Los riesgos químicos juegan un papel importante en los servicios hospitalarios, ya que el personal puede absorber sustancias químicas durante su manejo o por cercanía a ellas y pueden provocar efectos biológicos en el trabajador, dependiendo de la concentración, manipulación, exposición, susceptibilidad del trabajador, el agente y la práctica de protección adoptada por el personal.

Los agentes químicos pueden producir una diversidad de efectos irritantes alérgicos, tóxicos e incluso cancerígenos.

- **Exposición a gases anestésicos**: relacionan la exposición crónica a gases anestésicos, con un incremento de abortos espontáneos entre las mujeres expuestas antes y durante el embarazo y manifestaciones hepáticas, renales y neurológicas.
- **Exposición al óxido de etileno**: Estudios sobre la exposición al óxido de etileno manifiestan que a nivel local es un irritante cutáneo-mucoso irritando mucosas y conjuntivas, mientras que a nivel general puede ocasionar cuadros de intoxicación aguda, cuya gravedad dependerá de la

intensidad de la exposición, apareciendo alteraciones gastrointestinales, respiratorias y edema pulmonar.

- **Manipulación de drogas citostáticas**: constituye una de las actividades que más preocupa a los profesionales del ámbito sanitario, afectando fundamentalmente al profesional de enfermería.
- **Manipulación de hipoclorito de sodio**: hay que tomar precaución al manejar dicha sustancia ya que cuando es inhalado irrita membranas mucosas de nariz y garganta, pudiendo causar cuadros alérgicos y hasta daño pulmonar; al contacto con la piel puede llegar a irritarla o producir dermatitis; al contacto con los ojos puede producir quemaduras severas y daños a las córneas; cuando se ingiere puede causar perforación de la boca, esófago y estómago, pudiendo llegar al shock, coma y en casos severos a la muerte.

Riesgos físicos

Entre los riesgos físicos comunes están los relacionados con el microclima, las radiaciones y las descargas eléctricas.

El microclima

Está formado por las condiciones ambientales que se dan en el espacio físico entorno del puesto de trabajo. Los factores de riesgo que se asocian al microclima son: espacio disponible, ruido, ventilación, humedad relativa, temperatura e iluminación.

Las medidas de prevención en relación con el microclima son:

- Integración de criterios ergonómicos en el diseño arquitectónico de los hospitales.
- Disposición adecuada del mobiliario y aparataje, de forma que facilite el desplazamiento de los trabajadores y les permita mantener posiciones adecuadas durante el desarrollo del trabajo, así como adecuación de espacios de descanso y estudio que hagan más agradable la permanencia en el centro de trabajo.
- Mediciones periódicas de los niveles de temperatura, iluminación, humedad, etc.
- Mantenimiento de la iluminación y aparatos de acondicionamiento ambiental.

Radiaciones ionizantes y no ionizantes

Las radiaciones pueden ser definidas en general, como una forma de transmisión espacial de la energía. Dicha transmisión se efectúa mediante ondas electromagnéticas o partículas materiales emitidas por átomos inestables.

Las radiaciones ionizantes son las que interaccionan con la materia y originan partículas con carga eléctrica (iones).

Las radiaciones ionizantes pueden ser:

- Electromagnéticas (rayos X y rayos Gamma).
- Corpusculares (partículas componentes de los átomos que son emitidas, partículas Alfa y Beta).

El riesgo de exposición a radiaciones ionizantes depende del tiempo de exposición, la distancia entre la fuente y la persona, o la materia interpuesta entre ambos. Las exposiciones a radiaciones ionizantes pueden originar daños muy graves e irreversibles para la salud.

Las radiaciones No ionizantes son las llamadas espectro electromagnético.

Los diferentes tipos de ondas electromagnéticas, de mayor a menor energía, son:

- Campos eléctricos y magnéticos estáticos.
- Ondas electromagnéticas de baja, muy baja y de radio frecuencia.
- Microondas (MO).
- Infrarrojos (IR).
- Luz Visible.
- Ultravioleta (UV).

Los riesgos de las radiaciones no ionizantes, vienen dados por el uso de equipos electro-médicos, que generan diversos tipos de radiaciones no ionizantes, tales como: campos electromagnéticos, rayos ultravioleta, ultrasonidos, etc

Riesgos ergonómicos y psicosociales

Factores de Riesgo Ergonómico

Se refieren a las características del ambiente de trabajo que causa un desequilibrio entre los requerimientos del desempeño y la capacidad de los trabajadores en la realización de las tareas.

Estos factores de riesgo están asociados con la postura, la fuerza, el movimiento, las herramientas, los medios de trabajo y el entorno laboral.

Los principales factores de riesgo ergonómico son:

- Carga física, sobre esfuerzo físico y/o postural.
- Requerimientos excesivos de fuerza.
- Requerimientos excesivos de movimiento.
- Condición inadecuada de los puestos de trabajo.

Factores de Riesgo Psicosociales

Se definen como fenómenos, situaciones o acciones producidas por la interacción humana con el medio político, social, laboral y cultural, donde su no correspondencia puede afectar la salud física y mental del trabajador, incidiendo en su calidad de vida y en la producción en el trabajo.

Los factores de riesgo psicosocial relacionados con el trabajo de enfermería son:

- Inadecuada organización del trabajo: la abolición de los Departamentos de Enfermería, en algunas instituciones de salud, repercute en la pérdida de identidad y autonomía en el trabajo.
- Pluriempleo y flexibilización laboral: aspectos que aumentan la exposición a los factores de riesgo laboral.
- Trabajo nocturno y por turnos: que desequilibra la salud física, mental y social de este grupo laboral.
- Sobrecarga laboral: por la jornada de trabajo familiar adicional.
- Ausencia de estímulos y desarrollo profesional.
- Sentimientos de angustia y depresión: por el contacto permanente con el dolor y la enfermedad.
- Síndrome de Desgaste Profesional, "Burnout".
- Violencia laboral, acciones que atentan contra la dignidad, integridad física, sexual, psicológica o social, mediante amenazas, intimidación, maltrato, persecución, menosprecio, insulto, bromas sarcásticas reiteradas, discriminación negativa, desvalorización de la tarea realizada, imposición, inequidad salarial, traslados compulsivos, acoso moral y acoso sexual.

Residuos biosanitarios

Son los residuos sanitarios específicos de la actividad sanitaria propiamente dicha, potencialmente contaminados con sustancias biológicas al haber estado en contacto con pacientes o líquidos biológicos.

El principal riesgo de infección de los residuos biosanitarios son los objetos punzantes (agujas y bisturís), que puedan estar infectados bien por virus (HIV, Hepatitis B o C,...), o bien bacterias (*Acinetobacter baumanii, Klebsiella Pneumoniae BLEE, Pseudomona Aeruginosa, Enterobacterias multirresistentes...*).

¡Importante!

Recordar que los tres **derechos de los trabajadores** son:

- La información.
- La Formación.
- La Participación.

Con la **información** se sabe el porqué de lo que se hace,

Con la **formación** se aprende a hacerlo de la manera correcta,

Pero es solo con la **participación** con lo que las personas pueden implicarse en hacerlo de la mejor manera posible.

A continuación, trataremos los riesgos y las medidas preventivas relativas al personal sanitario Técnicos en Cuidados Auxiliares de Enfermería. Haremos mención de los problemas de la manipulación de cargas y la movilización de enfermos.

1.1.3. Catálogo de Riesgos

- Caída al mismo nivel.
- Caída a distinto nivel.
- Sobreesfuerzos.
- Contactos eléctricos.
- Exposición a radiaciones.
- Incendios.
- Exposición a contaminantes biológicos.
- Manejos de cargas.

1.2. Medidas de prevención

1.2.1. Medidas Preventivas Generales

1. **Informar de los riesgos específicos** asociados a cada una de las actividades que realiza el personal sanitario, así como de las precauciones que debe adoptar, y facilitar formación adaptada a los puestos de trabajo y a la naturaleza de las tareas. Esta información debe darse cuando el trabajador se incorpora a un trabajo nuevo y debe repetirse en función de la evolución o la aparición de nuevos riesgos.
2. **Usar guantes** siempre que se manipule o toque sangre, fluidos biológicos, mucosas, heridas u objetos contaminados, con el fin de prevenir la exposición a agentes biológicos transmisores de enfermedades, algunas de ellas muy peligrosas como son: la hepatitis B y C o el SIDA. En actividades donde se puedan generar salpicaduras de sangre u otros fluidos, hay que usar **máscaras** y **protectores oculares** para evitar el contacto con las mucosas. Así mismo, siempre hay que utilizar la ropa de trabajo entregada por la empresa: batas, chaquetas, pantalones o delantales.
3. **Extremar las medidas de higiene personal**. Antes y después de usar los guantes, hay que lavarse siempre las manos, y también las superficies que hayan entrado en contacto con fluidos biológicos.
4. **Tomar las máximas precauciones** para evitar heridas por causa de agujas, bisturís u otros instrumentos cortantes, durante la utilización, limpieza o eliminación de este material. **No hay que reencapsular**, doblar, romper o quitar manualmente las agujas de las jeringuillas tras su uso. Se debe disponer de recipientes resistentes para desechar estos materiales que estarán cerca de las áreas de trabajo.
5. **Seguir las pautas de vacunación recomendadas** en el lugar de trabajo en función de los agentes infecciosos a los que se esté expuesto con el fin de minimizar los daños que pueda producir el contagio.
6. **Respetar al máximo el ciclo del sueño cuando se trabaje a turnos** (ver Erga-FP nº 16). Al establecer los cambios de personal, se tendrá en cuenta el horario siguiente: por la mañana, entre las 6:00 y las 7:00; al mediodía, entre las 14:00 y las 15:00 y por la noche, entre las 22:00 y las 23:00. También es conveniente fijar ciclos cortos de trabajo, por lo cual es recomendable cambiar de turno cada dos o tres días, ya que apenas se alteran los ritmos circadianos. Dichos ritmos biológicos regulan determinadas funciones fisiológicas –la respiración, la temperatura o el funcionamiento del riñón– siguiendo un ciclo de 24 horas.

7. **Establecer una red de comunicaciones sencilla y ágil** que posibilite la solución rápida de problemas que puedan plantearse en los momentos de cambio de turno. Es recomendable disponer de algún sistema de registro de información que facilite la comunicación entre turnos y equipos de trabajo distintos.
8. **Efectuar pausas cortas a lo largo de la jornada** puesto que tienen efectos reparadores de la fatiga mental. Si las pausas las puede distribuir la propia persona, en lugar de que estén establecidas, resultan más eficaces para la recuperación del organismo.
9. **Disponer de áreas de descanso** que faciliten la realización de pausas durante el trabajo y que estén acondicionadas para que el personal pueda tomar algún alimento.
10. **Utilizar un calzado adecuado que ayude a evitar las caídas** y permita trabajar con comodidad. Son recomendables los zapatos de punta redondeada y suela antideslizante, que se cierren mediante velcro o cordones, y cuyo peso oscile entre los 200 y 300 gramos. Así mismo, el tacón debe ser de base amplia y con una altura máxima de cinco centímetros. Por el contrario, no es aconsejable utilizar el típico zueco porque favorece los resbalones y las caídas, además de la formación del llamado "pie de garra". Esta alteración aparece como consecuencia de las frecuentes contracciones ejercidas por los dedos de los pies para evitar el desplazamiento o la caída del zueco.
11. **Limpiar el firme de los pasillos en las horas de menor tránsito de personas**, con el fin de evitar que se pise el suelo cuando está mojado y se puedan producir caídas. Primero, es recomendable limpiar una mitad del pasillo y, cuando esté seco, el resto de superficie. Del mismo modo, los suelos deben estar construidos con material no resbaladizo y de fácil limpieza.
12. **Almacenar el material de vidrio en estanterías espaciosas** y en lugares a los que se pueda acceder con comodidad, con el fin de facilitar su manejo y que no se produzcan estropicios. También, hay que desechar el material de vidrio con rebabas, fisuras o bordes rotos que pueda comportar los consecuentes cortes o heridas.
13. **Recoger el vidrio roto con pinzas**, tenazas o guantes apropiados cuando se produzcan roturas accidentales; esta operación no debe hacerse con las manos para evitar el riesgo de cortes y de posibles contagios infecciosos. Del mismo modo, los cristales rotos se depositarán en envases o contenedores rígidos específicos para tal efecto y nunca debe tirarse en papeleras o bolsas de basura.
14. **Guardar los bisturís y el material quirúrgico afilado** que no se utilicen en las fundas apropiadas y en los cajones o armarios correspondien-

tes. El orden favorece que se minimicen los contactos fortuitos del personal con este material.

15. **Trasportar el material voluminoso de manera que no impida la visión de la persona que lo lleva**. Se debe tratar de no apilar en exceso cajas grandes, sacos de basura o ropa cuando se trasladen de un lugar a otro.
16. **Cumplir con lo dispuesto en las disposiciones de la Vigilancia de la Salud** y efectuar los reconocimientos médicos periódicos pertinentes que faciliten la detección de posibles problemas de salud (lesiones musculo-esqueléticas, alteraciones respiratorias, dermatitis, etc.)

1.2.2. Medidas preventivas según riesgo para TCAEs

1.2.2.1. Caídas de personas al mismo nivel

Originados por:

La existencia en el suelo de obstáculos o sustancias que pueden provocar una caída por tropiezo o resbalón, como por ejemplo: objetos abandonados en los pisos (cajas, herramientas, materiales, trapos, recortes...), cables y/o tubos cruzando pasillos o zonas de paso (cables eléctricos, mangueras), alfombras o moquetas sueltas, pavimento con desniveles, resbaladizo o irregular. Presencia de agua, aceite, grasa, detergentes, cera, etc.

Medidas preventivas:

Orden y limpieza, mantenimiento de suelos, señalización y/o suelas de zapato antideslizantes.

1.2.2.2. Caídas de personas a distinto nivel

Originados por:

La realización de trabajos, aunque sea muy ocasionalmente, en zonas elevadas sin protección adecuada en sus accesos y en huecos existentes en pisos y zonas de trabajo, como por ejemplo en: escaleras fijas y de mano, altillos, plataformas, pasarelas, huecos de montacargas, etc.

Medidas preventivas:

Barandillas, señalización, equipos de trabajo adecuados, etc.

1.2.2.3. Sobreesfuerzos. Carga física

Originados por:

Desequilibrio entre las exigencias de la tarea y la capacidad física del individuo, como por ejemplo: manipulación manual de pacientes y otras cargas, trabajos en posturas inadecuadas, con movimientos repetitivos, etc.

Medidas preventivas:

Utilizar, si es posible, medios mecánicos (grúas, sillas de ruedas, camillas,...) levantar las cargas flexionando las rodillas, manteniendo la columna recta y con la carga pegada al cuerpo evitando giros e inclinaciones, reducir el peso de la carga y disminuir el número de objetos que se desplazan a la vez, establecer pausas cortas. Evitar posturas inadecuadas que supongan inclinación frontal y giros del tronco manteniendo siempre la espalda apoyada en el respaldo. Evitar el trabajo repetitivo alternando tareas diferentes durante la jornada, solicitar ayuda de terceros, utilizar ropa y calzado adecuado.

1.2.2.4. Daños causados por agentes biológicos

Originados por:

La exposición a microorganismos que puedan dar lugar a enfermedades, motivada por la actividad laboral. Su transmisión puede producirse por vía respiratoria, cutáneo-mucosa, digestiva, y/o percutánea provocada esta última por cortes, pinchazos, etc. con herramientas o útiles (agujas, bisturís, pinzas,...) contaminados, como por ejemplo: En trabajos en laboratorios, urgencias, quirófanos..., contacto con animales, mordeduras, etc.

Medidas preventivas:

Utilizar las medidas de protección adecuadas (mascarillas, pantallas faciales, gafas, guantes y ropa de protección y en general el material de bioseguridad y las normas de protección universal frente a riesgo biológico). Señalizar las instalaciones.

1.2.2.5. Golpes y cortes por objetos o herramientas

Originados por:

Los trabajos con objetos cortantes o punzantes, herramientas y útiles manuales, máquinas, como por ejemplo: destructoras de papel, tijeras, aristas vivas, cristales, herramientas accionadas, etc.

Medidas preventivas:

Hacer buen mantenimiento de las herramientas manual es, utilizar destructoras de papel con protectores adecuados, utilización con seguridad de tijeras, grapadoras, no echar a la papelera objetos con aristas vivas o cristales, utilizar guantes de protección.

1.2.2.6. Exposición a contaminantes químicos ambientales

Originados por:

Los trabajos en ambientes contaminados (Inhalación, contacto) y/o ingestión de sustancias perjudiciales para la salud, como por ejemplo: cuando se usan o manipulan productos químicos como disolventes, vapores ácidos, formaldehído, biocidas, productos de limpieza, gases anestésicos, humos de electro bisturí, en preparación y administración de citostáticos (farmacia, oncología), en centrales de esterilización, en anatomía patológica, laboratorios y centros de investigación, etc.

Medidas preventivas:

Leer las etiquetas y pedir las fichas de seguridad de los productos a manipular, no realizar mezclas incontroladas de productos químicos, seguir los procedimientos de trabajo, hacer una correcta instalación, uso y mantenimiento de los equipos y sistemas, hacer uso de las medidas de protección colectiva (ventilación, etc.) y, en su caso, utilizar el EPI adecuado (mascarilla de protección, etc.).

1.2.2.7. Carga mental

La carga mental en el trabajo se define como el nivel de esfuerzo intelectual que debe realizar un trabajador para satisfacer las demandas de trabajo relacionadas con el procesamiento de la información (percepción, memoria, razonamiento).

Originados por:

Los trabajos que exigen una elevada concentración, rapidez de respuesta y un esfuerzo prolongado de atención, a los que la persona no se puede adaptar. Aparece la fatiga nerviosa y la posibilidad de trastornos emocionales y alteraciones psicosomáticas, como por ejemplo: atención al público, trabajos de control de calidad, control de procesos automáticos, introducción de datos, tareas administrativas, etc.

Medidas preventivas:

Organizar el trabajo y los tiempos (determinar ritmos y establecer pausas, etc.). Alternar trabajos. Practicar la relajación

1.2.2.8. Riesgos derivados de factores psicosociales u organizacionales

Originados por:

Las condiciones derivadas de la interacción del trabajador con el medio ambiente laboral y la organización del trabajo, y/o la satisfacción del trabajador con repercusión en su salud, como por ejemplo: Trabajos que exijan jornadas especiales (turnicidad, nocturnidad, exceso de horas), ritmo de trabajo excesivo, trabajo monótono, incomunicación, malas relaciones laborales, etc.

Medidas preventivas:

Realizar turnos adaptándose al ciclo circadiano, cuidar las relaciones con los compañeros, claridad de rol, alternar los trabajos monótonos, mejora de la comunicación y de la organización del trabajo.

1.2.2.9. Caídas de objetos en manipulación

Originados por:

La ejecución de trabajos o en operaciones de transporte y elevación por medios manuales o mecánicos, como por ejemplo: en la manipulación de las herramientas manuales, bandejas, cajas, contenedores, bidones, etc.

Medidas preventivas:

Limpiar las herramientas o materiales resbaladizos, utilizar guantes para mayor agarre, calzado de seguridad, etc.

1.3. Patologías como consecuencia del trabajo: conceptos de enfermedad profesional, accidente de trabajo

La Ley de Prevención de Riesgos Laborales (LPRL) marca el camino que debe seguir la empresa en relación al control de los riesgos laborales:

1.3.1. Obligaciones de la empresa

1.3.1.1. Identificación y evaluación de riesgos (art. 4)

La identificación y evaluación del riesgo por exposición a agentes biológicos conlleva una serie de estudios y actuaciones que se pueden agrupar en dos etapas sucesivas:

Identificación teórica de los riesgos

Supone la recogida general de información científica.

- **Identificación teórica de los agentes biológicos** más probables, considerando sus fuentes de exposición, reservorios, información científica y posibles estudios epidemiológicos.
- **El grado de virulencia**, expresado como dosis infectiva mínima (DIM) que representa la cantidad más pequeña de agente biológico necesaria para provocar una infección, facilidad de propagación, gravedad de las infecciones así como eventuales tratamientos profilácticos y curativos. Se deben considerar también los posibles efectos inmuno-alérgicos y tóxicos de los agentes biológicos como riesgo adicional a los mismos.
- **Conocimiento de los modos de transmisión**: aerosoles, por contacto directo e indirecto, lesiones, vectores, huéspedes intermediarios,...
- **Vías de entrada**: respiratoria, digestiva, a través de la piel o mucosas, por heridas, parenteral,...
- **Cantidad**, volumen o concentración del agente en el material que se maneja.
- **Datos epidemiológicos**: presencia y grado de propagación del agente, frecuencia de infecciones, inmunización de la población y papel de los reservorios. Conocimiento de enfermedades que puedan ser contraídas como consecuencia de la actividad laboral, así como en concreto las enfermedades detectadas en el trabajo directamente relacionados con él, o la inclusión de dichas enfermedades en la lista de Enfermedades Profesio-

nales (RD 1995/1978 de 12 de mayo por el que se aprueba el Cuadro de Enfermedades Profesionales en el Sistema de Seguridad Social), como son carbunco, tétanos, leptospirosis, brucelosis, tularemia, tuberculosis bovina, anquilostomiasis y anguilulosis y paludismo.

- **Resistencia del agente biológico**, supervivencia en las condiciones ambientales de trabajo (radiación ultravioleta, desecación,...).
- **Posibilidad** de presentación de cepas multirresistentes.
- **Posibilidad de desinfección**.

Evaluación de puestos de trabajo con riesgo y de trabajadores expuestos

Dada la gran influencia de las características individuales del trabajador la evaluación de puestos de trabajo, como grupos "homogéneos", es problemática y no debería contemplarse en ningún caso. Esto implica un estudio preciso de dicho puesto que incluiría:

- **Descripción del puesto de trabajo**.
- **Probabilidad de diseminación** del material infectado tanto en el proceso habitual, como si ocurre un accidente.
- **Vías de penetración**: a través de heridas, contacto por proyección de líquidos contaminados, inhalación de aerosoles,...
- **Frecuencia de la exposición**.
- **Factores relativos a la organización y procedimientos de trabajo**.
- **Conocimiento de los posibles riesgos por parte del trabajador**, según su formación inicial y la recibida sobre su puesto de trabajo.
- **Posibilidad de establecimiento de medidas preventivas, así como del seguimiento de su aplicación**.
- **Posibilidad de evaluación de los niveles de exposición**, en aquellos casos en que sea posible la medida o identificación del agente biológico en el puesto de trabajo.

Para aquellas actividades que impliquen la **intención deliberada** de utilizar agentes biológicos, la evaluación de riesgos será relativamente simple, porque las características de los microorganismos utilizados son conocidas, los procedimientos de utilización están bien determinados, así como los riesgos de exposición. En el caso de procesos de biotecnología se une además el estricto seguimiento de las medidas preventivas, a fin de asegurar una buena calidad en el producto.

Cuando la exposición resulta de actividades en las que los microorganismos pueden estar presentes de **forma incidental**, la evaluación de riesgos será más compleja ya que algunos de los puntos contemplados anteriormente quedarán bajo la forma de probabilidades.

La **evaluación** deberá repetirse **periódicamente**, según criterio técnico, para comprobar si el plan y las medidas de prevención adoptadas, en su momento, han sido efectivas. Cuando el **médico** encargado de la vigilancia de la salud de los trabajadores **detecte alguna alteración en la salud** como consecuencia **directa de la exposición** a agentes biológicos, se deberá proceder a una reevaluación de riesgos de los puestos de trabajo implicados.

La evaluación en particular

La evaluación mencionada en el apartado anterior se efectuará teniendo en cuenta toda la información disponible y, en particular:

a) **La naturaleza de los agentes biológicos** a los que estén o puedan estar expuestos los trabajadores y el grupo a que pertenecen, de acuerdo con la tabla y criterios de clasificación contenidos en el Anexo II (para más información ver pdf). Si un agente no consta en la tabla, el empresario, previa consulta a los representantes de los trabajadores, deberá estimar su riesgo de infección teniendo en cuenta las definiciones previstas en el primer apartado del Artículo 3 del RD, a efectos de asimilarlo provisionalmente a los incluidos en uno de los cuatro grupos previstos en el mismo. En caso de duda entre dos grupos deberá considerarse en el de peligrosidad superior.

b) **Las recomendaciones de las autoridades sanitarias** sobre la conveniencia de controlar el agente biológico a fin de proteger la salud de los trabajadores que estén o puedan estar expuestos a dicho agente en razón de su trabajo.

c) **La información sobre las enfermedades susceptibles de ser contraídas** por los trabajadores como resultado de su actividad profesional.

d) **Los efectos potenciales,** tanto alérgicos como tóxicos**, que puedan derivarse de la actividad profesional de los trabajadores**.

e) **El conocimiento de una enfermedad que se haya detectado en un trabajador** y que esté directamente ligada a su trabajo.

f) **El riesgo adicional para aquellos trabajadores especialmente sensibles** en función de sus características personales o estado biológico conocido, debido a circunstancias tales como patologías previas, medicación, trastornos inmunitarios, embarazo o lactancia.

Se considerará el riesgo adicional de trabajadores **especialmente sensibles**, como serían las trabajadoras **embarazadas** o en **período de lactancia**.

Deberán tenerse en cuenta todas aquellas **condiciones que puedan predisponer** al trabajador a padecer una enfermedad infecciosa, como por ejemplo:

- Inmunocomprometidos: neoplasias, neutropenias, terapia con esteroides o inmunosupresora.
- Algunas enfermedades de la piel.
- Enfermedades hemolíticas.
- Asplenias.
- Antecedentes de enfermedad pulmonar obstructiva crónica.

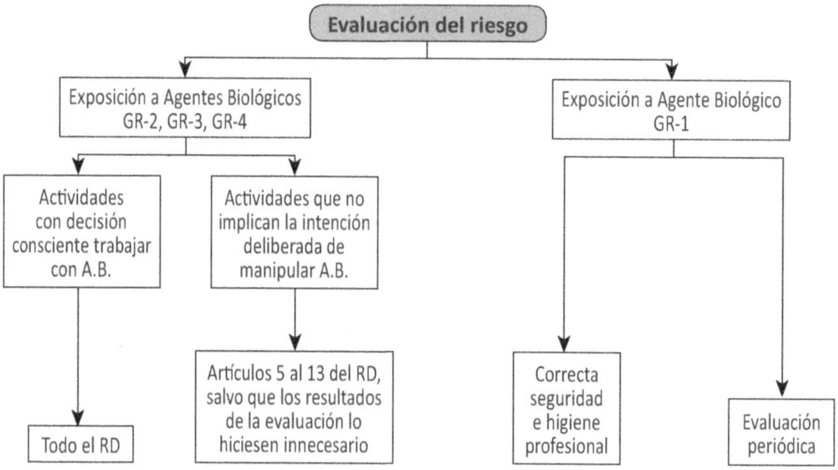

1.3.1.2. Reducción de los riesgos (art 6)

1. Si los resultados de la evaluación a que se refiere el artículo 4 pusieran de manifiesto un riesgo para la seguridad o la salud de los trabajadores por exposición a agentes biológicos, **deberá evitarse dicha exposición**. **Cuando ello no resulte factible** por motivos técnicos habida cuenta de la actividad desarrollada, *se reducirá el riesgo de exposición al nivel más bajo posible* para garantizar adecuadamente la seguridad y la salud de los trabajadores afectados, en particular por medio de las siguientes medidas:
   a) Establecimiento de procedimientos de trabajo adecuados y utilización de medidas técnicas apropiadas para evitar o minimizar la liberación de agentes biológicos en el lugar de trabajo.
   b) Reducción, al mínimo posible, del número de trabajadores que estén o puedan estar expuestos.
   c) Adopción de medidas seguras para la recepción, manipulación y transporte de los agentes biológicos dentro del lugar de trabajo.

d) Adopción de medidas de protección colectiva o, en su defecto, de protección individual, cuando la exposición no pueda evitarse por otros medios.

e) Utilización de medios seguros, para la recogida, almacenamiento y evacuación de residuos por los trabajadores, incluido el uso de recipientes seguros e identificables, previo tratamiento adecuado si fuese necesario.

f) Utilización de medidas de higiene que eviten o dificulten la dispersión del agente biológico fuera de lugar de trabajo.

g) Utilización de una señal de peligro biológico como la indicada en el anexo III del RD, así como de otras señales de advertencia pertinentes.

h) Establecimiento de planes para hacer frente a accidentes de los que puedan derivarse exposiciones a agentes biológicos.

i) Verificación, cuando sea necesaria y técnicamente posible, de la presencia de los agentes biológicos utilizados en el trabajo fuera del confinamiento físico primario.

2. **La evaluación de riesgos a que se refiere el art. 4 deberá identificar a aquellos trabajadores** para los que pueda ser necesario aplicar medidas especiales de protección.

   En la elección de los equipos de protección individual debe considerarse el grupo de trabajadores con **sensibilización al látex**, gomas y derivados como de especial riesgo ante **la posibilidad de aparición de dermatitis alérgicas** e **irritativas por contacto** así como **reacciones alérgicas**, por lo que es necesario en estos casos el empleo de sustitutos del látex.

1.3.1.3. Medidas higiénicas (art. 7)

1. En todas las **actividades** en las que **exista riesgo para la salud o seguridad** de los trabajadores **como consecuencia del trabajo** con **agentes biológicos**, el empresario deberá adoptar las medidas necesarias para:

   a) **Prohibir que los trabajadores coman, beban** ~~o fumen~~ (ya está prohibido) en las **zonas de trabajo** en las que exista dicho riesgo.

   b) **Proveer** a los trabajadores de **prendas de protección** apropiadas o de otro tipo de prendas especiales adecuadas.

c) **Disponer** de retretes y **cuartos de aseo apropiados y adecuados** para uso de los trabajadores, que incluyan productos para **la limpieza ocular** y **antisépticos para la piel**.

d) **Disponer de un lugar** determinado para el **almacenamiento** adecuado de los **equipos de protección** y verificar que se limpian y se comprueba su buen funcionamiento, si fuera posible con anterioridad y, en todo caso, después de cada utilización, reparando o sustituyendo los equipos defectuosos antes de un nuevo uso.

e) **Especificar** los **procedimientos** de obtención, manipulación y procesamiento de **muestras de origen humano o animal**.

2. **Los trabajadores dispondrán**, dentro de la jornada laboral, **de diez minutos** para su **aseo personal antes de la comida** y otros **diez minutos antes de abandonar el trabajo**.

3. **Al salir de la zona de trabajo**, el trabajador deberá **quitarse las ropas de trabajo y los equipos de protección personal** que puedan estar contaminados por agentes biológicos y deberá guardarlos en lugares que no contengan otras prendas.

4. **El empresario se responsabilizará del lavado**, **descontaminación** y, en caso necesario, **destrucción de la ropa de trabajo y los EPP** a que se refiere el apartado anterior, quedando rigurosamente prohibido que los trabajadores se lleven los mismos a su domicilio para tal fin.

   Cuando contratase tales operaciones con empresas idóneas al efecto, estará obligado a asegurar que la ropa y los equipos se envíen en recipientes cerrados y etiquetados con las advertencias precisas.

5. **De acuerdo con el apartado 5 del Art. 14** de la Ley de Prevención de Riesgos Laborales, **el coste** de las medidas relativas a la seguridad y la salud en el trabajo establecidas por el presente Real Decreto **no deberá recaer**, en modo alguno, **sobre los trabajadores**.

1.3.1.4. Vigilancia de la salud de los trabajadores (art. 8)

1. **El empresario garantizará una vigilancia adecuada y específica de la salud** de los **trabajadores** en relación **con los riesgos por exposición a agentes biológicos,** realizada por personal sanitario competente, según determinen las autoridades sanitarias en las pautas y protocolos que se elaboren, de conformidad con lo dispuesto en el apartado 3 del Artículo 37 del Real Decreto 39/1997, de 17 de enero, por el que se aprueba el Reglamento de los Servicios de Prevención.

Dicha vigilancia deberá ofrecerse a los trabajadores en las siguientes ocasiones:

a) Antes de la exposición:

El primer reconocimiento se realizará antes de que el trabajador inicie su actividad profesional con el agente biológico en cuestión.

1. *Determinar* si el sujeto padece algún tipo de *enfermedad previa infecciosa o un déficit inmunológico* que le pueda predisponer a la infección, así como si el trabajador padece algún tipo de sensibilidad alérgica a los agentes a los que va a estar expuesto.
2. *Determinar* el estado de *inmunización* del trabajador frente a los microorganismos a los que va a estar expuesto (test de screening).

b) A intervalos regulares en lo sucesivo

Con la periodicidad que los conocimientos médicos aconsejen, considerando el agente biológico, el tipo de exposición y la existencia de pruebas eficaces de detección precoz.

Dentro de los programas de vigilancia sanitaria, y a intervalos regulares, se ofrecerá al trabajador la posibilidad de realizar test de screening y serología con objeto de detectar su estado inmunitario frente a los riesgos biológicos específicos.

Como ejemplos más característicos:

- Test de screening de infección por virus de hepatitis B (VHB) (determinación de antígeno de Australia HBsAg, Anticuerpo de superficie HBsAC y Antígeno Core HBcAC).
- Test de screening de infección por virus de hepatitis C (VHC) (determinación de VHCAc).
- Test de screening de infección por virus de la inmunodeficiencia humana (VIH) (determinación de ACS VIH).
- Test de screening de tuberculosis (técnica del Mantoux).
- Determinación de anticuerpos anti-rubeola, anticitomegalovirus, antihepatitis A, antiparotiditis, antivaricela, antibrucella, entre otros

c) Cuando sea necesario:

Por haberse detectado en algún trabajador, con exposición similar, una infección o enfermedad que pueda deberse a la exposición a agentes biológicos.

2. **Los trabajadores podrán solicitar la revisión de los resultados de la vigilancia de su salud**.
3. **Cuando exista riesgo** por exposición a agentes biológicos para los que haya **vacunas** eficaces, éstas **deberán ponerse a disposición de los**

trabajadores, **informándoles** de las ventajas e inconvenientes de la vacunación. Cuando los empresarios ofrezcan las vacunas deberán tener en cuenta las recomendaciones prácticas contenidas en el anexo VI de este RD.

De forma general, los tipos de vacunas más recomendadas en los trabajadores expuestos a agentes biológicos, bien por la gravedad o bien por la prevalencia de la infección a que puedan dar lugar dichos agentes, son:

- ▹ Hepatitis A.
- ▹ Hepatitis B.
- ▹ Varicela.
- ▹ Sarampión.
- ▹ Tétanos.
- ▹ Parotiditis.
- ▹ Difteria.

Lo dispuesto en el párrafo anterior será también de aplicación en relación con otras medidas de preexposición eficaz que permitan realizar una adecuada prevención primaria.

El ofrecimiento al trabajador de la medida correspondiente, y su aceptación de la misma, deberán constar por escrito.

4. **El Médico encargado de la vigilancia de la salud** de los trabajadores **deberá estar familiarizado**, en la medida de lo posible, **con las condiciones o las circunstancias de exposición** de cada uno de los trabajadores. En cualquier caso, podrá proponer medidas individuales de prevención o de protección para cada trabajador en particular.
5. **Deberá llevarse un historial médico individual** de los trabajadores objeto de vigilancia sanitaria.
6. **Se aconsejará** e informará a los trabajadores en lo relativo a cualquier **control médico** que sea pertinente efectuar **con posterioridad al cese de la exposición**.

3.1.5. Información y formación de los trabajadores (art. 12)

1. Sin perjuicio del Art. 18 de la LPRL, el **empresario adoptará** las medidas adecuadas para que **los trabajadores y los representantes de los trabajadores sean informados** sobre cualquier **medida relativa a la**

seguridad y la salud que se adopte en cumplimiento del presente Real Decreto. Asimismo, el empresario tomará las medidas apropiadas para garantizar que los trabajadores y los representantes de los trabajadores reciban una formación suficiente y adecuada e información precisa basada en todos los datos disponibles, en particular en forma de instrucciones, en relación con:

a) Los riesgos potenciales para la salud.

b) Las precauciones que deberán tomar para prevenir la exposición.

c) Las disposiciones en materia de higiene.

d) La utilización y empleo de ropa y equipos de protección individual.

e) Las medidas que deberán adoptar los trabajadores en el caso de incidentes y para la prevención de éstos.

2. Dicha formación deberá:

   a) Impartirse cuando el trabajador se incorpore a un trabajo que suponga un contacto con agentes biológicos.

   b) Adaptarse a la aparición de nuevos riesgos y a su evolución.

   c) Repetirse periódicamente si fuera necesario.

3. **El empresario dará instrucciones escritas** en el lugar de trabajo y, si procede, **colocará avisos que contengan**, como mínimo, **el procedimiento que habrá de seguirse:**

   a) En caso de accidente o incidente graves que impliquen la manipulación de un agente biológico.

   b) En caso de manipulación de un agente biológico del grupo 4.

4. **Los trabajadores comunicarán inmediatamente cualquier accidente o incidente** que implique la **manipulación de un agente biológico** a su superior jerárquico directo y a la persona o personas con responsabilidades en materia de prevención en la empresa.

5. **El empresario informará inmediatamente** a los trabajadores y a sus representantes de cualquier **accidente o incidente que hubiese provocado la liberación de un agente biológico** capaz de causar una grave infección o enfermedad en el hombre.

   Además, el empresario informará, lo antes posible, a los trabajadores y a sus representantes de cualquier accidente o incidente grave, de su causa y de las **medidas adoptadas, o que se vayan a adoptar, para remediar tal situación**.

1.3.2. Accidente de Trabajo

Se trata de toda lesión corporal que el trabajador sufra con ocasión o por consecuencia del trabajo que ejecute por cuenta ajena. Requisitos:

1. Que el trabajo sea por cuenta ajena.
2. Que exista lesión.
3. Que haya relación causal entre trabajo y lesión.

El accidente de trabajo puede ser:

- **Según su origen**: *in itinere* o *in labore.*

  Según el momento en que se produce el accidente puede ser *in itinere* (se ha producido en el trayecto desde el domicilio habitual del trabajador y el edificio en que tiene su puesto de trabajo o, por el contrario, de regreso a su casa) o in labore (cuando el accidente tiene lugar en la jornada laboral del trabajador, durante el desarrollo de su actividad).

- **Según sus consecuencias en el trabajador**: con baja o sin baja.

  El accidente con lesiones, según las consecuencias en el trabajador, puede ser «con baja» (el alcance de la lesión impide al trabajador el desarrollo de sus tareas habituales, lo que implica la baja laboral hasta su recuperación) o «sin baja» (las lesiones que se han producido no impiden al trabajador su actividad laboral normal).

- **Según las pérdidas que ocasiona**: sin pérdidas o blanco, con daños y con lesiones.

  Un accidente de trabajo puede no haber tenido consecuencia alguna, ya sea por la intervención del azar o por las protecciones preventivas con que cuente el trabajador, aunque el accidente, también llamado incidente o **accidente blanco** en estos casos, puede haber sido igualmente grave en atención a las consecuencias que podría haber tenido de no haber mediado la suerte.

  Puede suceder que se trate de un **accidente con daños**, así llamado porque no ha dado lugar a lesiones en el trabajador, pero sí ha producido daños materiales como avería de herramientas, rotura de instalaciones, etc.

1.3.3. Enfermedad profesional

«La contraída a consecuencia del trabajo ejecutado por cuenta ajena, en las actividades que se especifiquen en el cuadro que se apruebe por las disposiciones de aplicación y desarrollo de esta ley (se refiere al art. 116 de la Ley

General de Seguridad Social), y que esté provocada por la acción de los elementos o sustancias que en dicho cuadro se indiquen para cada enfermedad profesional».

Por tanto, se deben dar esas dos circunstancias: a consecuencia del trabajo y que esté incluida en la tabla oficial de enfermedades profesionales, aunque esta tabla ha sido modificada con el Real Decreto 1299/2006, de 10 de noviembre.

En cuanto a la nueva lista vemos que se organiza en dos anexos. El anexo 1, que es la lista real de enfermedades profesionales, y el anexo 2, que contiene aquellas enfermedades que, sin ser enfermedades profesionales, podrían llegar a serlo en el futuro, estando sometidas a investigación y estudio.

En el anexo 1 encontramos organizadas las enfermedades profesionales en seis grupos:

- Producidas por agentes químicos.
- Producidas por agentes físicos.
- Enfermedades provocadas por agentes biológicos.
- Enfermedades dermatológicas.
- Enfermedades provocadas por la inhalación de sustancias.
- Enfermedades producidas por agentes carcinogénicos.

Diferencia fundamental entre ambas

La diferencia fundamental entre ambas es el período de latencia, es decir, el tiempo que pasa desde que se produce la exposición hasta que se produce el efecto. En el accidente de trabajo este período es extremadamente corto y en la enfermedad profesional es largo (desde días hasta años). Cuanto mayor sea, más difícil es reconocer la relación causa-efecto de las enfermedades con las condiciones de trabajo.

1.3.4. Enfermedades relacionadas con el trabajo

Son aquellas enfermedades que por sus características no pueden ser incluidas en los conceptos que definen el accidente de trabajo o la enfermedad profesional. Situaciones como el *mobbing*, el *burnout*, el estrés laboral, el síndrome del edificio enfermo, etc., pueden ser extraordinariamente lesivas para el trabajador y, sin embargo, en la mayor parte de los casos, tienen la consideración y cobertura de una enfermedad común. En algunas ocasiones, cuando el trabajador consigue demostrar la relación con el trabajo, generalmente por vía judicial, se le otorga la categoría de accidente de trabajo.

2. ERGONOMÍA: MÉTODOS ADECUADOS DE MOVILIZACIÓN DE ENFERMOS E INCAPACITADOS

2.1. Definición y Objetivos

La palabra ergonomía proviene del griego *ἔργον* (*ergon*, 'trabajo') y *νόμος* (*nomos*, 'ley', 'principio'). Se trata de una disciplina que recoge aquellos principios propios del trabajo asegurando una correcta praxis en la relación del hombre con la máquina y el entorno, para optimizar el bienestar humano, biomecánico y psicológico.

Definición según la Asociación Internacional de Ergonomía: la ergonomía es el conjunto de conocimientos científicos aplicados para que el trabajo, los sistemas, productos y ambientes se adapten a las capacidades y limitaciones físicas y mentales de la persona.

Definición según la Asociación Española de Ergonomía: la ergonomía es el conjunto de conocimientos de carácter multidisciplinar aplicados para la adecuación de los productos, sistemas y entornos artificiales a las necesidades, limitaciones y características de sus usuarios, optimizando la eficacia, seguridad y bienestar.

Debe atender a factores físicos, cognitivos y ambientales por ello la práctica debe ser desempeñada de forma multidisciplinar por médicos, enfermeros, fisioterapeutas, terapeutas ocupacionales, especialistas en recursos humanos, ingenieros, diseñadores y arquitectos.

Se distingue, principalmente, dos niveles de actuación; la ergonomía preventiva y la ergonomía correctiva. La ergonomía preventiva va a atender a tratar aquellos riesgos que pueden dar lugar a accidentes, lesiones y situaciones indeseadas. La ergonomía correctiva se dedica a la resolución de problemas presentes y a evitar su reiteración.

Cabe destacar, en el Artículo 15, de la Ley 31/1995 especialista en ergonomía: "Adaptar el trabajo de la persona, en cuanto a los lugares de trabajo, así como en la elección de los equipos de trabajo y métodos tanto de trabajo como de producción, para atenuar el trabajo monótono y repetitivo, reduciendo los efectos del mismo en la salud".

El objetivo principal de la ergonomía es el de prevenir posibles dolores o lesiones de espalda. Su finalizar es evitar que se dé lugar a problemas por malas posturas y así evitar más tarde un tratamiento. Para una buena prevención hay que tener en cuenta:

- Proponer cambio de mobiliario, si fuera necesario.

- Rediseño de tareas: organización, pausas, ritmo, tareas, rotación de trabajo.
- Ejercicio físico: mantener un buen tono muscular reduce la fatiga; enseñar a trabajar alternando posturas.

Además de la prevención de posibles dolores de espalda, también hay que prevenir el agotamiento físico, el desequilibrio postural, problemas de fatiga crónica, insomnio, parestesias braquiales, entre otras cosas. Por ello también hay otros objetivos que destacar:

- Seleccionar la tecnología más adecuada al personal.
- Detectar que produce los riesgos de fatiga física y mental.
- Analizar los puestos de trabajo para definir los objetivos de la formación.
- Favorecer el interés de los trabajadores para la tarea y el ambiente de trabajo.

2.2. Posturas viciosas durante el trabajo

Los vicios posturales son una de las enfermedades más comunes, suelen crear contracturas y fatiga. Para prevenir mejor los vicios posturales debemos evitar ciertas actividades durante un tiempo prolongado en bipedestación:

- Llevar tacones altos o plataformas.
- Estar de pie con las rodillas juntas
- Tener la espalda curvada.
- Cargar todo el peso en una pierna.
- Tener los músculos abdominales relajados.

Es aconsejable cambiar de postura de vez en cuando y si es posible colocar un pie a una altura más elevada que el otro. Para evitar una postura viciosa en el trabajo se debe:

- Trabajar cerca de la tarea y no alejada de nosotros, y debe estar a una altura correcta en proporción con nuestra altura.
- Trabajar durante muchas horas en bipedestación puede producir dolores de espalda, para eliminar este dolor o prevenirlo, debemos colocar uno de los pies en un pequeño banco.

Como hemos mencionado anteriormente, es mucho mejor empujar un objeto que arrastrarlo pero cuando debemos coger o levantar un objetivo tenemos que tener en cuenta varias cosas:

- Hay que mantener el objeto cerca del cuerpo para que la fuerza que haga la comuna sea menor, se debe tener las rodillas flexionadas cuando se coge el objeto.

- Para cambiar los objetos de posición, se debe girar los pies y no la columna.
- En el caos de cargar un peso sobre el hombro, se debe llevar la carga hacia delante.

2.2.1. Consecuencias más comunes

Al realizar de forma cotidiana movimientos repetitivos y usar reiteradamente las mismas posturas, dan lugar a trastornos musculo-esqueléticos.

2.2.1.1. Cervicalgias

Señala la presencia de dolor en la región del cuello sin atender a una causa determinada. Generalmente, tiene un origen mecánico producido durante la realización de un trabajo como puede ser los movimientos repetitivos de cabeza y cuello, un mal posicionamiento durante un tiempo prolongado, carga con los miembros superiores de grandes pesos o de forma reiterada. Los problemas a nivel cervical pueden tener como causa espondiloastrosis, radiculopatías, síndrome de desfiladero escalénico y del pectoral menor. El estrés y el latigazo cervical también van a ser causas que agraven el cuadro álgico.

Como síntomas más frecuentes, a parte del dolor, vamos a encontrarnos con: parestesias, cefalálgias, disfagia, tortícolis, debilidad en miembros superiores, alteraciones del equilibrio, insomnio.

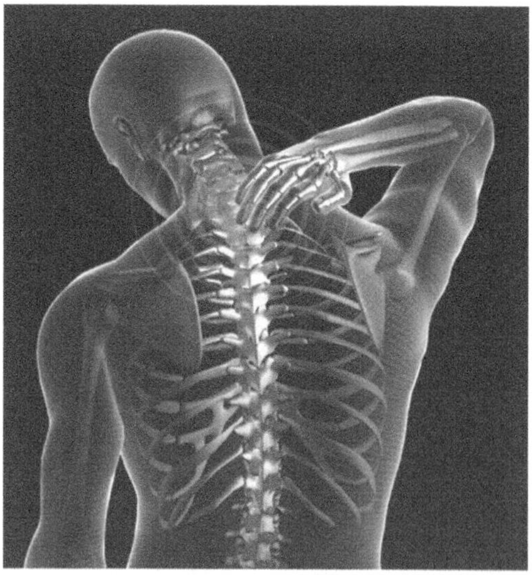

2.2.1.2. Lumbalgias

Se trata del dolor en la parte más baja de la espalda originado por múltiples causas. La causa más común son las posturas inapropiadas y un exceso de trabajo físico. Existen distintos tipos de dolor lumbar:

- Facetario; presencia de inflamación entre dos articulaciones cigoapofisiarias produciendo un dolor específico.
- Discógeno; lesión del disco intervertebral que genera un dolor difuso, en una zona inespecífica.
- Radicular; es producido por compresión de raíces nerviosas que se dirigen hacia los miembros inferiores por una disfunción vertebral dando lugar a un dolor irradiado hacia las piernas o ciática.
- Muscular; principalmente por contracturas del psoas iliaco y del cuadrado lumbar, produciendo un dolor isquémico al realizar movimientos de flexo-extensión y lateroflexión del tronco de forma activa.
- Visceral; por algún órgano que refleje su disfunción en la zona lumbar, como los riñones e intestino delgado.

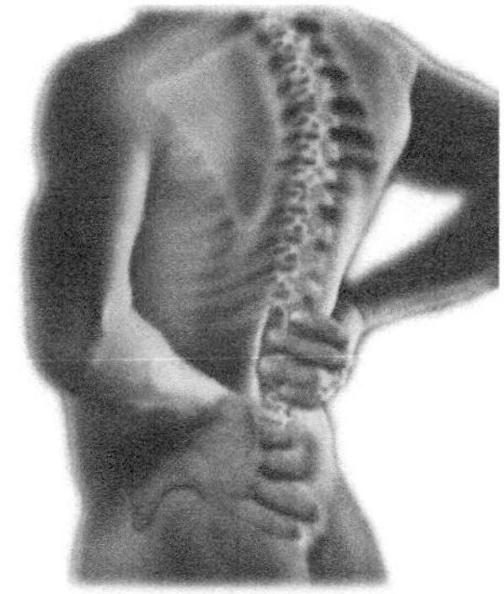

2.2.1.3. Epicondilitis

También llamado "codo de tenista". Se debe al microtraumatismo repetitivo sobre los tendones de los músculos extensores del antebrazo.

Existen microrroturas en la zona de inserción proximal del extensor radial del carpo y del cubital posterior, llegando a producir una inflamación secundaria que se hace crónica debido a la sobrecarga continua y mal uso de los músculos extensores del antebrazo.

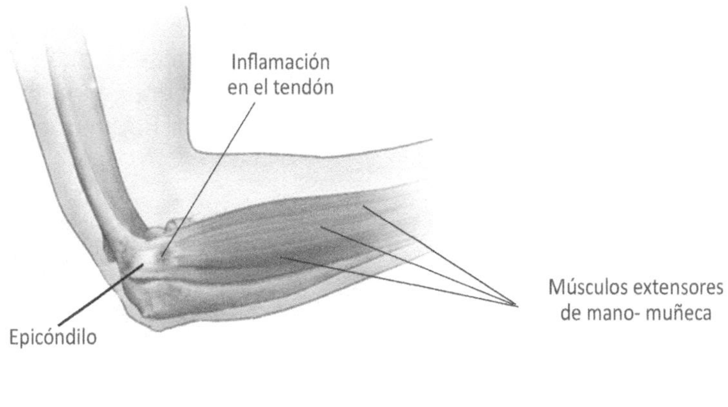

Afectan a personas que realizan actividades repetitivas, como la prensión manual, giros intensos de muñeca, apretones de manos.

El dolor es continuo y se agrava al contraer activamente los músculos de la muñeca.

2.2.1.4. Tendinitis en la muñeca

Se debe a una inflamación del tendón del músculo cubital anterior que se extiende en la parte anterior de la muñeca. La muñeca y la mano disponen de una gran capacidad de movimientos pero de escasos elementos de protección. Esta dolencia es frecuente en trabajos donde se realizan giros y flexiones de muñeca hacia atrás. Cuando la inflamación del tendón es severa el dolor se intensifica haciendo más probables los desgarros y la anquilosis.

Los principales síntomas van a ser: dolor que crece en intensidad extendiéndose desde la muñeca hasta codo y, a veces, hombro, y se agudiza en la noche; hipersensibilidad, edema, parestesia, crepitaciones al flexionar la muñeca y dificultad para sostener peso u objeto.

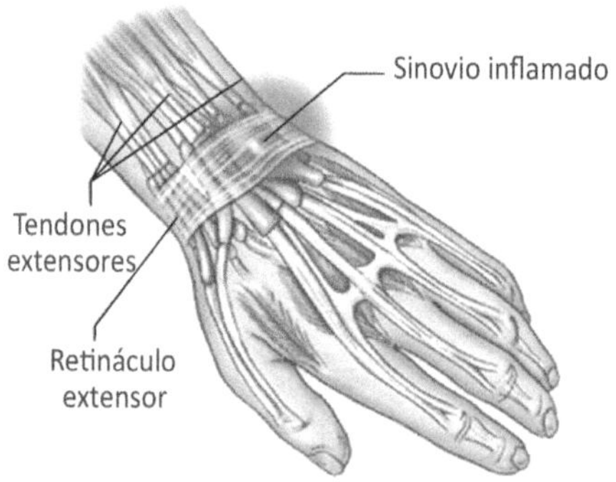

2.2.1.5. Tenosinovitis de Quervain

Se debe a la inflamación y tumefacción de los tendones del musculo abductor largo y extensor corto del pulgar, a nivel de la apófisis estiloides radial. Se debe al traumatismo tendinoso por movimientos giratorios y de prensión manual, de repetición. A veces el pulgar se bloquea debido al atrapamiento del tendón en su vaina.

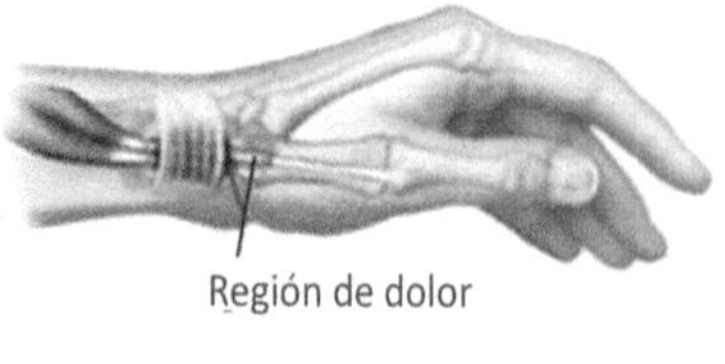

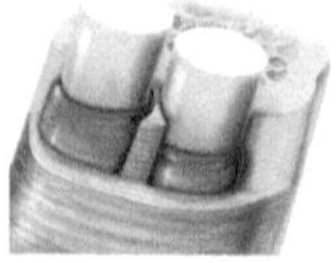

El dolor es constante y empeora con las actividades de pinza del pulgar y en la desviación cubital de la muñeca. Produce dolor durante el sueño, imposibilitando el correcto descanso.

2.2.1.6. Túnel carpiano

Se trata de la neuropatía por atrapamiento más frecuente. Por compresión del nervio mediano al atravesar el canal carpiano, en la muñeca.

Produce dolor, parestesias, entumecimiento y debilidad en la mano y muñeca con irradiación hacia el pulgar, dedo índice y la mitad radial del anular.

La progresión de la patología puede llevar a dolor irradiado hacia el antebrazo, al déficit motor y a una contractura en flexión de los dedos mencionados.

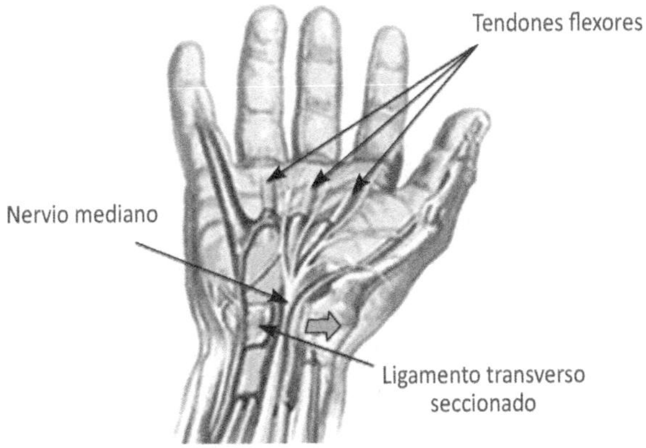

El apoyo del talón de la mano sobre el borde del teclado junto a los movimientos repetidos de muñeca y de prensión son los principales generadores de los síntomas. Puede, también, producirse por traumatismos directo sobre el nervio mediano a su entrada por el túnel carpiano.

2.2.1.7. Hombro doloroso

También llamado tendinitis del manguito rotador. Se debe a una patología por sobreuso que cursa con dolor y discapacidad en el hombro y en el brazo, en su parte craneal. Se ocasiona por actividades repetitivas con movimientos de flexión del brazo por encima de los 90°. Es frecuente en pintores, conductores y transportistas y en carpinteros.

Provoca dolor en acciones como peinarse, ponerse una chaqueta, meterse la camisa o dormir sobre el hombro o con el brazo sobre la cabeza.

El dolor, por lo general, es agudo y puede llegar a cronificarse dando lugar a un dolor sordo de varios meses de duración.

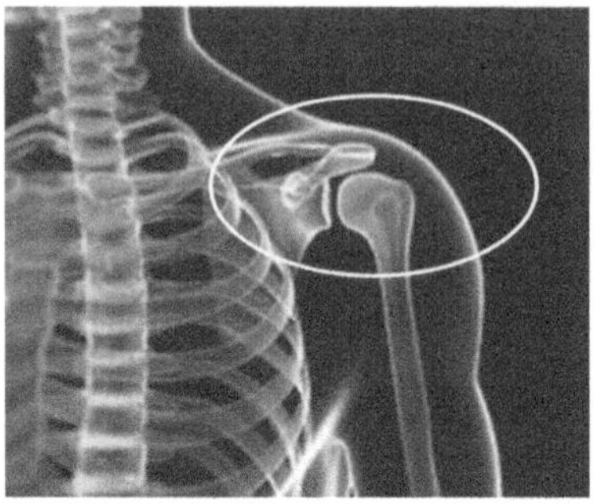

Nota: *Los contenidos sobre movilización de enfermos e incapacitados serán desarrollados con amplitud en el tema 11, al cual nos remitimos.*

Tema 11

Estructura general y composición de una Unidad de paciente. Tipos y técnicas de hacer la cama hospitalaria. Paciente encamado: Posición anatómica y alineación corporal. Procedimientos de preparación de las camas. Cambios posturales. Manipulación de drenajes. Técnicas de ayuda para deambulación. Técnicas de traslado de pacientes

eRodio ediciones

Índice esquemático

1. ESTRUCTURA GENERAL Y COMPOSICIÓN DE UNA UNIDAD DE PACIENTE

Se denomina **unidad del paciente** al conjunto formado por el espacio de la habitación, el mobiliario y el material que utiliza durante su estancia en el centro hospitalario.

En las habitaciones con varias camas, cada unidad puede aislarse mediante biombos o cortinillas para asegurar y respetar la intimidad de la persona. En las habitaciones individuales, se considera «unidad del paciente» a todo el contenido y el espacio físico de la propia habitación.

En una unidad de hospitalización habrá tantas **unidades del paciente** como número de camas. El número de camas por habitación (o número de unidades del paciente) varía de un hospital a otro.

La situación ideal es poder disponer en cada planta, o control de enfermería, de habitaciones individuales y de habitaciones compartidas, para utilizar una u otra modalidad en función de las características de los pacientes.

Las habitaciones individuales deben preservarse para el aislamiento de los pacientes que presenten las siguientes patologías:

- Estado grave en general.
- Enfermos con patologías infecciosas.
- Operados con riesgo de ser contagiados.
- Inmunodeprimidos.
- Enfermos que molestan a otros debido a problemas psíquicos, etc.

A. Características de la unidad del paciente tipo

El motivo de ingreso y la edad del paciente son factores determinantes a tener en cuenta en la organización y disposición de la unidad de hospitalización.

Las medidas de la habitación dependen del número de camas (o número de unidades del paciente) de que se disponga; las dimensiones aproximadas son las siguientes:

- Habitaciones individuales (1 cama): las medidas deben ser de unos 10 m^2.
- Habitaciones dobles (2 camas): las medidas deben ser de unos 14 m^2.
- Habitaciones triples (3 camas): las medidas deben ser de unos 18-20 m^2.

El número máximo de camas por habitación no será superior a cuatro, y existirá la posibilidad de aislamiento visual entre ellas (mediante la utilización de biombos o cortinas):

- Deben disponer de espacio suficiente, de tal forma que el espacio mínimo entre 2 camas sea de 1 metro; y entre la cama y la pared también debe ser de 1 metro.

  Es decir, la distancia entre las camas y entre la cama y la pared será tal que posibilite la atención al paciente por ambos laterales y los pies de la cama, permitiendo, además, el paso de una camilla y el camillero:
- Debe ser lo suficientemente grande para que pueda distribuirse de forma cómoda y ordenada todo el mobiliario y que permita realizar su limpieza fácilmente.
- La altura debe ser como mínimo de 2,5 metros (altura estándar de los techos).
- Las puertas tendrán amplitud suficiente para permitir, como mínimo, el paso de una cama con sistema de goteo.
- Debe haber un aseo completo disponible por habitación, con puerta de entrada de fácil acceso y adaptado para enfermos con algún tipo de discapacidad física. Las dimensiones deben permitir realizar el trabajo al personal de enfermería de forma cómoda y segura, y con espacio suficiente para maniobrar con medios auxiliares.
- Dispondrán de luz natural y ventilación adecuada que garantice la renovación del aire.
- Posibilidad de una toma de oxígeno y otra de vacío.
- Estará dotada de un sistema de comunicación interna, que garantice que el personal sanitario pueda dar una respuesta rápida a la llamada de los pacientes.
- Las paredes se pintarán de colores claros y sin brillo, para que no absorban la luz ni produzcan reflejos molestos para el paciente. Es importante que se mantengan en perfectas condiciones de limpieza y conservación, pues va a influir directamente en la calidad de la asistencia.

B. Otros tipos de unidad del paciente

Cada unidad hospitalaria se diseña teniendo en cuenta el tipo de pacientes que va a acoger; de este modo, podemos diferenciar los siguientes tipos de unidades:

- **Unidad de pediatría**: en este caso es importante que se diseñe y decore con colores especiales o con motivos que llamen la atención del niño y le resulten alegres y atractivos (por ejemplo, puede llevar escenas de dibujos animados en sus paredes, variedad de colores, etc.).

- **Unidad de geriátrico**: si se trata de pacientes inválidos, dependientes de una silla de ruedas o de otro tipo de dispositivo de ayuda, las habitaciones deben diseñarse con mayor espacio disponible y con acceso de entrada a la habitación y al baño adecuado y suficiente para que pueda pasar la silla de ruedas, carros, camillas, grúas de arrastre, grúas de cama, etc.

  Además, dispondrán de aseos adaptados para discapacitados (semidependientes); es decir, que lleven plato de ducha (en lugar de bañera), con suelo antideslizante y asideros en la pared. También estarán provistos de barras o asideros de sujeción para facilitar el uso del inodoro, sin que haya riesgos para los pacientes.

- **Unidades con características especiales**: medicina intensiva, obstetricia, pediatría, traumatología, quemados, radioterapia, etc.

  En estas unidades, debido a las características especiales de los pacientes, hay que adaptar todo o parte del equipamiento. Además, deben disponer de otro tipo de utensilios, equipos y aparatos diferentes que son necesarios para proporcionar los cuidados adecuados y necesarios.

- **Resto de unidades**: presentará las características de una unidad de paciente tipo.

2. TIPOS Y TÉCNICAS DE HACER LA CAMA HOSPITALARIA. PACIENTE ENCAMADO: POSICIÓN ANATÓMICA Y ALINEACIÓN CORPORAL

Existen diversas **posiciones básicas** del paciente, considerándose a todas aquellas posturas o posiciones que el paciente puede adoptar en la cama, camilla, mesa de exploraciones o quirúrgicas, etc., que son de interés para el manejo del paciente por el personal sanitario.

Los pacientes pueden adoptar diferentes posiciones y, con ello, se persiguen distintos fines como son:

- Colaborar en la exploración y diagnostico médico.
- Permitir una intervención quirúrgica, según cuál sea el área operatoria, el paciente se encontrará en una posición u otra.
- Ayudar en el tratamiento de una enfermedad.
- Conseguir la comodidad del paciente.

- Evitar complicaciones resultantes de encamamiento, inmovilización prolongada y aparición de las úlceras por presión.

A medida que se van describiendo las posiciones más conocidas en la colocación del paciente, se describirán sus aplicaciones en cirugía.

2.1. Posición de decúbito supino o dorsal

En la posición anatómica, el paciente permanece con las manos a cada lado del cuerpo, brazos extendidos, pulgares de aducción y manos de pronación. La cabeza se mantiene erecta y los pies dirigidos hacia delante. Las rodillas y los dedos en ligera flexión. El enfermo se encuentra acostado sobre su espalda con las extremidades en extensión, las superiores pegadas al cuerpo y las inferiores juntas.

El paciente en decúbito supino o dorsal descansa sobre su espalda, con la cabeza y los hombros ligeramente elevados, para lo cual bastará una pequeña almohada. La curvatura lumbar se sostendrá mejor con otra almohada.

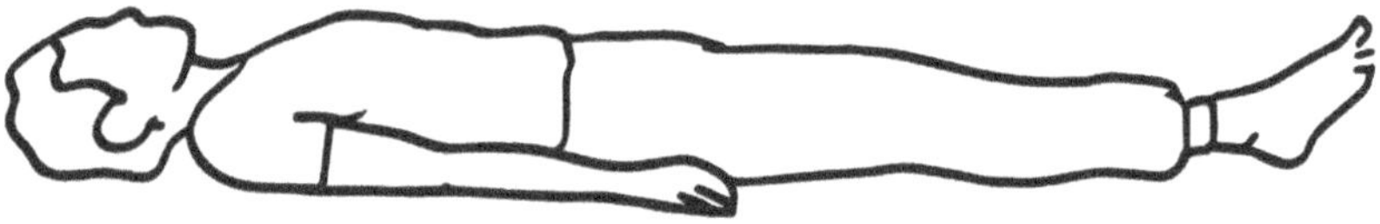

Si el paciente no tiene apoyo para los muslos estos tienden hacia la rotación externa, dos toallas enrolladas apretadas contra las caras externas de los mismos por debajo del trocánter femoral, conservarán alineados los miembros inferiores. Las rodillas deberán estar en ligera flexión para lograr la máxima comodidad; esto se consigue colocando una almohada debajo de los muslos, inmediatamente por encima del hueco poplíteo.

En el decúbito supino o dorsal los pies tienden a la flexión plantar, esta flexión de ser prolongada puede ocasionar caída del pie (pie péndulo) con contracción involuntaria de gemelos y sóleo.

Es la posición con o sin almohadas más usual, al menos inicialmente hasta que se tenga establecido el diagnóstico. También se utiliza en la exploración del abdomen, piernas y pies así como para la palpación de las mamas en mujeres.

Indicaciones:

- Examen de tórax, abdomen, miembros superiores e inferiores.
- Postoperatorio.
- Estancia en la cama.

- Cambios de posición.
- Palpación de las mamas.

Contraindicaciones:

- Ancianos.
- Enfermos con problemas pulmonares.
- Enfermos de larga duración o crónicos.

Pueden colocarse almohadas en distintas zonas del cuerpo del paciente para favorecer su alineamiento:

- Debajo del cuello y hombros, para evitar la hiperextensión del cuello.
- Debajo de la zona lumbar (un pequeño cojín), para mantener la curvatura anatómica.
- Colocar una toalla enrollada lateralmente bajo las caderas y muslos, evitando la rotación externa del fémur.
- Debajo del tercio inferior del muslo, para elevar el hueco poplíteo.
- Debajo de la parte inferior de las piernas, para elevar los talones.

Para conseguir la relajación de las paredes musculares abdominales, también se usa esta posición de **decúbito dorsal**.

El paciente se encuentra, al igual que en el caso anterior, acostado sobre su espalda y con los miembros superiores extendidos junto al cuerpo, en esta posición las extremidades inferiores se hallan flexionadas por la rodilla y están ligeramente separadas. Las plantas de los pies están apoyadas sobre la cama.

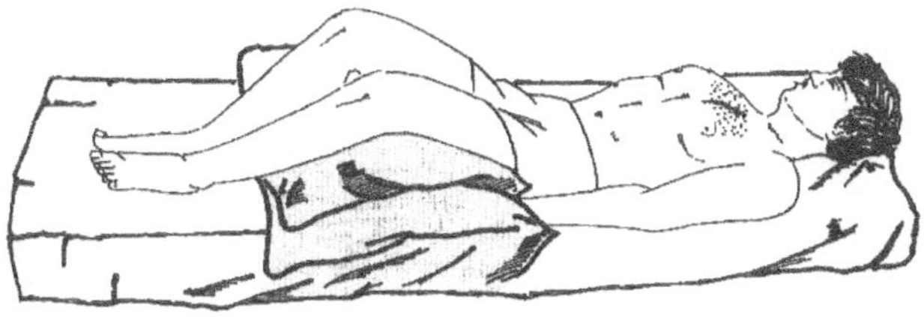

Posición de decúbito dorsal en cirugía

En quirófano, **es la más utilizada.** Sus indicaciones principales son: Cirugía abdominal, vascular, en cara, en cuello, así como para abordajes axilares e inguinales, entre otros.

Los principales **efectos fisiológicos** de la misma en el enfermo son:

- Reducción de la ventilación por compresión abdominal sobre el diafragma, acentuado si se administra anestesia general, por las modificaciones del tono muscular diafragmático y abdominal.
- Riesgo de atelectasia, al poderse cerrar la vía aérea pequeña.
- A nivel circulatorio, sólo se destacarían los efectos de la posición en decúbito supino en enfermos obesos, con ascitis, tumoración abdominal o en embarazadas. En estos casos, se produciría compresión de la vena cava inferior y consecuente disminución del retorno venoso y gasto cardíaco, apareciendo hipotensión. Esto se podría evitar ladeando la mesa unos 10° hacia la izquierda.
- Cuando la cabeza no se almohadilla adecuadamente y el enfermo se hipotensa, hay riesgo de que sufra dolor, tumefacción y alopecia por la presión en la zona occipital.
- Dolor bajo de espalda al perderse la convexidad lumbar fisiológica tras la relajación de los músculos paraespinales (efecto de la anestesia).
- Riesgo de pie equino y úlcera de talón, en intervenciones largas.

Las principales recomendaciones para la posición decúbito supino:

- El cuerpo debe quedar perfectamente alineado, con las piernas paralelas (nunca cruzadas, por riesgo de compresiones).
- El brazo de la venoclisis: debe apoyarse en su soporte correspondiente, pero cuidando que nunca la abducción sea superior a los 90°, por riesgo de lesionar el plexo braquial. El brazo contrario se intentará descansar en otro soporte igual, o en su defecto, sujeto al arco de anestesia perfectamente protegido y vigilando también la abducción.
- Uso de almohadillas bajo la cabeza y la zona lumbar. Si la intervención se prolonga, realizar cambios posturales de la cabeza.
- Protección de talones de la presión sobre la mesa, con una almohadilla. Prevención del equino.
- Vendaje compresivo ascendente, para mejorar el retorno venoso, dependiendo de las características del enfermo e intervención.
- Si existe obesidad, ascitis, tumoración abdominal o embarazo: ladear la mesa unos 10° hacia la izquierda, por ejemplo con una cuña que eliminaría la posible obstrucción, o en todo caso, utilizando el mando automático.

2.2. Posición de decúbito prono o ventral

En esta posición el paciente descansa sobre su abdomen y pecho, con la cabeza inclinada hacia un lado. Las medidas de sostén para el paciente en esta posición son almohadas o rollos pequeños en el abdomen a nivel del diafragma, para dar compensación a la curvatura lumbar y si se trata de una mujer, para disminuir el peso de su cuerpo sobre las mamas. Una almohada pequeña debajo de cada hombro, ayuda a sostener la alineación anatómica.

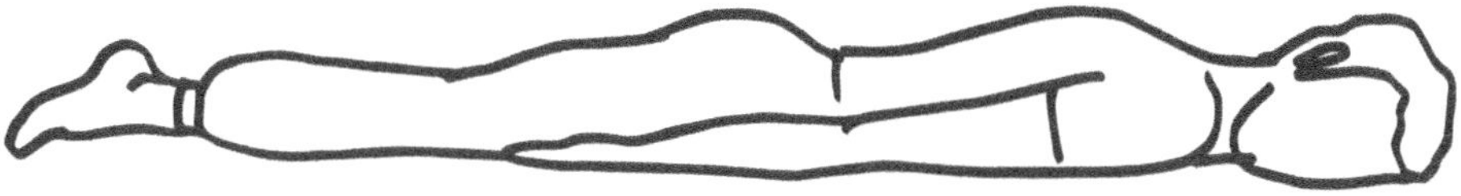

Cuando el paciente se encuentra en posición pronoventral, se proporciona presión sobre las rodillas, para disminuirla puede usarse un pequeño cojín bajo los muslos. Si el paciente quiere una almohada para la cabeza y no existe contraindicación, se le puede colocar una muy pequeña, que incluso puede favorecer el drenaje de las vías aéreas, debe cuidarse de todas formas que dicha almohada no tenga en hiperextensión la cabeza del paciente.

Indicaciones

- Exploraciones de espalda (aunque para exploraciones se usan poco) y glúteos.
- Postura de colocación en enfermos comatosos o inconscientes.
- Enfermos anestesiados con anestesia general para prevenir el vómito.
- Cirugía de la columna vertebral.
- Estancia en la cama (cambios posturales).

Pueden colocarse almohadas en distintas zonas del cuerpo del paciente para favorecer su alineamiento:

- Debajo de la cabeza.
- Colocación de un pequeño cojín bajo el diafragma, para evitar la hiperextensión de la curvatura lumbar, la presión excesiva en las mamas y facilitar la respiración.
- Debajo del tercio inferior de las piernas, para disminuir el rozamiento en los dedos de los pies.

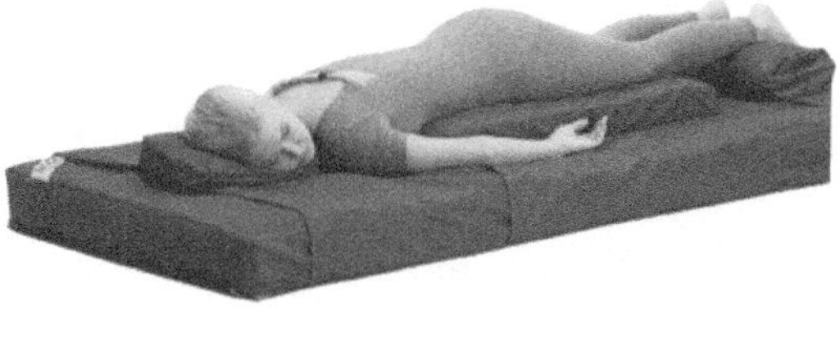

Posición de decúbito prono en cirugía

Es la posición quirúrgica más problemática, tanto por su difícil colocación como por los efectos fisiológicos que conlleva, de hecho, algunos la califican como la posición menos fisiológica que existe, sin olvidar el manejo imposible de las vías respiratorias para el anestesista. Las intervenciones principales en esta posición se realizan sobre el recto y columna vertebral.

Los principales **efectos fisiológicos** de la misma en el enfermo son:

- Dificultad para mover la caja torácica por su propio peso, con el consiguiente riesgo de insuficiencia respiratoria grave.
- Dificultad para mover el diafragma por el contenido abdominal y por el propio peso del tórax.
- Compresión de la vena cava inferior, disminuyendo el gasto cardíaco y aumentando la P.V.C. Este hecho va a provocar un estasis venoso abdominal, pudiendo quedar retenido gran cantidad de anestésico en todo el árbol vascular peritoneal. Se han descrito casos de parada respiratoria en el postoperatorio inmediato, al salir repentinamente dicho anestésico al torrente circulatorio, hecho a tener en cuenta principalmente en ancianos y enfermos de alto riesgo. También por el estasis, el retorno venoso de las extremidades inferiores se dirige por vías que ofrecen menor resistencia, como por ejemplo a través del plexo venoso de la columna vertebral (plexo de Batson), fenómeno que puede causar mayor sangrado durante la cirugía de la médula espinal.
- Congestión a nivel de la cabeza. La rotación de la misma y el cuello puede producir isquemia por oclusión de la carótida o las arterias vertebrales. Una rotación de 80° de la cabeza, puede ocluir por completo la arteria vertebral contralateral, con graves consecuencias si se sospecha enfermedad arterial cerebral o arteritis, ya que al estar los vasos parcialmente ocluidos por aterosclerosis, pueden sufrir isquemia, trombosis o ictus embólico.

Las principales recomendaciones para la posición decúbito prono:

- Es fundamental empezar reseñando que para adoptar esta posición es necesario voltear al enfermo una vez que ha sido anestesiado en posición supina. Para ello, son necesarias al menos 6 personas que deben efectuar esta maniobra de forma coordinada y cooperativa. Es esencial evitar la torsión de los miembros y mantener la cabeza estrictamente alineada con el tronco durante el movimiento. Las manos del paciente deben protegerse del peso del cuerpo que cae sobre ellas.
- **Cabeza:** En el caso de pacientes con una anatomía vascular intacta, la cabeza se ladea descansándola en una almohada, ya que en estos se pro-

duce una compensación al aumentar el flujo cerebral a través de la arteria vertebral opuesta o el polígono de Willis. Sin embargo, si se trata de un enfermo con antecedentes de patología arterial cerebral, tendremos que utilizar el soporte reposacabezas almohadillado en forma de herradura, que soporta la periferia de la cara sin presionar los ojos.

- **Tronco:** para aliviar la presión sobre el tórax y abdomen pondremos dos rodillos almohadillados debajo del tórax a la altura de las axilas y otros dos a nivel de las palas ilíacas (estos últimos no deben comprimir los vasos femorales). El rodete debería formarse doblando paños no arrugados. Los requisitos de un buen rodete axilar serían:
  - ▹ Suficientemente grueso y no debe ser compresible, de forma que el tórax quede separado suficientemente y el hombro completamente descargado.
  - ▹ Suficientemente largo para servir de soporte a la anchura anteroposterior del tórax.
  - ▹ Suficientemente ancho para repartir la presión sobre varias costillas.
  - ▹ Colocarse ligeramente caudal a la axila, para evitar la compresión de las estructuras neurovasculares axilares.
- **Brazos:** se colocan sobre 2 apoya-brazos con máximo cuidado, evitando hiperextensiones y caídas. Protección adecuada de los codos.
- **Miembros inferiores:** se protegen las rodillas y los pies, evitando el roce de los dedos con la mesa. Se elevará la parte inferior de las piernas, favoreciendo el buen drenaje (siempre y cuando esto no moleste en la intervención).
- **Evitar presiones** en las mamas de las mujeres y en el aparato genital masculino.

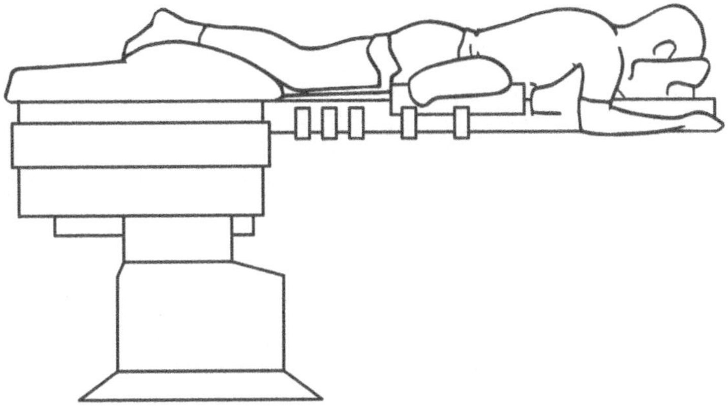

Otras posiciones de prono en cirugía

Se usan varias posiciones similares al decúbito prono tradicional: la postura de Kraske y postura de laminectomia.

Postura de Kraske

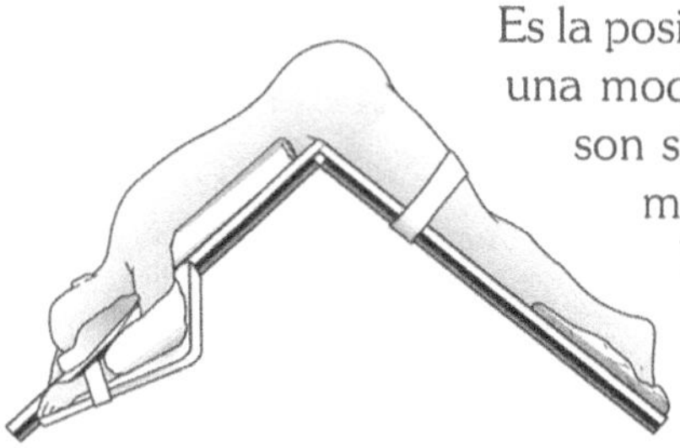

Es la posición también conocida como "de navaja" y es una modificación de la prona. Sus efectos fisiológicos son similares a esta última y al Trendelemburg. La mesa se quiebra a nivel de la cadera en un ángulo variable (moderado a severo), dependiendo de las necesidades quirúrgicas. Las indicaciones principales son intervenciones rectales (por ejemplo hemorroides) y coccígeas.

Las principales recomendaciones para esta posición:

- Almohadillar la zona de la cadera e ingle.
- Protección de pies, rodillas y piernas.
- Descansar los brazos en sus soportes, flexionando cómodamente los codos.
- Es importante regresar lentamente al paciente a la posición horizontal, debido al estancamiento venoso que se produce, evitando así problemas secundarios.

Postura de Laminectomía

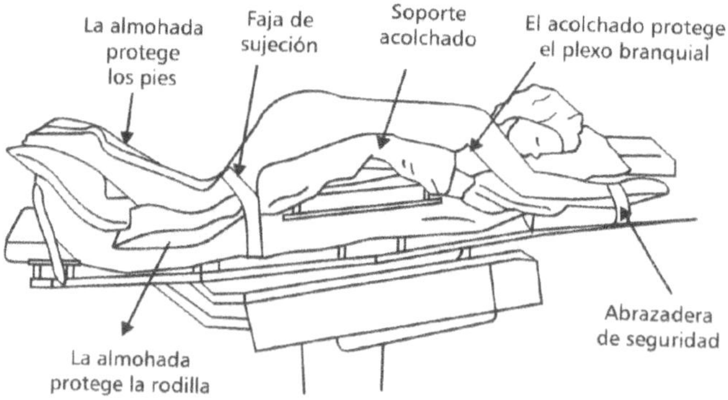

Es otra modificación de la posición prona, teniendo ambas efectos fisiológicos muy similares. Su indicación principal es la laminectomía torácica o lumbar. Se necesita un soporte especial que eleve el tronco y miembros inferiores por encima de la mesa. Por ello es aconsejable anestesiar al enfermo en la cama o camilla en decúbito supino y posteriormente pasarlo a la mesa quirúrgica, volteándolo cuidadosa y coordinadamente entre los miembros del equipo.

2.3. Posición de decúbito lateral

En esta posición el paciente permanece apoyado sobre un costado, bien derecho o izquierdo, con las extremidades extendidas. Esta posición completa su denominación con decúbito lateral "derecha o izquierda" según el costado que esté apoyado en la cama. El miembro superior correspondiente al lado sobre el que se halla recostado el paciente, está por delante del cuerpo.

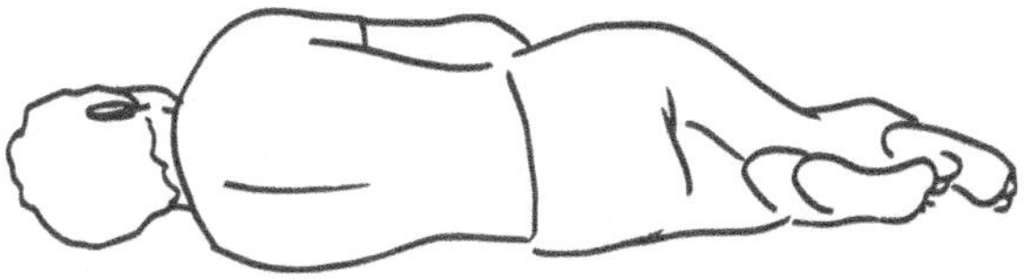

Indicaciones:

- Para hacer la cama ocupada con un paciente encamado.
- Para administrar tratamiento por vía rectal (por ejemplo supositorios).
- Administración de inyectables intramusculares.
- Para prevenir las úlceras por decúbito(cambio postural).
- Administración de enemas.
- Higiene y masajes.

Pueden colocarse almohadas o cuñas-tope en distintas zonas del cuerpo del paciente para favorecer su alineamiento:

- Debajo la cabeza, para favorecer el alineamiento.
- Debajo el brazo superior, para elevar el brazo y el hombro.
- Detrás de la espalda, para mantener una buena alineación.

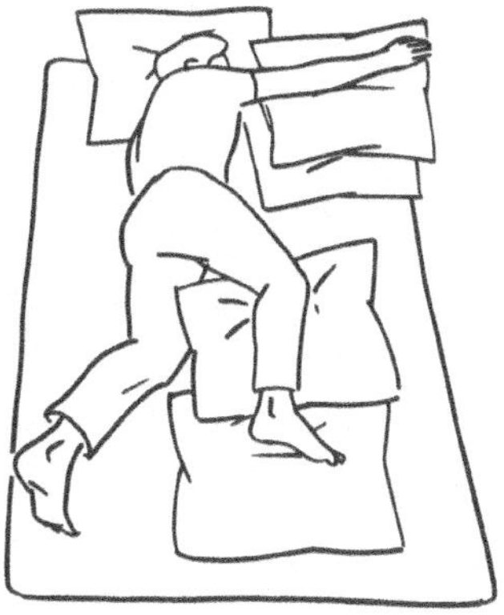

Colocación de almohadas en decúbito lateral

Posición de decúbito lateral en cirugía

Sus indicaciones son: cirugía torácica (toracotomías), renal y ortopédica. Al igual que en las anteriores, el cambio de posición se hará en equipo. De forma ideal y con el fin de prevenir lesiones medulares, una persona debería de supervisar que la rotación de cabeza, hombros, cadera, piernas y pies se produce simultáneamente. Una vez situado y hasta que todos los soportes necesarios no estén perfectamente fijados, no se soltará al paciente. Una vez finalizada la colocación, debe comprobarse la existencia de pulso arterial de las extremidades.

Los principales **efectos fisiológicos** de la misma en el enfermo son:

- **Efectos respiratorios:** son importantes. Hay que tener en cuenta que por el peso del tórax, menor capacidad de movimiento de las costillas que apoyan y por la presión de las vísceras abdominales que desplazan al diafragma hacia arriba, disminuye la capacidad vital del pulmón yacente. Estos cambios no son significativos en un paciente despierto con respiración espontánea, ya que consigue una contracción más eficaz y por lo tanto, un mayor volumen ventilatorio. Sin embargo, en el enfermo anestesiado sometido a ventilación mecánica podría ser más problemático, al tener el yacente una mejor perfusión y el superior una mejor ventilación, con la consecuente desproporción en la relación ventilación/perfusión; tanto es así, que a veces y dependiendo del caso, es necesario el uso de ventilación a presión positiva.
- **Presión arterial:** los valores dependerán de la ubicación del manguito o de la relación del transductor de presiones con el corazón; no obstante, podemos decir que no importa cuál sea el brazo utilizado para tomar la presión arterial siempre y cuando se tenga en cuenta la diferencia de presión hidrostática, y aún mejor, usando un transductor que incorpore un sistema que permita “hacer el cero” a nivel del corazón.

Las principales recomendaciones para la posición decúbito lateral:

- Soportes específicos protegidos en las zonas lumbar y abdominal.
- Cabeza y cuello colocados de forma neutra, es decir, alineados con el eje del cuerpo, apoyados sobre almohadas.
- La extremidad superior no yacente se coloca bien en el arco de anestesia acolchado o bien se deja caer sujeto a una almohada.
- La extremidad superior yacente debe colocarse en abducción, situando un rodete inmediatamente caudal a la axila, gracias al cual se permite reducir el peso sobre el hombro y la compresión sobre el paquete neurovascular axilar.

- Cuidado con el ojo que queda abajo, ya que se pueden producir lesiones de diferente gravedad, incluyendo la ceguera (complicación muy rara, afortunadamente).
- Miembros inferiores: el superior se extiende y el inferior o yacente se flexiona en la cadera y rodilla, entre ellos se coloca una almohada; también protegemos los pies y tobillos.
- La oreja que apoya la colocamos sobre una superficie blanda.

2.4. Posición semiprona, de Sims o inglesa

Esta posición es similar a la posición lateral en la que el paciente está tumbado sobre su lado; pero en la posición de Sims, el peso del paciente se carga sobre la parte anterior del ilion, el húmero y la clavícula, más que sobre la parte lateral del ilion y del omóplato. Por tanto, en la posición de Sims los puntos de presión del cuerpo son diferentes de los puntos de presión de las posiciones lateral, de Fowler, reclinado dorsal y decúbito prono.

La posición de Sims se utiliza frecuentemente con pacientes que están inconscientes, porque facilita el drenaje de la mucosa de la boca. Es una posición cómoda para otras muchas personas incluidas las mujeres en el último trimestre del embarazo.

En la posición de Sims se coloca un brazo detrás del cuerpo y el otro está flexionado por el hombro y el codo. También están flexionadas ambas piernas por delante del paciente. La de arriba está más flexionada en la cadera y en las rodillas que la de debajo. Una almohada apoyada en el abdomen del paciente, dará sostén en esta posición.

Su indicación en principio puede ser en pacientes que no pueden deglutir, pues permite un buen drenaje de las mucosidades y proporciona máxima relajación muscular, pero también puede ser aplicada en múltiples ocasiones.

El enfermo se halla en decúbito lateral izquierdo con el muslo derecho flexionado brazo derecho hacia delante. La cabeza está girada lateralmente. El peso corporal descansa sobre el tórax.

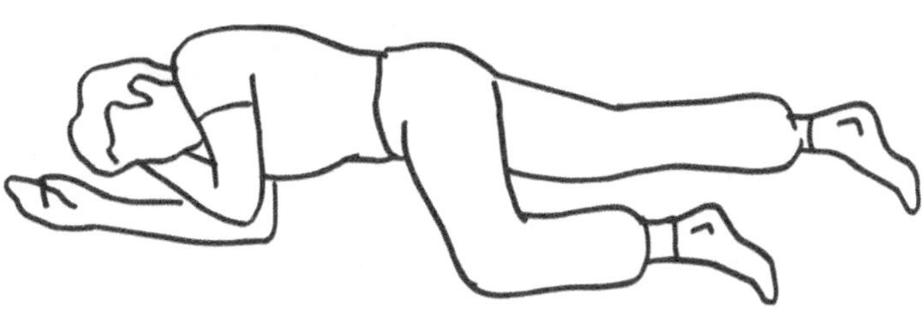

Indicaciones:

- Posición de seguridad, por lo que es ideal para el transporte de accidentados.
- Exámenes rectales.
- Administración de enemas y medicamentos vía rectal.
- Colocación de sondas rectales.
- En pacientes inconscientes para facilitar la eliminación de secreciones.
- En el Postoperatorio.
- Facilita la relajación muscular.
- Facilita el drenaje de secreciones.

Pueden colocarse almohadas en distintas zonas del cuerpo del paciente para favorecer su alineamiento:

- Debajo la cabeza.
- Debajo el hombro y brazo superior.
- Debajo el muslo y pierna superior.
- El cuerpo se apoya en hombro y cadera.

2.5. Posición de Fowler

Es una de las posiciones mas utilizadas en pacientes encamados. El paciente se halla semisentado, formando un ángulo de 45°. Es una posición cómoda para el enfermo, sobre todo si se le facilitan almohadas para la cabeza, espalda, curvatura lumbar, brazos, etc.

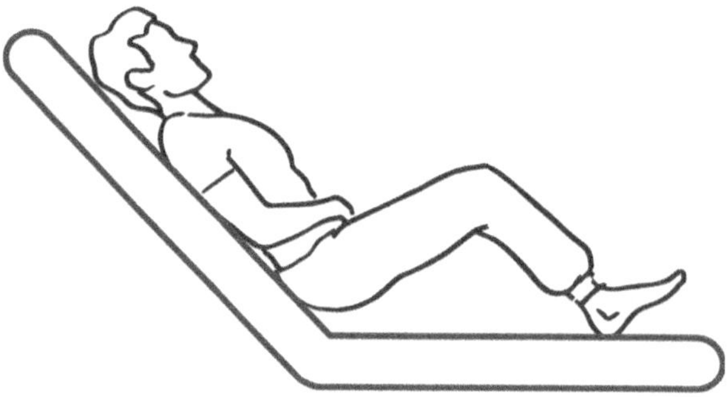

En esta posición los principales puntos de apoyo están en los talones, sacro y parte del hueso coxal. La posición de Fowler esta indicada en pacientes o con trastornos respiratorios o cardíacos, puesto que con ella se logra la máxima expansión torácica.

Se utiliza para exploraciones de cabeza, ojos, cuello, oídos, nariz, garganta y pecho. Es una posición usada muy frecuentemente en las exploraciones de otorrinolaringología.

Una variedad de la posición de Fowler es la posición de Fowler modificada; básicamente es la misma que la anterior, la diferencia estriba en el arqueamiento de la articulación de la rodilla, y este hueco relleno con una almohada o doblando la cama si es posible.

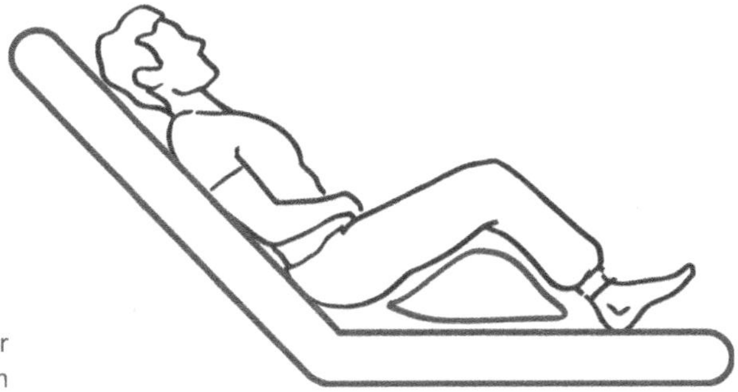

Posición de Fowler con cojín

También se modifica la posición de Fowler, cuando el paciente una vez sentado se inclina y reposa sobre una mesa de cama o varios almohadones. Esta última modificación se emplea en algunas patologías respiratorias, proporciona fuerza supletoria para exhalar el aire inspirado.

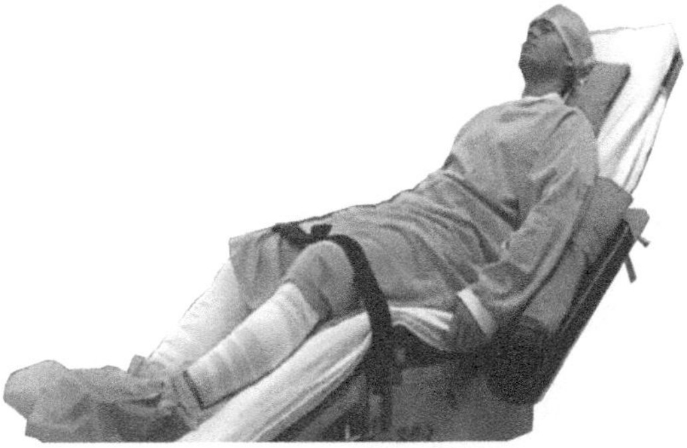

Estando el enfermo en decúbito supino se levanta la cabecera de la cama unos 50 cm y así la espalda apoyada sobre la cama formará un ángulo de 45° con la horizontal. Las extremidades inferiores estarán flexionadas por la rodilla y, se puede colocar una almohada bajo ellas. Esta posición se puede emplear en algunos enfermos cardíacos que así estarán más cómodos.

Indicaciones:

- Posición muy empleada en las exploraciones de otorrinolaringología.
- Pacientes con problemas respiratorios (asma, EPOC, enfisema, etc.).
- Para relajar los músculos abdominales.
- Pacientes con problemas cardíacos.
- Exploraciones de cabeza, ojos, cuello, oído, nariz, garganta y pecho.

Pueden colocarse almohadas en distintas zonas del cuerpo del paciente para favorecer su alineamiento:

- Detrás del cuello y hombros.
- Detrás de la zona lumbar.
- Debajo los antebrazos y manos, para evitar la tensión en los hombros y sujetar los brazos y manos, si el paciente no los utiliza.
- Debajo y los lados de la parte superior de los muslos.
- Debajo el tercio inferior de los muslos.
- Debajo los tobillos, para elevar los talones.

En caso de posición Fowler alta, la posición de la cabecera de la cama está elevada 90° respecto a los pies. Y la posición semi-Fowler, la elevación es de 30°.

Existe también, la posición **Fowler modificada**, que consiste en poner al paciente misma forma que en el caso anterior pero modificando la posición de los miembros superiores (las manos), que deben estar colocadas, más elevadas que los codos. Esto se consigue, apoyando las manos sobre una mesa de comer, por ejemplo. Esta indicada en enfermos cardíacos para facilitar la circulación venosa o de retorno.

2.6. Posición de Trendelemburg

El enfermo se coloca como en decúbito supino, sobre una cama o mesa inclinada 45° respecto al plano del suelo. La cabeza del paciente está mucha más baja que los pies. Se utiliza esta posición en cualquier situación en que se requiera aumentar el riego sanguíneo del cerebro y en algunas intervenciones quirúrgicas. En esta postura hay que colocar a los pacientes con shock.

Una variedad de esta posición es aquella en que el enfermo está en decúbito supino con el cuerpo inclinado, la cabeza más baja que el tronco y las extremidades inferiores flexionadas por la rodilla, es importante que las caderas estén más altas que el tórax. Se utiliza para aplicar lavados vaginales.

El paciente se encuentra en decúbito supino sobre una cama o mesa inclinada, de modo, que la cabeza está a un nivel inferior que los pies. Una variedad de esta posición es aquélla en que el enfermo está en decúbito supino con el cuerpo inclinado, la cabeza más baja que el tronco y las extremidades inferiores flexionadas por la rodilla, de forma que las piernas cuelguen del extremo superior de la mesa; para ello es necesario bajar una sección ajustable que existe en los pies de la mesa. Un empleo de esta posición es, en aquellas situaciones en que es necesario que fluya sangre al cerebro como ante un síncope.

Indicaciones:

- Mejora de la circulación cerebral sanguínea.
- Lipotimias o síncopes.
- Conmoción o shock.
- Para el drenaje de secreciones bronquiales.
- Evitar las cefaleas después de una punción lumbar.
- Hemorragias.
- Cirugía de los órganos pélvicos.

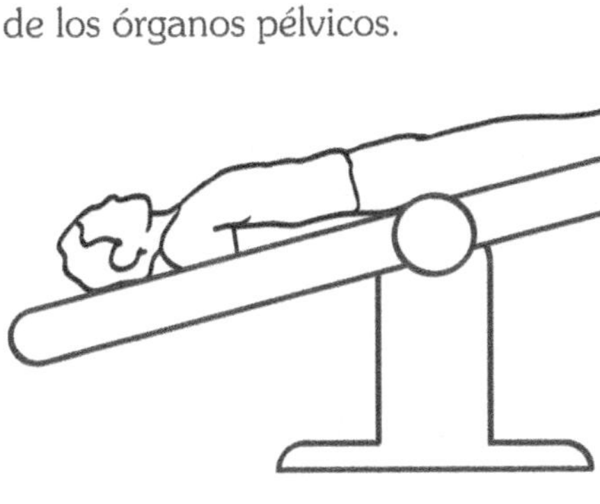

Posición de Trendelemburg en cirugía

En esta posición el enfermo en decúbito supino se inclina en la mesa, de forma que la cabeza esté más baja que el tronco, suele ser una inclinación de 45°, aunque debido a las posibles complicaciones por la misma (principalmente secundarias a las bandas de sujeción que frenan su desplazamiento), hoy día la inclinación suele limitarse a 10-15°, con lo que se evita el uso de las mismas.

De todas formas, sería recomendable flexionar las rodillas a nivel de la articulación de la mesa para prevenir presión sobre nervios y vasos. Las indicaciones principales son intervenciones en la parte inferior del abdomen o de la pelvis, gracias al desplazamiento cefálico del contenido abdominal.

Los principales **efectos fisiológicos** de la misma en el enfermo son:

- Descenso de la presión arterial en las extremidades inferiores, que en individuos sanos se compensa por la acción de los barorreceptores (vasodilatación y bradicardia), sin embargo, ancianos y enfermos con aterosclerosis generalizada pueden sufrir trastornos isquémicos severos postoperatorios.
- En pacientes cardiópatas, esta posición incrementa significativamente la P.A.M. (Presión arterial media) y la P.P.C. (presión pulmonar capilar), con mayor demanda de la oxigenación cardíaca. Si la reserva cardíaca previa está muy disminuida, puede desencadenar una cardiopatía congestiva aguda o isquemia miocárdica.
- Elevación de la presión venosa yugular y de la intracraneal, con el consiguiente descenso de la presión de perfusión cerebral.

2.7. Posición antitrendelemburg, trendelemburg inversa, o de morestin

Es como su nombre indica la posición contraria a la de Trendelenburg, es decir la cabeza del enfermo descansa sobre la parte más elevada y los pies sobre la más baja. Se logra generalmente colocando unos tacos en las patas de la cabecera de la cama suele ponerse una tabla en los pies de la cama con objeto de que no se deslice el paciente. El enfermo está inclinado en decúbito supino con la cabeza a un nivel superior que los pies.

Indicaciones:

- Exploración radiográfica.
- Facilita la circulación sanguínea a nivel de las extremidades.
- En algunas intervenciones quirúrgicas (bocio).
- En caso de problemas respiratorios.
- En caso de hernia de hiato.

Posición Antitrendelemburg en cirugía

Partiendo del decúbito supino, inclinamos la mesa en el sentido contrario del Trendelemburg, es decir, la cabeza del paciente queda más alta que los pies. Las principales indicaciones son: cirugía del tiroides, vesícula y vías biliares. No obstante, se utiliza realmente en raras ocasiones en su estado puro, así, por ejemplo, para las tiroidectomías basta con situar un rodillo almohadillado bajo los hombros para conseguir la hiperextensión del cuello.

Las principales recomendaciones para la posición decúbito lateral:

- Evitar un accidental deslizamiento del paciente, para lo cual utilizaríamos soportes almohadillados en los pies.
- Se almohadilla la nuca, curvatura lumbar y las rodillas.
- Por último, indicar que a nivel fisiológico no existen grandes diferencias con la posición supina.

2.8. Posición genupectoral o mahometana

En esta posición, el paciente adopta una posición similar a la que adoptan los mahometanos para sus prácticas religiosas, de hay su segunda nominación, "mahometana". El paciente se arrodilla apoyado sobre su pecho, poniendo las caderas hacia arriba y apoyando los hombros en la cama, así como la cabeza de forma lateral.

Se emplea esta posición en los exámenes de recto y colon, así como en curaciones específicas de la zona perianal.

Las rodillas estarán ligeramente separadas y los muslos perpendiculares a la cama, la cabeza estará vuelta hacia un lado y, los miembros superiores colocados en la forma que desee el paciente. Esta posición se utiliza para exámenes rectales, fundamentalmente. En esta posición, hay que prestar especial atención al paciente, por resultar una posición bastante humillante para el.

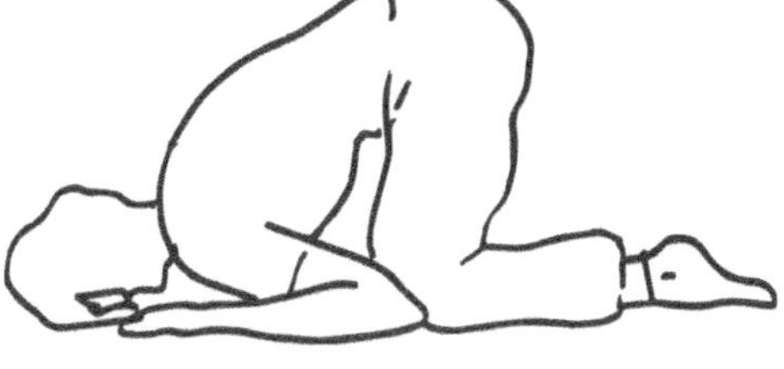

2.9. Posición de litotomía o ginecológica

La paciente se halla acostada boca arriba, con una pequeña almohada debajo de la cabeza. Las piernas colocadas sobre los estribos, los muslos están flexionados en ligera abducción mientras que las rodillas lo están mucho más.

Esta posición es utilizada en ginecología para el examen manual de pelvis, vagina, recto y para la exploración de la embarazada. Se utiliza en las intervenciones quirúrgicas de los aparatos urinario y reproductor, es la posición a adoptar en el **parto**.

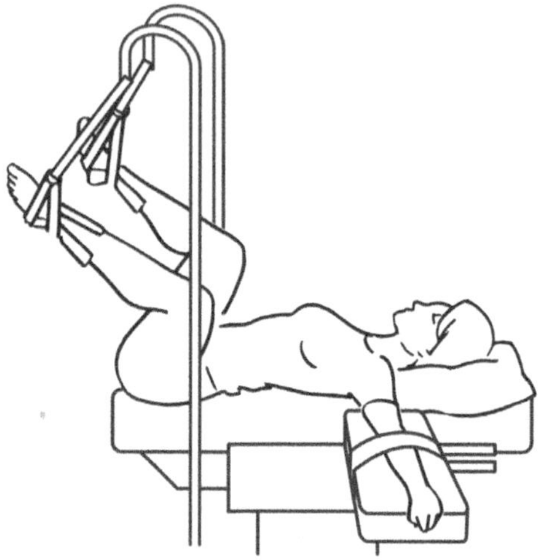

La enferma se encuentra en decúbito supino, con la pelvis borde de la mesa. Las extremidades inferiores están separadas, con los muslos y piernas flexionadas. Para sostener estas extremidades existen unos soportes o estribos (perneras) en los que se pueden colocar las rodillas o los pies.

Indicaciones:

- Exámenes ginecológicos (vaginal), rectales y vesicales.
- Partos.
- Intervenciones ginecológicas.
- Lavado genital.
- Sondaje vesical en la mujer.
- Examen manual o instrumental de la pelvis.
- Exploración de las embarazadas.

Posición de litotomía en cirugía

Se utiliza en cirugía perianal, rectal, vaginal y urológica. En ella se sitúa al enfermo en decúbito supino con las extremidades inferiores flexionadas y elevadas, para dejar accesibles al periné y el recto.

Los principales **efectos fisiológicos** de la misma en el enfermo son:

- Las repercusiones cardiopulmonares serían similares a las citadas para la posición supina. Resaltar el hecho de que se pueda producir hipotensión al descender las piernas del paciente al final de la intervención, debido al relleno sanguíneo de las venas, todo ello se agravaría en caso de hemorragia importante intraoperatoria o enfermedad cardiaca previa.
- Compresión nerviosa periférica (lesión del nervio ciático poplíteo externo, es la compresión principal).

Las principales recomendaciones para la posición decúbito lateral:

- Colocar las piernas en las perneras a la vez, para evitar luxaciones de la cadera, el enfermo habrá situado previamente la zona glútea en el extremo distal de la mesa, para prevenir tensión en músculos y ligamentos lumbosacros. Es fundamental el adecuado almohadillado de las perneras. Las piernas se fijan con las bandas de sujeción (las perneras se pondrán a la misma altura y en relación con el tamaño de las piernas del paciente). Una regla: siempre las perneras a las piernas, nunca las piernas a las perneras.
- Fijados los miembros, se retiran los planos de la mesa, descansando el brazo de la venoclisis sobre un soporte y el contrario, bien sobre el arco de anestesia o bien bajo la zona lumbar con la palma de la mano mirando hacia abajo, para prevenir lesiones en la misma.
- Es importante comprobar que la pernera no hace presión sobre el hueco poplíteo ni sobre el nervio ciático poplíteo externo.
- Al terminar la intervención, es importante bajar las dos piernas a la vez y lentamente.

3. PROCEDIMIENTOS DE PREPARACIÓN DE LAS CAMAS

A la hora de preparar la cama de un paciente debemos distinguir entre tres tipos de camas:

- **Cama abierta**: es aquella que corresponde a un paciente ingresado o que va a ingresar de inmediato. Hay dos tipos:
  - ▹ Cama abierta ocupada: el paciente permanece en ella, sin poder levantarse.
  - ▹ Cama abierta desocupada: el paciente esta ingresado, pero puede levantarse.

- **Cama cerrada**: cama no asignada a ningún paciente o estando asignada, está pendiente de ocupación.
- **Cama quirúrgica**: cuando va a ser ocupada por un enfermo procedente de quirófano o sometido a anestesia.

Al iniciar la preparación de una cama debemos de tener unas consideraciones generales:

- Comprobar la identidad del paciente.
- Frenar las ruedas de la cama.
- Respetar la intimidad del paciente durante toda la técnica, no dejándolo nunca totalmente al descubierto.
- El carro de la ropa no debe entrar en la habitación quedándose en la puerta.
- Tener en cuenta posibles alergias a utensilios y materiales a utilizar.
- Disponer del personal adecuado y los recursos materiales (grúas, asideros, triángulos, barandillas, etc.) para asegurar una buena higiene postural.

Material necesario

- Guantes no estériles, si es preciso.
- Funda de colchón, si es preciso.
- Dos sábanas (encimera y bajera).
- Sabana entremetida, si es necesario.
- Manta, si es preciso.
- Colcha.
- Almohada, si es preciso y funda de almohada.
- Bolsa azul para la ropa sucia.
- Protector de cama de celulosa, si es preciso.
- Grúa si fuera necesario.
- Bolsa de residuos verde o blanca.

Preparación del paciente

- Comprobar la identidad del paciente.
- Informar al paciente del procedimiento que se va a realizar y solicitar su colaboración.

Técnica de preparación de la cama

a) Cama abierta ocupada

- Preparar todo el material necesario junto a la cama del paciente.
- Realizar la higiene de manos.
- Colocarse guantes no estériles, si es preciso.
- Colocar la cama en posición horizontal, si las condiciones del paciente lo permiten y si fuera posible, adecuar la altura de la misma a la posición de trabajo.
- Colocarse una persona a cada lado de la cama o levantar la barandilla del lado opuesto al lugar donde se coloca el profesional, si éste estuviera solo.
- Retirar la colcha y la manta.
- Aflojar la sábana superior manteniendo cubierto al paciente.
- Retirar la almohada, cambiar su funda colocándola encima de una silla. (En determinadas situaciones podemos dejar puesta la almohada para mejorar la comodidad del paciente).
- Colocar al paciente en decúbito lateral, manteniendo la posición ayudado por un profesional, la barandilla de seguridad o ayudas técnicas (asideros, triángulos etc.).
- Aflojar la sábana inferior doblándola junto con la entremetida a manera de abanico hacía el centro de la cama, comprobando la limpieza de la funda del colchón y cambiándola si es necesario.
- Colocar la sábana bajera limpia fijándola por debajo del colchón, realizando el doblez de esquina en mitra o sobre, primero en la cabecera y después en los pies.
- Colocar la sabana entremetida, si fuera necesario, encima de la sábana bajera en el tercio medio de la cama, con las costuras hacia los pies, fijándola por debajo del colchón.
- Por medio de un solo movimiento, voltear al paciente hacía la parte limpia. Retirar la ropa sucia introduciéndola en la bolsa azul, estirar la sábana limpia y la entremetida, que deben quedar sin arrugas, fijando bajo el colchón las esquinas y realizando los bordes en mitra.
- Colocar al paciente en decúbito supino.
- Colocar la almohada.
- Colocar la sábana superior limpia encima del paciente a la vez que se retira la sucia. Dejar el embozo en la parte superior y zona holgada en los pies ajustándola bajo el colchón.

- Colocar colcha y manta, si fuera necesario, sujetando las esquinas en mitra o sobre.
- Acomodar al paciente, dejando a mano todo lo necesario y el timbre de llamada.
- Comprobar que la cama queda frenada y al nivel más bajo posible.
- Recoger, ordenar y limpiar todos los útiles empleados.
- Retirar los guantes.
- Realizar la higiene de manos.

b) Cama abierta desocupada

- Preparar el material necesario disponiéndola según el orden de empleo.
- Realizar la higiene de manos.
- Colocarse guantes no estériles, si es preciso.
- Colocar la cama en posición horizontal y si fuera posible adecuar la altura de la misma a la posición de trabajo.
- Retirar la ropa sucia de la cama pieza a pieza, sin agitarla, doblándola o enrollándola sobre si misma y depositándola en la bolsa azul.
- Centrar el colchón y cambiar o estirar la funda.
- Colocar la sábana bajera fijándola bajo el colchón haciendo las esquinas en mitra y metiendo después los laterales.
- Situar la sabana entremetida, si es necesaria, en el tercio medio de la cama, con las costuras hacia los pies, centrándola y fijándola bajo el colchón, por los dos laterales.
- Colocar la sábana encimera dejando entre 20 y 50 cm en la cabecera para el embozo. Introducir la parte inferior bajo el colchón y dejar las esquinas, para hacerlas junto con la manta y la colcha. Aunque también puede hacerse pieza a pieza.
- Colocar la manta y la colcha centrándolas en la cama.
- En la parte superior volver la sábana sobre la manta y colcha, para hacer el embozo.
- Con la colcha, manta y encimera juntas, se confecciona en cada esquina de la parte inferior del colchón un “borde en mitra”.
- La sábana superior, la manta y la colcha deben colgar por igual a los lados de la cama y no se deben fijar bajo el colchón.
- Cambiar la funda de la almohada y colocarla en la cabecera de la cama.
- Comprobar que la cama queda frenada y en la posición más baja posible.

- Recoger, limpiar y ordenar todos los útiles empleados.
- Retirar los guantes.
- Realizar la higiene de manos.

c) Cama cerrada

- Proceder de la misma forma que en la cama abierta desocupada. No es necesario utilizar guantes.

d) Cama quirúrgica

Realizar igual que la cama cerrada teniendo en cuenta las siguientes excepciones:

- No lleva almohada para evitar posibles aspiraciones en caso de producirse vómitos. La cabecera de la cama está protegida por una entremetida o un paño de campo o un protector de celulosa.
- La lencería superior estará doblada a los pies de la cama, para facilitar el cambio del paciente desde la camilla.
- La cama debe disponer de soporte de suero.

Observaciones generales en la preparación de la cama

- Hacer la cama después del aseo del paciente.
- No poner la ropa de un paciente encima de la cama de otro.
- Evitar desconexiones involuntarias de sondas, catéteres, sueros, etc.
- Evitar las arrugas de la ropa de la cama para minimizar la presión y malestar que pueda sufrir el paciente.
- La sábana superior, debe estar libre y no ejercer presión sobre las extremidades del paciente, para así no limitar sus movimientos.
- Colocar siempre la funda de colchón con la felpa hacia arriba.
- En las manipulaciones de la ropa se debe tener siempre en cuenta el doble circuito (ropa sucia y limpia), no deben mezclarse.
- La ropa sucia que se retire, debe introducirse siempre directamente en una bolsa azul sin sacudirla. No depositar nunca en el suelo.
- En pacientes totalmente inmovilizados, levantar al paciente en bandeja cambiando la sábana bajera como si la cama estuviera desocupada.

- Interrumpir el proceso si surge alguna complicación o si lo pide el paciente.
- Vigilar que después de cada desplazamiento de la cama, ésta quede frenada.
- Coordinar el arreglo de la cama con otras actividades: fisioterapia, pruebas diagnosticas, etc.
- Al realizar el arreglo de la cama, cuando el paciente está en decúbito lateral, utilizar la barandilla opuesta como punto de apoyo y para evitar caídas.
- Evitar friccionar y erosionar la piel, durante el procedimiento.
- Comprobar que sondas, drenajes y aparataje queden correctamente colocados, si los tuviera.
- Realizar el arreglo de la cama siempre que sea necesario.
- Vigilar las posibles reacciones a los utensilios y materiales utilizados.
- Comprobar frecuentemente el mantenimiento del confort del paciente.
- Si el paciente va a ser dado de alta y va a seguir encamado en su domicilio, enseñar al cuidador la técnica del arreglo de la cama.
- Registrar en la hoja del plan de cuidados la enseñanza, si procede.
- Registrar en la hoja de observaciones de enfermería cualquier incidencia.

4. CAMBIOS POSTURALES

Los cambios posturales y los ejercicios de movilización, son medidas que se realizan con el objetivo de ir alternando las zonas corporales del paciente en contacto con la cama, es decir, las áreas corporales sometidas a presión, con lo que se consigue:

- Favorecer la comodidad y bienestar del paciente.
- Evitar la aparición de lesiones de la piel y tejidos subyacentes (las UPP).
- Evitar la aparición de deformidades.
- Evitar la aparición de contracturas musculares.

Las úlceras por presión (UPP), constituyen una de las complicaciones más frecuentes que surgen paralelas a la patología del paciente ingresado, siendo a la misma vez, uno de los problemas más frecuentes en la práctica diaria del personal de enfermería. De ahí, que su prevención, sea considerada uno de los principales objetivos en aquellos pacientes considerados de riesgo.

Es deseable que los enfermos susceptibles de desarrollar úlcera por presión y que puedan girarse por sí mismos, que comprendan la necesidad de realizar de forma autónoma un cambio de postura en la cama. El personal de enfermería debe animar al paciente a que lo realice. En pacientes que sufran debilidad física o que no puedan girarse por sí mismos, es importante realizar un plan de movilización cada 2-3 horas, siguiendo una rotación determinada.

Movilizar a la persona, evitando la fricción y los movimientos de cizalla, para ello utilice una entremetida o sábana travesera.

Eleve la cabecera de la cama lo mínimo posible (máximo 30°) y durante el mínimo tiempo.

Para las posiciones de decúbito lateral no sobrepase los 30° de inclinación. Se evitará apoyar el peso sobre los trocánteres.

Los cambios posturales son tan necesarios como insuficientes, estando condicionada su efectividad entre otros por:

- La dificultad para su realización periódica.
- La utilización de posiciones posiblemente iatrogénicas.
- La imposibilidad de efectuarlos en muchos pacientes de cuidados intensivos.

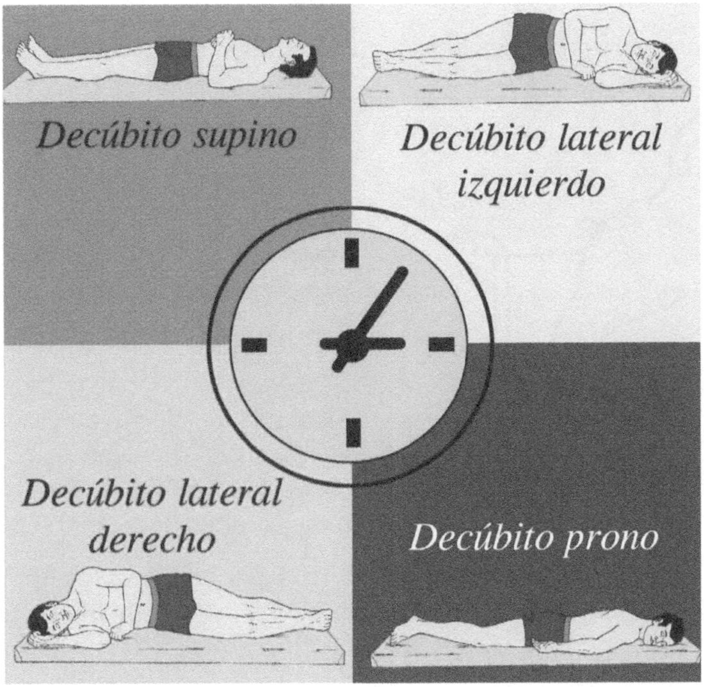

Entre las patologías que dificultan o imposibilitan la realización de los cambios posturales se encuentran:

- Personas sometidas a Cirugía Cardíaca (sin duda los más prevalentes en Cuidados Intensivos de Hospitales de 3er nivel).
- Personas con inestabilidad Hemodinámica.
- Personas con obesidad mórbida.
- Personas con compromiso respiratorio que sufren un descenso en la saturación de oxígeno durante los cambios posturales.
- Personas politraumatizados o con intervenciones neuroquirúrgicas.

En la realización de los cambios posturales hay que seguir las recomendaciones de salud laboral sobre manejo de pesos y cargas para prevenir lesiones de los profesionales.

Se realizarán cambios posturales en todos los pacientes detectados como de Riesgo, excepto si existiera una patología de base que lo contraindicara.

- Se establecerán un plan de cambios posturales cada 3 horas (al menos dos por turno) en pacientes encamados, siguiendo una rotación programada e individualizada, incluyendo el decúbito supino, el decúbito lateral izquierdo, decúbito lateral derecho y sedestación. La rotación de los decúbitos laterales **no debe sobrepasar los 30º**.
- Registro, para garantizar la continuidad y adecuación del Plan de Cuidados.

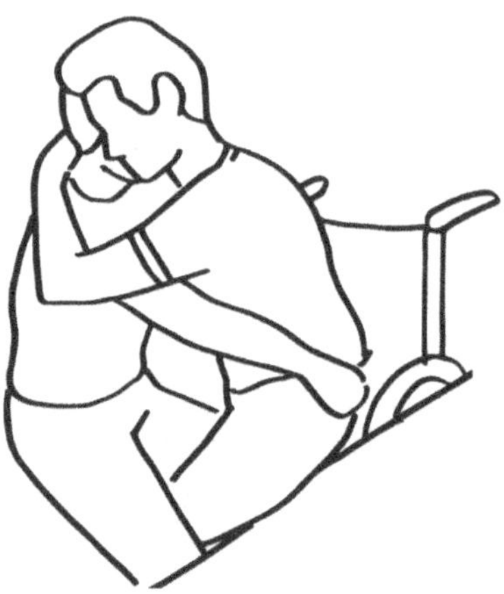

- Mantener el alineamiento corporal, distribución del peso y el equilibrio.
- En pacientes en sedestación, los puntos de apoyo se modificarán con la misma pauta que en los encamados.
- Evitar el contacto directo entre prominencias óseas mediante el uso de almohadas.
- Si por la patología del paciente fuera necesario elevar la cabecera de la cama, elevarla lo mínimo posible (<300) y durante el mínimo de tiempo posible.
- Uso de dispositivos para el alivio de las presiones: Colchones de aire alternante. Se instaurará a todos los pacientes de riesgo medio / alto, según EVRUPP.

No olvidar que...

Ningún dispositivo debe sustituir a la movilización.

Posiciones terapéuticas

Para eliminar la presión de los puntos de apoyo es imprescindible realizar cambios posturales con mucha frecuencia y de manera cíclica durante las 24 horas del día. Estos cambios han de estar planificados y quedar registrados en la historia del paciente.

La técnica de colocación de almohadas, según la Guía de Cuidados enfermeros de UPP del Insalud ha de ser:

Decúbito Supino

- Debajo de la cabeza.
- Debajo de la cintura.
- Debajo de los muslos.
- Debajo de las piernas, evitando el hueco poplíteo.
- Apoyando la planta del pie.
- Debajo de los brazos (opcional).

Deben quedarse libres de presión los talones, glúteos, escápulas, codos y zona sacrocoxígea.

Evitar la rotación del trocánter.

Las piernas deberán quedar ligeramente separadas.

Los pies y las manos deben conservar una posición funcional.

Decúbito prono

- Debajo de la cabeza.
- Debajo del abdomen.
- Debajo de los muslos.
- Debajo de las piernas.
- Debajo de los brazos (opcional).

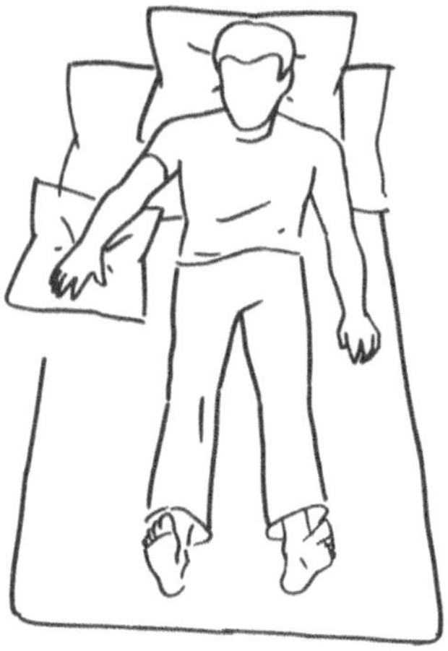

Deben quedar libres de presión las crestas ilíacas, rodillas y primer dedo de los pies. El tórax debe quedar libre para respirar con comodidad.

Es la postura más indicada en UPP sacrocoxígeas y trocantéreas y está contraindicada en pacientes con lesiones torácicas, cardiacas o con dificultad respiratoria.

Decúbito lateral

- Debajo de la cabeza.
- Una apoyando la espalda.
- Dos entre las piernas.

La espalda debe quedar apoyada en la almohada, formando un ángulo de 45-60º.

Las piernas en ligera flexión.

Los pies formando ángulo recto con las piernas.

La cabecera de la cama sólo muy ligeramente elevada (15-300).

Los pies y las manos deben conservar una posición funcional.

Sedestación

En pacientes que puedan levantarse al sillón es muy importante mantener la postura correcta, manteniendo manos y pies en una postura funcional. Las almohadas se colocarán:

- Región cervical.
- Región lumbo- sacra.

Evitar la hiperflexión cervical, la cifosis lumbar, la compresión de los huecos poplíteos que impide un correcto retorno venoso, el pie equino y el estrangulamiento de la sonda urinaria bajo la pierna.

No usar roscos de caucho ni flotadores.

Los puntos de apoyo deberán modificarse con la misma frecuencia que en los encamados.

5. MANIPULACIÓN DE DRENAJES

El drenaje es un procedimiento técnico que permite y facilita la salida al exterior del organismo de secreciones (exudados, pus...), líquidos orgánicos (sangre, orina, bilis, líquido ascítico...) e incluso aire (drenaje torácico).

Los objetivos de un drenaje son:

- Evitar el acumulo de líquidos y gases en cualquier parte del organismo (cavidades, tejidos blandos).
- Reducir el riesgo de contraer infecciones.
- Evacuar la sangre y exudados.
- Facilitar la cicatrización de las heridas.
- Facilitar el control de la pérdida de sangre y/o otros líquidos y sus características.

Los drenajes se pueden clasificar en función de:

a) Su mecanismo de acción

- **Drenajes simples**. Drenan por capilaridad. Los líquidos salen al exterior ayudados por la fuerza de la gravedad por medio de la capilaridad. Debe existir, por tanto, un desnivel entre la herida y el recolector. El más utilizado en este grupo es el *drenaje de penrose* que consiste en un tubo de caucho o látex de una sola luz y de distintos diámetros que se coloca a través de una pequeña incisión independiente de la herida. Se fija a la piel con un punto de seda.
- **Drenajes por aspiración**. Drenan los contenidos mediante aspiración por vacío que mantiene una presión negativa continua. Uno de los más usados es el de *redón* que consiste en un tubo de plástico, flexible con varios agujeros en el extremo que se coloca en el lugar que se quiere drenar. El otro extremo se adapta herméticamente a un recipiente estéril y con vacío para producir una aspiración continua.

b) Del circuito de drenaje

- **Drenajes cerrados**. El tubo proximal se aboca a un recipiente estéril, con o sin vacío. Siempre se mantiene estéril.
- **Drenajes abiertos**. El drenaje se acerca a la misma piel y se cubre con gasas o compresas. Es el drenaje que se suele usar en heridas contaminadas.

Manipulación de los drenajes

A la hora de manipular un drenaje hay que tener en cuenta las siguientes consideraciones:

a) Mientras el drenaje esta colocado:

- Comprobar su permeabilidad.
- Controlar el punto de anclaje al paciente para evitar que pueda salirse.
- Realizar la cura del punto de anclaje de forma independiente a la cura de la herida y con una técnica aséptica.
- No elevar nunca el recipiente colector por encima del nivel de la herida para evitar los reflujos.
- Controlar las características de los débitos de los drenajes: color, cantidad, aspecto, etc.,...
- Cualquier cambio se debe notificar al médico o a la enfermera.
- Cambiar el colector cada vez que esté indicado o sea preciso, comprobando el nivel de aspiración y de vacío.

b) Al retirar el drenaje:

- Los drenajes simples no se retiran de una vez, se van extrayendo 2 o 3 cms cada día para que de tiempo a cerrar el espacio que ocupaba y no fistulice.
- Los drenajes espirativos si se retiran de una sola vez manteniendo la aspiración para prevenir el retroceso de los líquidos.

6. TÉCNICAS DE AYUDA PARA DEAMBULACIÓN

Deambular, caminar, andar, debe ser siempre uno de los objetivos que nos marquemos en todos los usuarios que, previamente a su proceso, deambularán.

Los días encamados causan una serie de inconvenientes que hay que vencer a la hora de volver a deambular. En algunos casos estos inconvenientes son mínimos y el paciente con escasa o ninguna ayuda vuelve a deambular, pero en otras ocasiones el proceso es más laborioso precisando la ayuda de los profesionales y/o de dispositivos creados para tal fin.

Analizamos algunos de estos casos.

a) Procedimiento de ayuda en la deambulación sin dispositivos de apoyo

Debemos seguir las siguientes indicaciones:

- Asegurarnos de que el procedimiento no está contraindicado.
- Lavarnos las manos y ponernos los guantes.
- Se explica el procedimiento al paciente y se pide su colaboración.
- Mantener la mirada al frente, no debe mirar al suelo.
- Frenar la cama.
- Sentar al paciente sobre la cama con las piernas colgando por el borde.
- Ayudarlo a ponerse la bata y el calzado adecuado.
- Colocamos un pie delante del enfermo y el otro a un lado.
- Flexionando las rodillas se pide al paciente que rodee nuestro tórax con sus brazos y le ayudamos a alcanzar la bipedestación.
- Nos colocamos a su lado y se pasa un brazo alrededor de su cintura. El paciente apoya su mano y antebrazo en nuestro hombro más alejado.
- Se comienza la deambulación vigilando en todo momento los cambios que se puedan producir en el paciente (palidez, sudoración, cansancio...). Si aparece alguno de estos cambios se interrumpe la deambulación y se solicita ayuda para trasladar al paciente a la cama o el sillón.
- Cuando finalice la deambulación dejar al paciente perfectamente acomodado en la habitación.
- Nos quitamos los guantes y nos lavamos las manos.
- Registramos la actividad y las posibles incidencias que hayan podido ocurrir.

b) Deambulación con muletas con marcha de dos puntos

Esta marcha se utiliza cuando el paciente no puede mantenerse cargando todo el peso de su cuerpo sobre las extremidades inferiores, pero conserva una buena coordinación muscular y fuerza en las extremidades superiores.

El procedimiento es similar al anterior hasta el momento en que ayudamos a levantarlo que procedemos de la siguiente forma:

- Se le dan las muletas al paciente y nos situamos tras él.
- Se le dice que cargue el peso en el pie izquierdo y la muleta derecha mientras que adelanta el pie derecho y la muleta izquierda unos 20/30 cms.
- Tras ello, debe cambiar el peso y cargar sobre el pie derecho y la muleta izquierda y adelantar el pie izquierdo y la muleta derecha.
- Debe repetir el proceso todo lo necesario hasta conseguir destreza en la marcha.

c) Deambulación con muletas con marcha de cuatro puntos

Esta marcha se utiliza cuando el paciente no puede mantenerse cargando el peso de su cuerpo sobre las extremidades inferiores y no tiene buena coordinación muscular pero sí que tiene suficiente fuerza en las extremidades superiores.

Aquí también repetimos los pasos hasta que el paciente se pone de pie tras lo cual seguimos las siguientes indicaciones:

- Nos colocamos detrás de él y se le pide que desplace la muleta izquierda hacia delante, y que, mientras tanto aguante el peso entre las dos extremidades y la muleta derecha.
- Luego se le pide que desplace el pie derecho hacia delante de forma que quede a la misma altura que la muleta izquierda.
- Se le pide que mueva la muleta derecha hacia delante mientras el peso del cuerpo se apoya entre las dos extremidades y la muleta izquierda.
- Por último se le pide al paciente que adelante el pie izquierdo hasta que quede a la altura de las dos muletas.
- Se deben repetir estos pasos hasta que el paciente domine la marcha.

d) Deambulación con muletas con marcha en 3 puntos sin carga en una de las extremidades inferiores

Se utiliza cuando el paciente es incapaz de sostener el peso del cuerpo sobre una extremidad inferior pero mantiene el uso normal de la otra extremidad y de la parte superior del cuerpo.

Repetimos todo el procedimiento hasta poner al paciente de pie y suponemos que el paciente no puede cargar sobre la extremidad inferior izquierda.

- Se le pide que permanezca de pie con la rodilla izquierda ligeramente flexionada para no apoyar ese pie, y que cargue todo el peso sobre el otro pie y las muletas.
- A continuación debe apoyar todo el peso sobre el pie derecho y adelantar las muletas.
- Luego debe desplazar la extremidad izquierda hasta la altura de las muletas, echar el peso sobre las mismas y desplazar la pierna derecha hacia delante.
- A partir de ahí el proceso vuelve a comenzar debiéndolo repetir hasta dominarlo.

e) Deambulación con muletas con marcha en 3 puntos más uno con apoyo parcial

Se utiliza cuando el paciente puede soportar todo su peso en una extremidad inferior y puede cargar parcialmente con la otra.

Nuevamente el proceso se repite hasta poner al paciente de pie. En ese momento, en lugar de ponernos tras él, debemos ponernos en el lado que el paciente puede cargar parcialmente. Si seguimos con el ejemplo sería el lado izquierdo.

- El paciente debe permanecer de pie, cargando la mayoría del peso sobre la extremidad inferior derecha y las muletas.
- El paciente debe adelantar las dos muletas y a continuación desplazar el pie izquierdo hasta situarlo a la altura de las muletas.
- A continuación trasladar el peso sobre el pie izquierdo y las muletas mientras mueve la extremidad inferior derecha un poco por delante de las muletas.
- Se deben repetir estos pasos hasta dominar la técnica.

7. TÉCNICAS DE TRASLADO DE PACIENTES

Las transferencias de enfermos se realizan habitualmente entre dos profesionales, excepto en algunos casos especiales (levantamiento de enfermos "en bloque", etc...) que requieren la participación de un número mayor de personas.

Aunque existen numerosas actividades que precisan de la transferencia de enfermos, las más frecuentes y las que mayor demanda física requieren para los profesionales son el paso del enfermo desde la cama a una camilla, de aquí a una butaca o silla de ruedas y desde éstas a la cama. Ésta última es la que mayor esfuerzo físico requiere, pues la carga es ascendida en contra de la fuerza de la gravedad.

Transferencias o traslados más frecuentes

a) Traslado camilla-cama o viceversa

Distinguimos entre:

1. Personas independientes:

- ▹ Se precisa de una sola persona que revise y ayude al paciente.
- ▹ Se explica el proceso, se sitúa la camilla junto a la cama sin dejar ningún espacio entre ellas. Las ruedas de ambas deben estar frenadas.

- ▹ Comprobar que el enfermo no tiene colocada ninguna sonda (nasogástrica, vesical,...), drenaje o sistema de suero que dificulte el traslado.
- ▹ Animar a que el enfermo se deslice y se cambie de ubicación.

2. Personas dependientes:

- ▹ Un paciente dependiente o no colaborador no se puede trasladar por si mismo, e incluso puede que ni preste ayuda, lo que conlleva una mayor dificultad en la transferencia.
- ▹ Se explica el procedimiento al paciente. Se colocan cama y camilla en la posición adecuada y se frenan.
- ▹ Se debe mantener la intimidad del enfermo cubriéndolo con una sábana, a ser posible.
- ▹ Si tiene sonda vesical se pinza y se traslada encima del paciente para evitar infección urinaria. El sistema de suero ofrece distintas alternativas siendo la preferible colocarlo en un pie con ruedas.
- ▹ Existen materiales que nos sirven de ayuda como tablas deslizantes, las sábanas de la cama, grúas o camas eléctricas,...

Entre las personas dependientes distinguimos varios tipos de traslados o transferencias.

1. Traslado simple en brazos:
   - Se precisa una sola persona, se utiliza en niños, personas de poco peso y personas que pueden ayudar.
   - El profesional coloca sus brazos por detrás de espaldas y glúteos y el paciente rodea con los brazos el cuello del profesional.
   - Flexionar las rodillas al coger la carga y extenderlas al levantarla.
2. Traslado en horizontal con la camilla en paralelo:
   - Se precisan 4 personas.
   - Se coloca la camilla en paralelo, junto a la cama y a una misma altura.
   - Se frenan las ruedas de cama y camilla.
   - Dos personas se colocan en el lado de la camilla, una en el centro y otra en la cabecera, y otras dos en el lado de la cama, una en el centro y otra en la zona de los pies.
   - Se introducen los brazos con la palma de la mano hacia arriba por detrás del paciente, cargando cada profesional con las estructuras de su zona.
   - Se levanta el enfermo, se traslada, y se retiran todos los brazos al mismo tiempo. Los movimientos deben ser suaves para reducir las molestias al enfermo y las distensiones en el personal.

3. Traslado en horizontal con la camilla en perpendicular:
   - Se precisan al menos 3 personas que se situaran a un lado de la cama.
   - Se coloca la camilla en ángulo recto con la cama con su cabecera en los pies de la cama y a una misma altura.
   - Se frenan las ruedas de cama y camilla.
   - Las tres personas adelantan el pie más cercano a la camilla para aumentar su base de apoyo. Se introducen los brazos con la palma de la mano hacia arriba por detrás del paciente, cargando cada profesional con las estructuras de su zona, uno el tercio superior (cabeza y hombros), otro el tercio medio (pelvis y cadera) y el último el tercio inferior (cadera y piernas).
   - Se levanta el enfermo, se traslada caminando junto a la camilla, y se deposita retirando todos los brazos al mismo tiempo. Los movimientos deben ser suaves para reducir las molestias al enfermo y las distensiones en el personal.

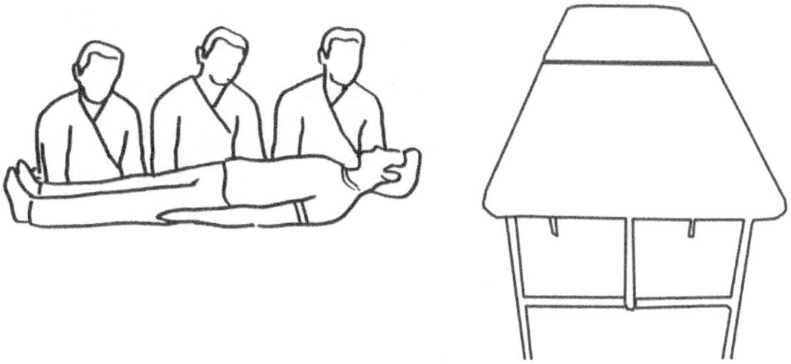

4. Traslado camilla-cama con sábana:
   - Es similar al traslado horizontal con la camilla en paralelo. Hay que situarse de la misma forma y se agarra los bordes de la sabana enrollados todo lo posible hacia el enfermo. Levantar y trasladar a un tiempo.

b) Traslado cama a sillón/silla de ruedas

- Inmovilizar cama y silla frenando las ruedas si disponen de ellas, colocando la silla en paralelo a la cama por el lado que lo vayamos a bajar.
- Cubrir la silla con una sabana y prepara cojines y/o almohadas para cuando lo sentemos.

- La cama debe tener una altura que permita al paciente pisar de forma natural el suelo.
- La cabecera debe estar levantada unos 20-30°.
- Sentar al paciente en el borde de la cama y situarse enfrente con las rodillas ligeramente flexionadas.
- Poner las zapatillas en los pies y ofrecerle una bata o pijama.
- El profesional sujeta al paciente por la espalda, y éste por los hombros al profesional. Si presenta signos de mareo hay que volver a acostarlo.
- Ir girando cuando el paciente comienza a sentarse y doblar las rodillas a medida que se sienta.
- Acomodar al enfermo, colocar pies y brazos en soportes de apoyos y colocar cojines para prevenir edemas si fuese necesario.
- Enseñar el manejo de la silla de ruedas si fuese necesario.

c) Traslado silla de ruedas/sillón a cama

- Inmovilizar cama y silla frenando las ruedas si disponen de ellas, colocando la silla en paralelo a la cama por el lado que lo vayamos a subir.
- Retirar las almohadas y la ropa que cubre al paciente.
- Coger al paciente por la cintura y ayudarlo para que se ponga en pie a un lado de la cama.
- Si disponemos de banquito que nos proporcione un poco más de altura ayudarle a subir en él.
- Sentarlo en el borde de la cama.
- Colocar un brazo en la espalda del paciente a la altura de los hombros y el otro debajo de las rodillas y ayudarlo a acostarse.
- Si el paciente no colabora, este proceso requiere de dos o más personas.

Factores que condicionan las transferencias o traslados

Las transferencias se ven condicionadas por numerosos factores como son:

- La cama, sus dimensiones y la disposición del paciente en ella.
- Las zonas de agarre para sujetar al paciente (axilas en zona cefálica y corvas en zona distal). La carga que soporta cada profesional es distinta, pues el peso del tronco del paciente es notoriamente superior al de las extremidades inferiores, por lo que el profesional que sujeta la parte axilar debe hacer un mayor esfuerzo.

- Las distintas variables entre los dos profesionales, desigualdad de constitución física entre ambos, altos y bajos, hombres y mujeres, con antecedentes de lesiones de espalda o no, etc.... Todo ello hace que el trabajo no este correctamente distribuido y que haya un profesional que realice más esfuerzo que el otro durante la transferencia del enfermo.
- El paciente por dolor, temor, demencia,... puede realizar durante la transferencia movimientos bruscos que modifiquen su centro de gravedad y dificulten la transferencia originando un mayor esfuerzo de los profesionales que la realizan.
- Las zonas de agarre del enfermo no son las adecuadas y, bien por temor a lesionar o por lesión previa existente en la zona, puede dificultar la transferencia y aumentar el esfuerzo de los profesionales.
- El mobiliario del hospital no es el adecuado. Se usan indistintamente butacas con respaldo alto o bajo, reclinables o no, etc...
- Los espacios pequeños de las habitaciones dificultan las transferencias.

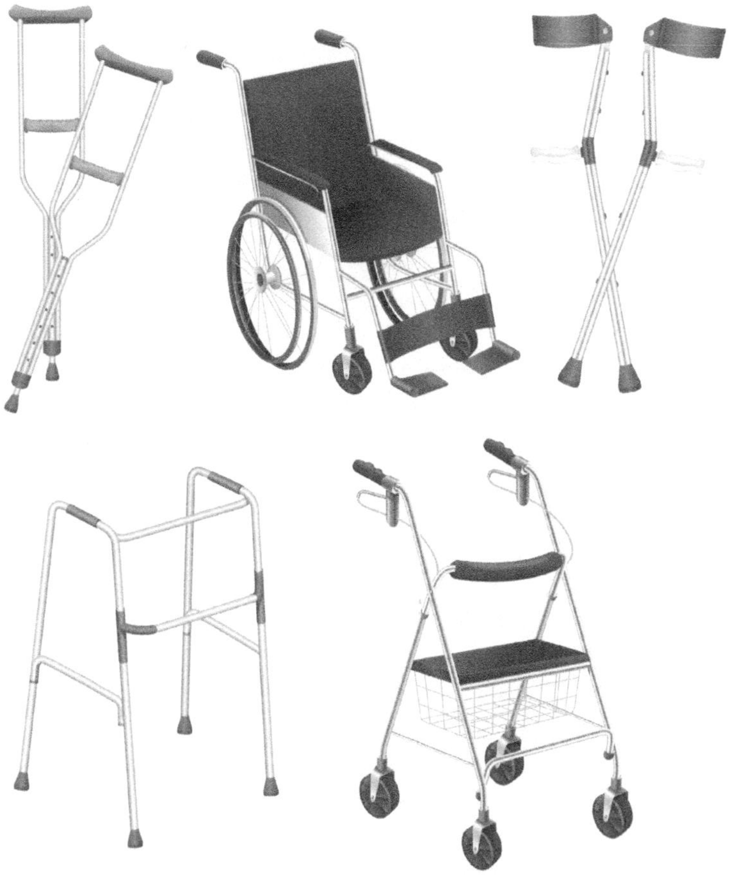

- El ritmo de trabajo que impone la dinámica del centro no permite establecer pausas de descanso entre los periodos en los que se realizan las transferencias.
- La información y formación que poseen los profesionales del centro en ergonomía de las transferencias y mecanismos de autoprotección es escasa, autodidacta o recibida por compañeros más expertos.
- El hospital carece de dispositivos mecánicos de ayuda, o bien, en ocasiones son rechazados por los propios profesionales que los consideran poco eficaces e inoperantes.

Elementos auxiliares para la movilización

Aumentan la estabilidad de la marcha, incrementan la base de sustentación, descargan parte del peso que soportan las extremidades inferiores, con lo que disminuye el dolor y proporcionan confianza y seguridad. Entre estos elementos destacan:

- El **bastón**, está justificado en casos de debilidad muscular de un miembro inferior, para aliviar dolores articulares secundarios a la marcha, ampliar la base de sustentación si existe inestabilidad, compensar deformidades o como punto de referencia si existe deficiencia sensorial. Debe usarse en el brazo contralateral a la pierna afecta ya que así se produce un patrón de la marcha normal y se aumenta más la base de sustentación. La longitud del bastón debe corresponder a la altura entre el suelo y la apófisis estiloides del cubito, estando el paciente de pié con los brazos caídos.
- Las **muletas**, que proporcionan más sujeción, descarga y estabilidad. Se utilizan en casos de debilidad muscular en ambos miembros inferiores, incapacidad para apoyar uno de ellos, incapacidades de la mano y de la muñeca o afección importante del equilibrio. Hay dos tipos fundamentales: las que se ajustan en el codo y las axilares. Las primeras son preferibles por ser más ligeras, dan mayor autonomía (por ejemplo, al abrir puertas) y no producen complicaciones como la compresión del plexo braquial.

  El empleo de bastones o muletas aumenta el gasto de energía en la deambulación hasta en un 60%, por lo que debe potenciarse la resistencia y la fuerza de extremidades y tronco.
- El **andador**, cuyo uso es recomendable tras períodos prolongados de inmovilidad con debilidad generalizada o si la marcha no es estable. Existen distintos tipos: de cuatro patas, con ruedas, etc. La elección dependerá de las características del enfermo; así los que tienen ruedas son preferibles si hay dolor en el hombro y en general producen una marcha más rápida y suave aunque más insegura.

- **Sillas de ruedas**, que tienen que adaptarse a la constitución, peso, discapacidad y pronóstico del paciente. La silla tiene que ser cómoda, estable y distribuir las presiones de forma adecuada, así como facilitar las transferencias. La estabilidad se consigue con la cabeza y cuello en posición vertical, caderas flexionadas a 100°, caderas en ligera abducción y hombros en rotación interna, con los brazos y pies apoyados y la espalda ligeramente inclinada hacia atrás.

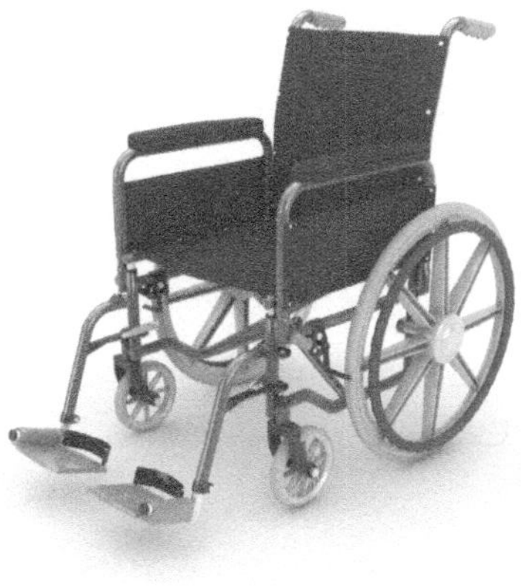

Adaptaciones en el hogar

Son otra forma de mejorar la movilidad. Entre estas adaptaciones podemos citar:

- **Escaleras**: puede reducirse la altura intercalando peldaños intermedios, debe haber pasamanos a ambos lados y si es posible se emplearán rampas aunque evitando que la inclinación sea excesiva.
- **Puertas**: se intentará que tengan la máxima altura y facilitar el mecanismo de apertura. Son útiles los mecanismos de cierre retardados para los individuos que se mueven con lentitud.
- **Mobiliario**: conviene que haya espacio amplio para la movilización; es útil la colocación de muebles en lugares estratégicos y bien anclados que permitan apoyarse, así como de pasamanos en los pasillos. Las sillas deben ser firmes, con altura adecuada que facilite el incorporarse, respaldo alto que supere la altura de la cabeza y con brazos, preferiblemente forrados, ya que se ejerce mucha fuerza con las manos al levantarse. La altura de la cama se ajustará para facilitar las transferencias.

Tema 12

Preparación del paciente para la exploración: posiciones anatómicas y preparación de materiales médico-quirúrgicos de utilización en la exploración médica. Colaboración en la atención pre y postoperatoria. Mantenimiento y reposición del material

eRodio ediciones

Índice esquemático

1. ATENCIÓN DE LOS AUXILIARES DE ENFERMERÍA EN LA PREPARACIÓN DEL PACIENTE PARA LA EXPLORACIÓN

1.1. Posiciones quirúrgicas

Las mesas de operaciones pueden ser colocadas de diferentes maneras para lograr la posición deseada del paciente. La parte superior de la mesa está dividida en varias partes que pueden ser flexionadas o extendidas. Su base hidráulica permite que pueda ser inclinada lateral u horizontalmente, así como elevarse o descender.

La colocación del paciente en la posición quirúrgica más adecuada debe reunir los siguientes requisitos:

- Ser segura y cómoda para el paciente y para los profesionales.
- Facilitar la inserción y el control de sondas o catéteres.
- No comprimir paquetes vasculares o nerviosos.
- Proporcionar un campo quirúrgico y anestésico accesible.
- Propiciar la ventilación mecánica y la circulación.

1.1.1. Pautas básicas para mover al paciente anestesiado

- Solicitar siempre al anestesista permiso para mover al paciente anestesiado.
- Conseguir suficiente ayuda para mover al enfermo con seguridad.
- Proteger al paciente almohadillando todas las prominencias óseas y áreas delicadas que contacten con la mesa.
- Ser cuidadoso en el manejo de las articulaciones. El paciente inconsciente no puede manifestar dolor alguno.
- Respetar el pudor del paciente evitando la exposición innecesaria de su cuerpo.
- Alinear el cuello y la columna cuando se está ubicando al paciente. Esto evitará la lesión de la columna cervical y protegerá la permeabilidad de la vía aérea.
- Evitar que los dedos del paciente queden aprisionados en las articulaciones de la mesa.
- Proteger las vías intravenosas, catéteres y la vía aérea.
- Contar hasta tres y mover luego al paciente. Alguien debe dirigir la maniobra. El trabajo en equipo es de suma importancia.
- Proteger nuestra integridad física utilizando una buena mecánica corporal.

1.1.2. Posiciones quirúrgicas utilizadas normalmente

1.1.2.1. Decúbito supino

El decúbito supino (o decúbito dorsal) es una posición anatómica del cuerpo humano que se caracteriza por:

- Posición corporal acostado boca arriba, generalmente en un plano paralelo al suelo.
- Cuello en posición neutra, con mirada dirigida al cénit.
- Miembros superiores extendidos pegados al tronco y con las palmas de las manos hacia abajo.
- Extremidades inferiores también extendidas con pies en flexión neutra y punta de los dedos gordos hacia arriba.

Es la más usada en cirugía. Se usa principalmente para el abordaje del abdomen, cuello anterior y cirugía de miembro superior. En cirugía abdominal esta posición de decúbito dorsal es para explorar los órganos internos del abdomen ya sea en casos de apuñalamiento, hemorragias y embarazos.

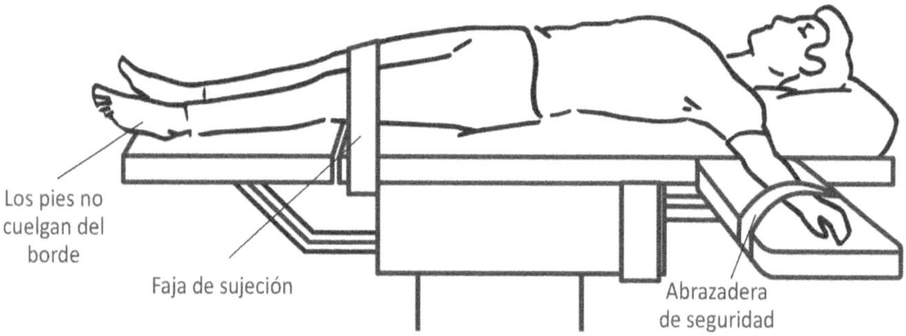

Posición supina

1.1.2.2. Decúbito prono

El decúbito prono (o decúbito ventral) es una posición anatómica del cuerpo humano que se caracteriza por:

- Posición corporal: tendido boca abajo y la cabeza de lado (es la posición ideal de un paciente).
- Cuello en posición neutra.
- Miembros superiores extendidos pegados al tronco y con las palmas de las manos hacia arriba.

- Extremidades inferiores también extendidas con pies en flexión neutra y punta de los dedos pulgares hacia abajo.

1.1.2.3. Trendelenburg

Posición en el que el sujeto se dispone en una mesa con un ángulo de 45 grados en posición supina con la cabeza situada más abajo que la pelvis y las piernas colgando por la parte superior de la mesa. Dicha posición se utiliza especialmente en operaciones de genitales internos femeninos.

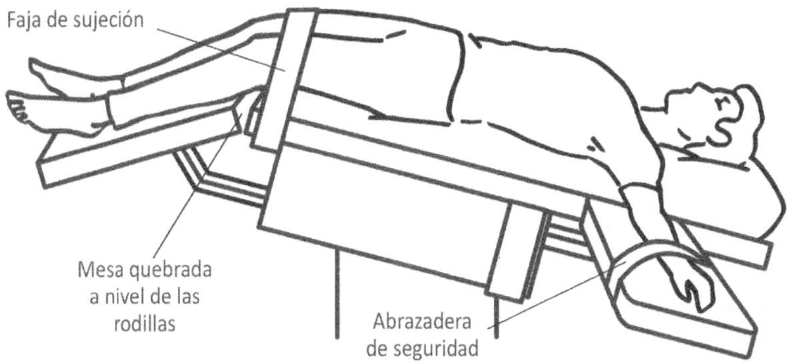

Posición de Trendelenburg

1.1.2.4. Trendelenburg invertido

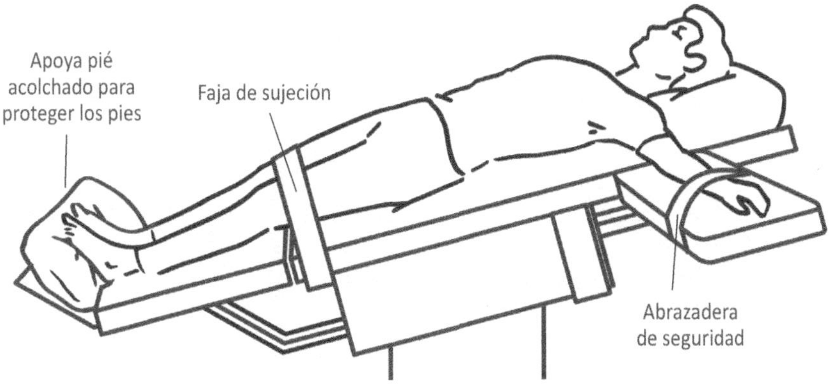

Posición de Trendelenburg invertido

La maniobra de Trendelemburg invertida, también llamada anti-Trendelemburg, es una posición común usada en cirugía en la cual las extremidades inferiores se colocan en un nivel más bajo que la cabeza y el cuello del paciente. Es lo opuesto a la posición de Trendelemburg, en la cual la cabeza y el cuello se colocan por debajo del nivel de las extremidades inferiores. La maniobra de Trendelemburg invertida se usa en numerosos procedimientos quirúrgicos y presenta muchos beneficios, aunque también algunos riesgos.

1.1.2.5. Sims

La posición lateral se utiliza para la cirugía de riñón, uréteres y pulmón.

Es la posición quizás más difícil de lograr con seguridad. El paciente yace sobre el lado no afectado, la espalda a nivel del borde de la mesa, los brazos extendidos sobre un apoyabrazos doble. La pierna de abajo se flexiona y la otra se conserva en extensión, colocando entre las rodillas una almohada o sábana doblada para evitar la presión entre ambas. Para mejorar la estabilidad del paciente se coloca una correa de seguridad sobre la cadera pasando por sobre la cresta iliaca, fijándola a ambos lados de la mesa.

Usos de la posición de Sims

La posición básica lateral se modifica en operaciones específicas de tórax, riñón y uréteres.

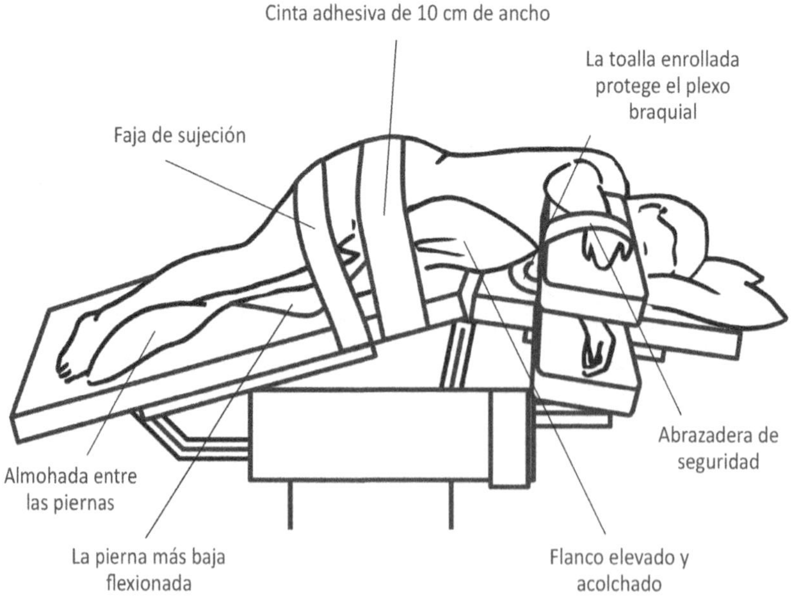

Posición de Sims (lateral)

1.1.2.6. Kraske (posición en navaja)

Esta posición se utiliza en cirugía rectal y coxígea. La mesa se quiebra al nivel de la cadera, en un ángulo que puede ser moderado o severo, dependiendo de la necesidad del cirujano. Los apoyabrazos se dirigen hacia la cabecera de la mesa para que los codos se flexionen cómodamente, la oreja en posición inferior se protege con almohadas grandes, las rodillas se elevan por encima de la superficie de la mesa, mediante la colocación de una gran almohada debajo de las piernas. Los dedos de los pies no deben descansar en la mesa, sino que deben elevarse también por una almohada, ni sobresalir del borde de la mesa, los genitales de los pacientes masculinos deben cuidarse que no queden comprimidos y deben caer en forma natural.

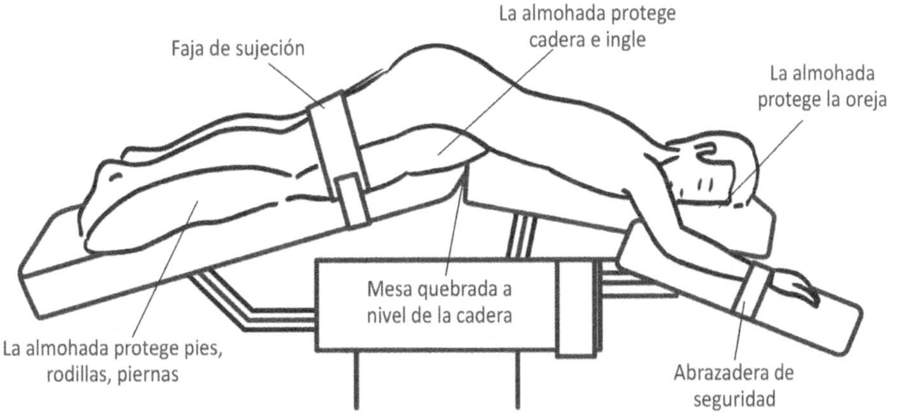

Posición de kraske

1.1.2.7. Laminectomía

Esta posición se utiliza particularmente en las Laminectomías de la columna torácica y lumbar. Esta posición necesita de un soporte que eleve el tronco sobre la mesa, cuidando que de tal manera quede un espacio hueco entre dos laterales que permitan un máximo de expansión torácica para una adecuada respiración. El Paciente es anestesiado en la camilla en posición supina, una vez que esté preparado y con la autorización del anestesista, el paciente es volcado desde la camilla hacia la mesa de operaciones. Para efectuar esta maniobra se necesita por lo menos seis personas. Es esencial evitar la torsión de los miembros y el mantener la cabeza estrictamente alineada con el tronco durante el movimiento. Las manos deben protegerse del peso del cuerpo que cae sobre ellos, el codo está flexionado cómodamente y acolchado para prevenir la lesión del nervio cubital, las rodillas, las piernas, y pies se acolchan con almohadas, nunca deben dejarse en apoya píes sin protección.

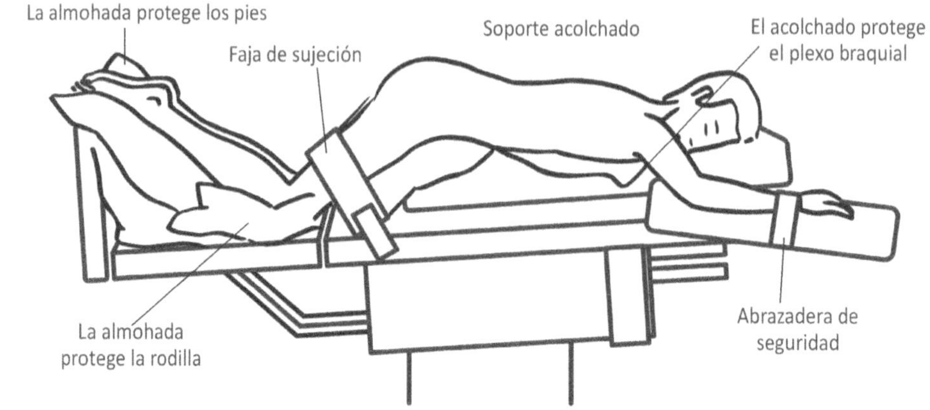

Posición para laminectomía

1.1.2.8. Fowler o sentado

Esta posición se utiliza muy poco, es difícil tanto como para el paciente, como para el manejo de la anestesia, ya que debe disponerse de muchos implementos para su estabilidad y control.

La posición se mantiene a través de un soporte de la cabeza, que consiste en unas tenazas estériles que rodean el cráneo y estabiliza la cabeza. Los brazos se cruzan suavemente sobre el abdomen y se sujetan con una cinta o descansan sobre una almohada. Un apoya pie ayuda a mantener firme la posición, este debe estar cubierto con cojines. Sobre las rodillas del paciente se pone una faja de sujeción. La mesa se quiebra a nivel de las rodillas y cadera, las rodillas se apoyan sobre una almohada.

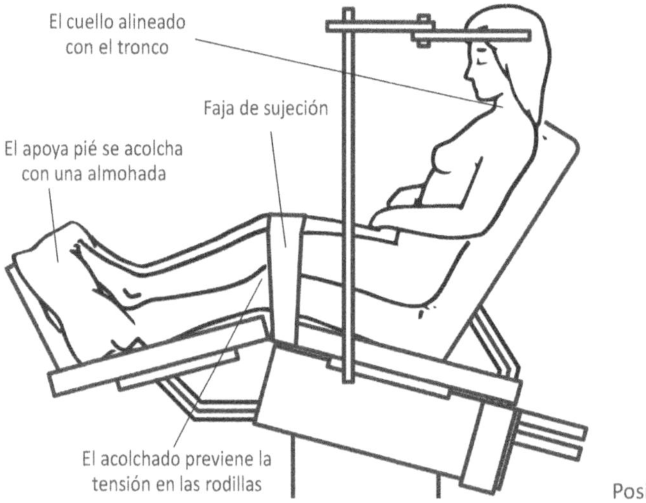

Posición de Fowler

Usos de la posición Fowler o sentado

- Operaciones a nivel de la columna cervical.
- Craniectomia posterior.
- Por vía transfenoidal.
- Procedimientos de cara o boca.

Posiciones para los niños

El niño se ubica de acuerdo con lo tratado anteriormente, pero se utilizan paños o sábanas enrolladas y soportes más pequeños.

Para todos los procedimientos, los niños son inducidos en posición supina.

1.1.2.9. Litotomía

Esta posición se utiliza para cirugía vaginal, perineal, urología y rectal. El paciente está en posición decúbito dorsal, las nalgas del paciente deben sobresalir cerca de 3 cm, del borde de la mesa.

Las piernas se mantienen suspendidas en soportes como estribos o perneras más gruesas, protegidas con un cojín para evitar el contacto de las piernas con el metal.

Posición de litotomía

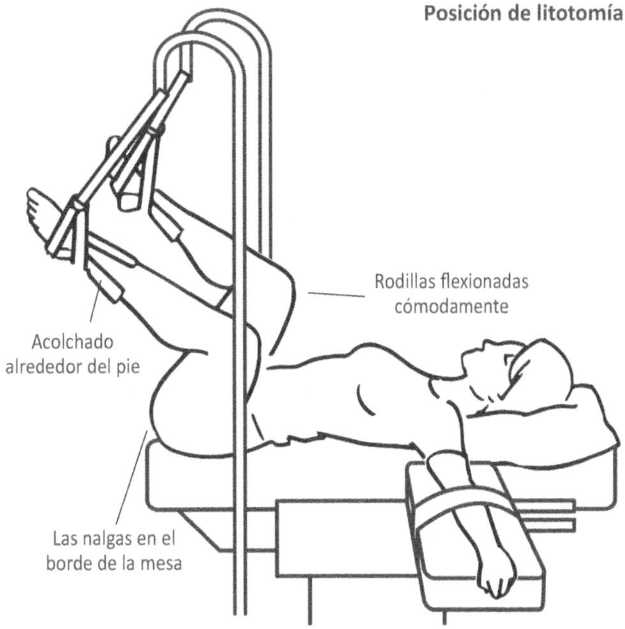

En el momento de poner al paciente en esta posición, es importante que las piernas se eleven en forma simultánea con una leve rotación externa de las caderas. Por lo que se requiere de dos personas; las piernas se deben levantar lentamente ya que un cambio brusco de postura puede provocar un desequilibrio de la presión sanguínea y shock. Las rodillas no pueden caerse lateralmente, podrían luxarse. Al volver a la posición supina debe tenerse las mismas precauciones.

1.1.2.10. Posición en Mesa Ortopédica

El paciente en posición decúbito dorsal, debe quedar con los pies fijados a las placas mediante una venda y un buen acolchado de moltopren. Esta posición permite traccionar, rotar, aducir o abducir las extremidades inferiores, según sea necesario. El peroné debe protegerse también con suficiente moltopren o algodón. Los brazos del paciente deben descansar sobre el abdomen o sobre el apoya brazos.

Puede usarse intensificador de imagen para visualizar los huesos.

Esta posición se usa para realizar procedimientos de reducción ortopédica, enclavado andomodular de fémur y pierna y algunas cirugías de cadera.

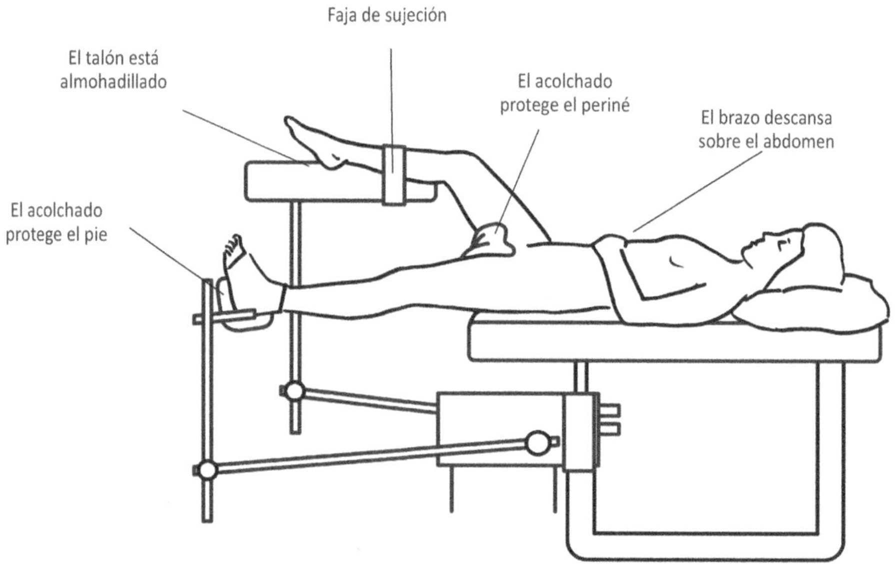

1.2. Técnicas invasivas y no invasivas

El tipo de operación, la edad, el estado del paciente y las preferencias del cirujano determinan los procedimientos específicos que se realizan antes de hacer la incisión (sondajes, vías arteriales, vías centrales, colocación de la placa de bisturí, etc.). En ocasiones, la Enfermera Circulante solicita la ayuda del auxiliar de enfermería para llevar a cabo dichas tareas.

1.3. Preparación de la piel del paciente

Después de que el enfermo ha sido colocado en la mesa quirúrgica, la piel donde se va a realizar la incisión y una zona circundante extensa se limpian de forma mecánica con un agente antiséptico para obtener un campo estéril alrededor de la zona quirúrgica.

Antes del acto quirúrgico, el lugar de incisión debe ser rasurado si es necesario, ya que el pelo favorece el crecimiento de los microorganismos.

Para rasurar hay que asegurarse de tener una buena iluminación. Es necesario rasurar en la dirección del crecimiento del vello, traccionando la piel para mantenerla tensa, teniendo especial cuidado en las áreas delicadas y pliegues cutáneos. Al finalizar, hay que lavar y secar el área rasurada de forma que no quede ningún resto de pelo.

1.4. Materiales médico-quirúrgicos de utilización más común

El personal Auxiliar de Enfermería es el responsable de la limpieza y desinfección del material médico-quirúrgico.

Con respecto al aparataje e instrumental más común del área quirúrgica podemos encontrar:

- Respiradores y aparatos de anestesia.
- Lámparas quirúrgicas.
- Mesas quirúrgicas.
- Aparataje específico para cada especialidad: torrres de endoscopia y laparoscopia, fibroscopios,...
- Aparatos de rayos X.
- Bisturíes eléctricos.
- Fuentes de luz.
- Otros materiales: carros de transporte, mesas de instrumental, sistemas de almacenamiento, etc.

El personal de limpieza supervisado por el Auxiliar de Enfermería será el responsable de la limpieza del aparataje del área quirúrgico. El instrumental quirúrgico será limpiado y desinfectado por el personal Auxiliar de Enfermería.

2. ATENCIÓN PRE Y POST OPERATORIA

El proceso quirúrgico tiene tres partes (preoperatorio, intraoperatorio y postoperatorio), en las que las circunstancias del paciente y las actividades de los auxiliares de enfermería son diferentes. Los profesionales de la enfermería quirúrgica deben conocer con detalle estas fases.

Se describen a continuación las **fases del proceso quirúrgico**:

2.1. Preoperatorio

Comienza cuando se toma la decisión de someter al paciente a una intervención quir0úrgica. Durante esta fase, el auxiliar de enfermería identifica las necesidades fisiológicas, psicosociales y espirituales del paciente, así como los problemas potenciales. A continuación, el profesional lleva a cabo las acciones encaminadas a resolver cada uno de los problemas que se hayan planteado, ofreciendo así una ayuda individualizada.

Esta fase termina cuando el paciente se traslada a la mesa quirúrgica.

Las funciones del auxiliar de enfermería en esta fase

- Todas las funciones propias del auxiliar en la atención de los enfermos en las áreas de hospitalización: hacer las camas, aseo y limpieza de los enfermos, limpieza material del área, servir las comidas y ayudar en su alimentación, control y reposición de la lencería, administración y/o colaboración en la administración de medicamentos vía oral, rectal, tópica y administración de enemas, control temperatura, rasurado de las enfermas...
- Protocolo de acogida y recepción de los enfermos quirúrgicos según cada centro:
  - ▹ Acompañaremos al paciente y a su familia a la habitación indicada.
  - ▹ Nos presentaremos al mismo y a su familia, así mismo presentaremos al compañero de habitación en caso de que lo hubiera.
  - ▹ Le mostraremos el medio físico, así como la correcta utilización de timbres, luces y demás elementos del mobiliario.
  - ▹ Informaremos al paciente y familia sobre horarios de visita, normas de régimen interno, características y servicios disponibles en el centro hospitalario, etc.
  - ▹ Le proporcionaremos los utensilios de aseo personal, así como pijama o camisón.

- ▹ En caso necesario, le ayudaremos a la colocación de dichas prendas o lo haremos nosotros mismos.
- ▹ Pondremos en contacto al paciente y/o familiares con la Enfermera responsable de su cuidado.
- ▹ Algunos pacientes requerirán identificarlos con una pulsera colocada en su muñeca (caso de neonatos, lactantes, niños, puérperas, etc.).
- ▹ Identificación de alergias, retirada de joyas y prótesis, documentación aportada...

- Colocación de carteles de ayunas prequirúrgico según pauta y tipo de intervención quirúrgica.
- Rasurado de las enfermas según zona operatoria, si es hombre lo rasurará el celador.
- Comprobación del aseo prequirúrgico, facilitar lo necesario para su aseo y ayuda en lo necesario.
- Colocación o colaboración de enemas pautados, si su estado lo permite. Equipo necesario: Irrigador, Tubo de conexión, Cánula o sonda, Pinza de clamp, Cuña y Soporte.

Técnica de administración de enemas

- Nos lavaremos las manos y nos colocaremos guantes de un solo uso.
- Prepararemos la solución prescrita a la temperatura indicada (entre 37° y 40 °C.).
- Prepararemos el resto del material y lo trasladaremos al lado del paciente.
- Preservaremos la intimidad del paciente y le informaremos de lo que vamos a hacer.
- Colocaremos al paciente en Posición de Sims poniéndole un salvacamas debajo de sus nalgas y caderas para evitar ensuciar la cama.
- El soporte del sistema de enema deberá estar colocado a una altura de 40 cm. aproximadamente por encima del ano.
- Conectamos la sonda rectal al sistema de irrigación.
- Purgar el sistema y pinzarlo.
- Realizar la técnica del sondaje rectal.
- Despinzar el sistema y administrar la solución.
- Una vez se haya instilado la solución, hay que retirar la sonda.

- El paciente deberá retener la irrigación durante 5-10 minutos (enemas de limpieza) o durante el tiempo prescrito (enemas de retención).
- En caso necesario, facilitarle la cuña al paciente.
- Observaremos el estado de las heces para informar a la Enfermera.
- Si fuera necesario realizaremos el aseo de la zona anal del paciente; Colocar al paciente en una posición cómoda y adecuada.
- Finalmente recogeremos todo el material, nos quitaremos los guantes y nos lavaremos las manos.

Nota: Los preparados comerciales, como el Micralax o el Enema Casen, se administran directamente lubrificando la cánula, simplemente comprimiendo el envase.

2.2. Intraoperatorio

Empieza con el traslado del paciente a la mesa quirúrgica. Todas las actividades se enfocan con el único fin de cubrir sus necesidades y de procurar su bienestar durante todo el proceso. En esta fase el profesional ha de realizar sus funciones dentro del plan quirúrgico con habilidad, seguridad, eficiencia y eficacia. Esta etapa finaliza cuando se admite al enfermo en la sala de recuperación.

Las funciones de las auxiliares de enfermería en esta fase consisten en:

- El cuidado, conservación y reposición de batas, sábanas, toallas, etc.
- El arreglo de guantes y confección de apósitos de gasa y otro material.
- Colaborar con el enfermero/a en la preparación de todo el material necesario, preparación de canasta con material accesorio, fungibles...
- Retirada del pijama, camisón... cuando esté en la mesa del quirófano según tipo de cirugía a realizar.
- Recogida, limpieza y desinfección de todo el instrumental quirúrgico utilizado.
- Colaborar en todo lo necesario con el resto del equipo quirúrgico.

2.3. Postoperatorio

Se inicia con la admisión del paciente en la Unidad de Recuperación Postanestésica (URPA) y finaliza cuando el cirujano suspende la vigilancia. Los auxiliares de enfermería deben cerciorarse de que todos los procedimientos y técnicas de enfermería se ejecutan de forma correcta; así, los indicadores del buen resultado del proceso perioperatorio serían la satisfacción de todas las necesidades del paciente y el logro de los resultados deseados.

Las funciones del auxiliar de enfermería en esta fase:

- Los cuidados propios para cubrir las necesidades básicas del enfermo.
- Registro de entrada del enfermo en la unidad.
- Colaboración en el control de las constantes vitales y recuperación anestésica.
- Control diuresis, temperatura, drenajes, ostomías, urostomías…
- Reposición del material de la sala de URPA.

Tema 13

Principios anatomofisiológicos del aparato cardiovascular y respiratorio. Constantes vitales: concepto. Principios fundamentales, gráficas y balance hídrico

eRodio ediciones

Índice esquemático

1. PRINCIPIOS ANATOMOFISIOLÓGICOS DEL APARATO CARDIOVASCULAR Y RESPIRATORIO

1.1. Introducción

Las enfermedades cardiovasculares se deben a trastornos del corazón y los vasos sanguíneos.

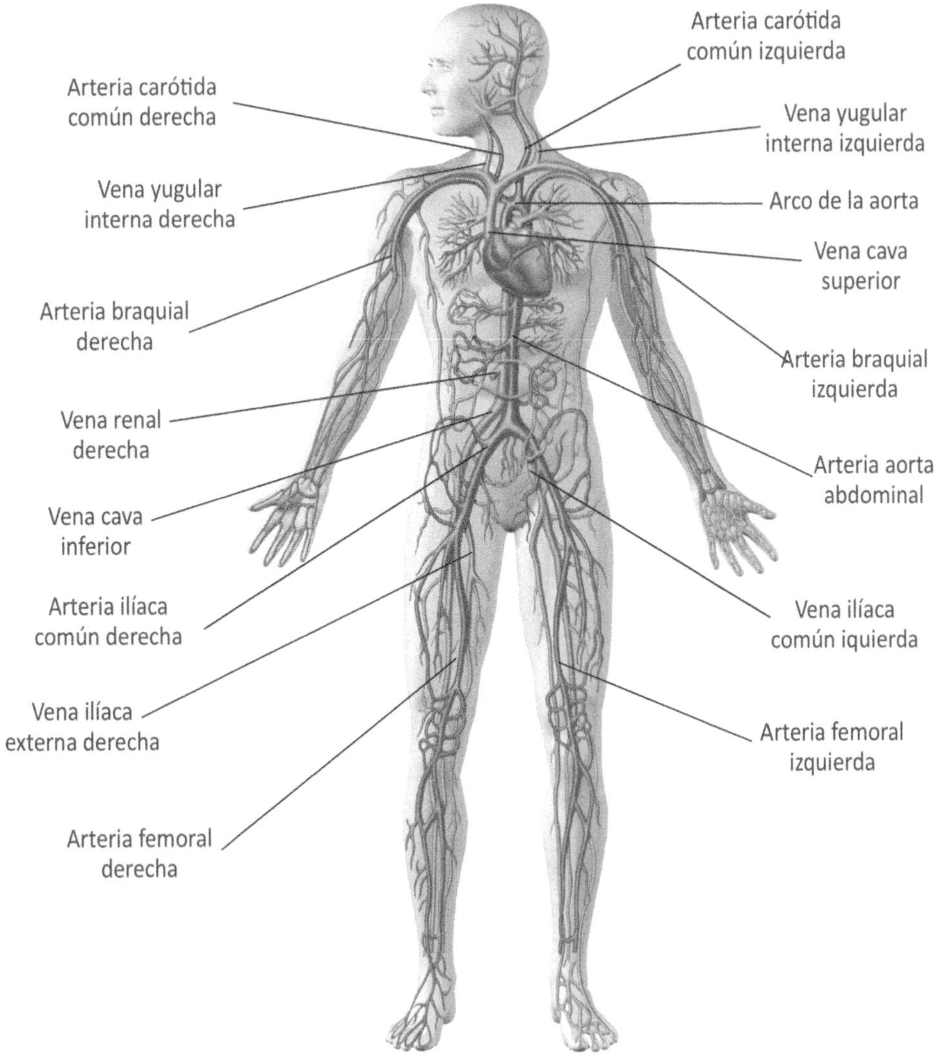

Los principales factores de riesgo cardiovascular incluyen el tabaco, la hipertensión y la hipercolesterolemia, y en menor medida la diabetes, el alcohol, el sedentarismo o la obesidad.

1.2. Aparato circulatorio

El aparato circulatorio está formado por el corazón y los vasos sanguíneos y linfáticos.

El aparato cardiovascular es un sistema tubular cerrado y está constituido por el corazón y por un conjunto de tubos, los vasos sanguíneos con distintas funciones:

Las arterias transportan la sangre desde el corazón hasta el resto de los territorios del organismo.

- Los capilares son los vasos en los que se producen intercambios de gases, nutrientes, desechos metabólicos, hormonas y otras moléculas entre la sangre y los tejidos.
- Las venas son los vasos por los que retorna la sangre al corazón.

El sistema vascular linfático no es un sistema circulatorio. Es un sistema de drenaje donde se capta la linfa, el exceso de líquido extracelular de los tejidos, y se transporta hasta el sistema venoso por medio de los vasos linfáticos. En su trayecto, los vasos linfáticos atraviesan los ganglios linfáticos.

1.2.1. Corazón

El corazón es la bomba del aparato cardiovascular que se encarga de propulsar la sangre desde el ventrículo derecho hacia los pulmones a través de los vasos de la circulación pulmonar y desde el ventrículo izquierdo hacia todos los órganos y tejidos del cuerpo a través de los vasos de la circulación sistémica.

El corazón está dividido en dos mitades que no se comunican entre sí: una derecha y otra izquierda, La mitad derecha siempre contiene sangre pobre en oxígeno, procedente de las venas cava superior e inferior, mientras que la mitad izquierda del corazón siempre posee sangre rica en oxígeno y que, procedente de las venas pulmonares, será distribuida para oxigenar los tejidos del organismo a partir de las ramificaciones de la gran arteria aorta. En algunas cardiopatías congénitas persiste una comunicación entre las dos mitades del corazón, con la consiguiente mezcla de sangre rica y pobre en oxígeno, al no cerrarse completamente el tabique interventricular durante el desarrollo fetal.

Cada mitad del corazón presenta una cavidad superior, la aurícula, y otra inferior o ventrículo, de paredes musculares muy desarrolladas. Existen, pues, dos aurículas: derecha e izquierda, y dos ventrículos: derecho e izquierdo. Entre la aurícula y el ventrículo de la misma mitad cardíaca existen unas válvulas llamadas válvulas aurículoventriculares (tricúspide y mitral, en la mitad derecha e izquierda respectivamente) que se abren y cierran continuamente, permitiendo o impidiendo el flujo sanguíneo desde el ventrículo a su correspondiente aurícula. Entre los ventrículos y las arterias que parten de ellos (aorta desde el ventrículo izquierdo y 2 pulmonares en el derecho, se encuentran las válvulas semilunares aórtica y pulmonar).

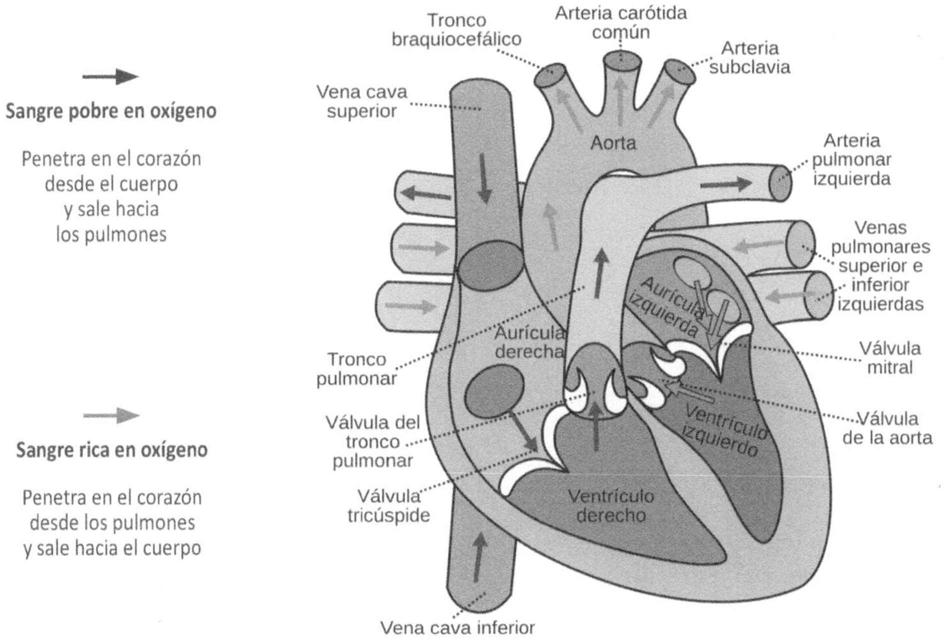

Cuando las gruesas paredes musculares de un ventrículo se contraen (sístole ventricular), la válvula auriculoventricular correspondiente se cierra, impidiendo el paso de sangre hacia la aurícula, con lo que la sangre fluye con fuerza hacia las arterias. Cuando un ventrículo se relaja, al mismo tiempo la aurícula se contrae, fluyendo la sangre por esta sístole auricular y por la abertura de la válvula auriculoventricular.

Impulsa la sangre por todo el organismo, realizando su trabajo en fases sucesivas. Primero se llenan las aurículas, luego se contraen, se abren las válvulas y la sangre entra en los ventrículos. Cuando están llenos, los ventrículos se contraen e impulsan la sangre hacia las arterias. El corazón late unas setenta veces por minuto gracias a su marcapasos natural y bombea todos los días unos 10.000 litros de sangre.

Estructura de la pared cardíaca

La pared del corazón está formada por tres capas: endocardio, miocardio y epicardio y un esqueleto cardíaco donde se insertan las fibras musculares cardíacas.

Capas de la pared cardíaca

Endocardio

Esta es la capa que tapiza la cavidad cardíaca y es continuación de la capa íntima de los vasos sanguíneos que entran al corazón y salen de él.

Miocardio

Esta es la capa muscular media y la más gruesa de la pared del corazón.

Epicardio

Esta es la capa más externa de la pared cardíaca y se corresponde con la capa visceral del pericardio.

Esqueleto cardíaco

El esqueleto cardíaco esta formado por un entramado continuo de tejido conectivo denso, con muchas fibras de colágeno y alguna fibra elástica, que constituye la inserción de la mayoría de las células musculares cardíacas de trabajo.

1.2.2. Los vasos sanguíneos

Los vasos sanguíneos (arterias, capilares y venas) son conductos musculares elásticos que distribuyen y recogen la sangre de todos los rincones del cuerpo. Se denominan arterias a aquellos vasos sanguíneos que llevan la sangre, ya sea rica o pobre en oxígeno, desde el corazón hasta los órganos corporales. Las grandes arterias que salen desde los ventrículos del corazón van ramificándose y haciéndose más finas hasta que por fin se convierten en capilares, vasos tan finos que a través de ellos se realiza el intercambio gaseoso y de sustancias entre la sangre y los tejidos. Una vez que este intercambio sangre-tejidos a través de la red capilar, los capilares van reuniéndose en vénulas y venas por donde la sangre regresa a las aurículas del corazón.

Las paredes de los vasos sanguíneos presentan diferencias en función de la presión a la que circula la sangre por el interior de los vasos. Las arterias tienen paredes más gruesas y su diámetro es menor que las de las venas correspondientes.

La pared de un vaso sanguíneo típico está constituida por tres capas concéntricas:

a) Túnica íntima, capa más interna de endotelio.

   Esta es la capa más interior de la pared vascular y está formada por:

b) Túnica media, de fibras musculares lisas circulares.

c) Túnica adventicia, la más externa de tejido conectivo de colágeno.

Las fibras nerviosas del sistema nervioso autónomo que inervan a las fibras musculares lisas de la pared vascular produciendo vasoconstricción.

1.2.2.1. Las arterias

Son vasos gruesos y elásticos que nacen en los ventrículos. Aportan sangre a los órganos del cuerpo, por ellas circula la sangre a presión debido a la elasticidad de las paredes. Existen tres tipos de arterias:

- De conducción o elásticas las más próximas al corazón (aorta, subclavia, carótida, pulmonar).
- De distribución o musculares, distribuyen la sangre a los órganos y tejidos (renales, humerales, femorales...).
- Arteriolas.
  - Carótidas: Aportan sangre oxigenada a la cabeza.
  - Subclavias: Aportan sangre oxigenada a los brazos.
  - Hepática: Aporta sangre oxigenada al hígado.
  - Esplénica: Aporta sangre oxigenada al bazo.
  - Mesentéricas: Aportan sangre oxigenada al intestino.
  - Renales: Aportan sangre oxigenada a los riñones.
  - Ilíacas: Aportan sangre oxigenada a las piernas.

Existen arterias de características especiales como las cerebrales (su pared es más delgada por estar protegidas por el cráneo) o arterias con dispositivo de bloqueo (corazón, riñones, bronquios, útero y pene) para regular su flujo sanguíneo.

1.2.2.2. Los capilares

Los capilares se originan en los extremos terminales de las arteriolas y se ramifican y anastomosan para formar una red capilar.

Los capilares son los vasos sanguíneos en los que se produce la mayor parte del intercambio de productos entre la sangre y las células de los tejidos y forman junto a arteriolas y vénulas la "microcirculación".

Los capilares realizan el intercambio transendotelial entre la sangre y los tejidos de sustancias como gases, agua, electrolitos, nutrientes, hormonas y productos del metabolismo.

Además sintetizan colágeno, factor VIII de la coagulación, secretan factores vasoactivos y productos que dificultan la formación de trombos patológicos, producen moléculas mediadoras de la reacción inflamatoria.

1.2.2.3. Las venas

Son vasos de paredes delgadas y poco elásticas que recogen la sangre y la devuelven al corazón, desembocan en las aurículas.

Suelen estar paralelas a las arterias y su pared es más delgada y menos elástica que la pared de las arterias al circular la sangre por las venas a una velocidad y presión menor, pero tienen mayor diámetro.

Las vénulas son venas de pequeño calibre con estructura similar a los capilares y mayor calibre.

En la Aurícula derecha desembocan la Cava superior formada por las yugulares que vienen de la cabeza y las subclavias (venas) que proceden de los miembros superiores; y la Cava inferior a la que van las Ilíacas que vienen de las piernas, las renales de los riñones, y la suprahepática del hígado; la Coronaria que rodea el corazón.

En la Aurícula izquierda desembocan las cuatro venas pulmonares que traen sangre desde los pulmones y que curiosamente es sangre arterial.

En muchas zonas del cuerpo las arterias (arteriolas) no vierten la sangre al lecho capilar sino que se unen directamente con una vena (vénula) formando una anastomosis arteriovenosa directa. Las AAV suponen un sistema de regulación del flujo sanguíneo a una zona.

1.2.3. La sangre

Es el fluido que circula por el torrente sanguíneo. Está compuesto por agua y sustancias orgánicas e inorgánicas (sales minerales) disueltas, que forman el plasma sanguíneo y tres tipos de células: eritrocitos (distribuyen el O2), leucocitos (inmunidad y defensa) y plaquetas (coagulación).

2. CONSTANTES VITALES: CONCEPTO. PRINCIPIOS FUNDAMENTALES, GRÁFICAS Y BALANCE HÍDRICO

2.1. Constantes vitales: Principios fundamentales

Las constantes vitales, también llamados signos vitales, son parámetros clínicos, objetivables, que proporcionan información a cerca del estado fisiológico del organismo, dando idea del estado de salud y de los cambios que se producen en la evolución de una enfermedad.

Los signos vitales son: temperatura corporal, pulso, frecuencia respiratoria y presión arterial.

- La **temperatura corporal** es la diferencia entre el calor producido por el cuerpo (termogénesis) y el calor perdido (termolisis) y en su regulación participa el hipotálamo. Se mide en grados Celsius. Varía en función de varias circunstancias como: la edad, el momento del día, el esfuerzo físico, la temperatura ambiental, fármacos, deshidratación, etc.
    - ▹ La temperatura es más baja en personas de edad avanzada.
    - ▹ La temperatura es menor en la mañana y más alta al mediodía y al anochecer.
    - ▹ La temperatura aumenta con el esfuerzo físico (ejercicio, trabajo, etc.).
    - ▹ La temperatura es más alta si existe mucho calor ambiental.
    - ▹ La temperatura aumenta con la ovulación (37,6 °C es normal).
    - ▹ La temperatura aumenta con el estrés.
    - ▹ La temperatura aumenta con la deshidratación.
    - ▹ La temperatura disminuye con el resposo.
    - ▹ La temperatura disminuye con el sueño.

  La temperatura en circunstancias normales oscila entre 36,5 °C y 37,2 °C y se dice que la persona está afebril. Por encima de 37 °C hasta 38 °C se habla de febrícula. Por encima de 38 °C se dice que la persona presenta fiebre y cuando es mayor a 40° hipertermia o hiperpirexia. Cuando la temperatura es menor de 35,5 °C se dice que hay hipotermia.

Temperatura	
<35,5 °C	Hipotermia
35,5 °C a 37 °C	Afebril
>37 °C y <38 °C	Febrícula
>38 °C y <40 °C	Fiebre
>40 °C	Hipertermia o hiperpirexia

Edad	Temperatura normal
Recién nacido	36,6 °C a 37,8 °C
Lactantes	36,5 °C a 37 °C
Preescolar y escolar	36 °C a 37 °C
Adolescentes	36 °C a 37 °C
Edad adulta	36,5 °C
Vejez	36 °C

Valores medios normales de temperatura según la edad

- El **pulso**, es la sensación táctil de elevación de la pared arterial que la sangre produce en una arteria al pasar por su interior. Se mide en ciclos por segundo y sirve para hacerse una idea del funcionamiento del corazón: ritmo, amplitud, frecuencia y tensión. Estas variables sufren modificaciones cuando varía el volumen de la sangre bombeada por el corazón (disminuye o aumenta) y/o cuando hay cambios en la elasticidad de las arterias. El número de pulsaciones (frecuencia del pulso o frecuencia cardíaca) varía en función de la edad, la talla, el sexo, el estado emocional, la actividad de la persona, medicamentos, etc.

Edad	Frecuencia cardíaca por minuto
Recién nacido	140 a 160 latidos
Lactantes	130 a 140 latidos
Niños	80 a 100 latidos
Adultos	72 a 80 latidos
Ancianos	60 latidos o menos

Valores medios normales de frecuencia cardíaca según la edad

En circunstancias normales, una persona adulta de 175 cm de altura y 70 kilos de peso tiene un pulso de entre 60 y 100 latidos por minuto.

El pulso puede ser rítmico o arrítmico. Se dice que un pulso es rítmico cuando todos los latidos llevan la misma cadencia de tiempo entre si. Se dice que es arrítmico cuando esta cadencia varía de un latido a otro, hablando en este caso de disritmias.

La amplitud de pulso es la amplitud de llenado de la arteria y la sensación que deja cuando se oblitera. Nos indica el volumen sanguíneo.

Se dice que hay taquicardia cuando la frecuencia cardíaca, o número de veces que se detecta el pulso en una fracción de tiempo de 1 minuto es superior a 100 latidos y se habla de bradicardia cuando la frecuencia de pulso es inferior a 60 latidos/minuto.

La tensión es la fuerza del latido cardíaco, es decir, la fuerza con la que el corazón bombea la sangre y se refleja por la presión que tiene la arteria cuando se palpa. Según esto, podemos tener un pulso fuerte o un pulso débil.

- La **frecuencia respiratoria**, es el número de respiraciones que se producen en un lapso de tiempo, es decir, el número de veces que entra y sale el aire de los pulmones. Cada respiración consta de inspiración (entrada de aire en los pulmones) y espiración (expulsión del aire de los pulmones); el conjunto de ambos componen el ciclo respiratorio. Se mide en ciclos por segundo y sirve para hacerse una idea del funcionamiento del pulmón: ritmo, amplitud y frecuencia.

  El número de respiraciones o ciclos respiratorios (frecuencia) que se producen en un minuto es por regla general de 16 a 20 ciclos por minuto; sin embargo esta frecuencia varía dependiendo de la edad, del estado emocional, del esfuerzo físico, de la existencia de fiebre, enfermedades, etc.

Edad	Frecuencia / minuto
Recién nacido	40 a 60 veces
Lactante	30 a 50 veces
Pre-escolar	30 a 35 veces
Niño	20 a 25 veces
Adolescente	15 a 20 veces
Adulto	13 a 16 veces
Vejez	12 a 16 veces

Valores medios normales de ciclos respiratorios según la edad

Cuando la frecuencia respiratoria es rápida se habla de taquipnea y cuando está enlentecida de bradipnea. Cuando hay una pausa prolongada en la respiración de habla de apnea. Cuando la respiración es normal (frecuencia y ritmo normales) se dice que es eupneica. Cuando la respiración es rápida y profunda se habla de hiperpnea.

La amplitud respiratoria es la distensión de la caja torácica y de la pared abdominal, que se produce con la inspiración. Cuando hay una disminución de la amplitud (por ejemplo en el dolor) se está haciendo mención a la respiración superficial. Cuando hay aumento de la amplitud respiratoria se habla de respiración profunda (casi siempre se acompaña de bradipnea).

Los ciclos respiratorios pueden ser rítmica o arrítmica. Se dice que rítmico cuando todos los ciclos respiratorios llevan la misma cadencia de tiempo entre si. Se dice que es arrítmico cuando esta cadencia varía de un ciclo a otro. Estamos entonces ante situaciones patológicas. Dentro de las respiraciones patológicas están: la respiración de Kussmaul, Cheyne Stokes y Biot.

Alteración	Tipo de respiración	Características
Amplitud	Kussmaul	Inspiraciones profundas con apneas de 5 segundos.
Ritmo	Cheyne Stockes	Inspiraciones que aumentan en profundidad para ir disminuyendo en su profundidad hasta llegar a apnea.
	Biot	Cacterizada por períodos de apnea de duración variable (5 a 30 segundos) seguidas de respiraciones profundas, se diferencia de la de Cheyne Stockes porque no son progresivas.

- **Presión arterial**, es la fuerza que ejerce la sangre contra la pared de la arteria según progresa por ella. También se la llama presión sanguínea, y depende de la fuerza de la contracción cardíaca. Esta presión no es estable, cambiando continuamente en función de determinadas circunstancias bien conocidas, como la edad, el sexo, el esfuerzo físico, el ejercicio, la constitución corporal, reposo, sueño, ayuno, alimentación, obesidad, etc.

Presión arterial	Fuerza que la sangre ejerce contra la pared de la arteria. Está determinada por el corazón.
Tensión arterial	Fuerza que la pared de la arteria ejerce sobre la sangre circulante. Está determinada por la elasticidad de la pared arterial.

La presión arterial se compone de una fase sistólica que coincide con el latido cardíaco y, otra diastólica que coincide con la relajación del corazón y depende de la elasticidad de las arterias (resistencia vascular periférica) y del propio volumen circulante. A la primera se la llama presión arterial máxima o sistólica y a la segunda presión arterial mínima o diastólica. Ambas se miden en milímetros de mercurio (mmHg) sobre la presión atmosférica.

Los valores de tensión arterial para una persona de complesión normal, se recogen en la siguiente tabla

Presión arterial	Presión sistólica	Presión diastólica
Normal	< 130 mmHg	< 85 mmHg
Normal alta	130 a 139 mmHg	85 a 89 mmHg
Hipertensión		
Estadio I (leve)	140 a 159	90 a 99
Estadio II (moderado)	160 a 179	100 a 109
Estadio III (severo)	180 a 209	110 a 119
Estadio IV (grave)	> 209	> 119

Los valores normales de presión arterial oscilan entre 90/60 mmHg y los 130/80 mmHg. Cuando son superiores a 140 mmHg de presión sistólica se habla de hipertensión arterial sistólica o presión arterial alta, y cuando las cifras son inferiores a 90 mmHg de presión sistólica, se dice que hay hipotensión sistólica o presión arterial baja.

- La presión arterial se incrementa con el envejecimiento.
- La presión arterial es menor en la mujer.
- La presión arterial es más baja durante el sueño.
- La presión arterial se eleva con el esfuerzo físico.
- La presión arterial aumenta con la alimentación salada.

La hipertensión arterial es el aumento de la presión arterial por encima de los límites normales, y puede ser sistólica y/o diastólica.

La hipotensión arterial es el descenso de la presión arterial por debajo de los límites normales.

En la regulación de la presión arterial intervienen: el riñón (sistema renina-angiotensina-aldosterona), el hipotálamo (vasopresina u ADH), glándulas suprarrenales (adrenalina, noradrenalina), sistema nervioso simpático (estrés).

2.2. Técnica de toma de constantes

Temperatura

Material

- Charola o bandeja pequeña.
- Torundas secas.
- Torundas embebidas en povidona yodo jabón.
- Solución antiséptica.
- Jabón liquido.
- Solución fisiológica o agua inyectable.
- Termómetros clínicos o rectales (termómetros de máxima).
- Termómetro digital.
- Lubricantes.
- Bolígrafo de color rojo.
- Hoja de registro.

Temperatura central	Temperatura periférica
Anal	Axilar
Bucal (oral)	Flexura inguinal
Rectal	Sien
Timpánica	
Vaginal	

Sitios donde se puede tomar la temperatura

Procedimiento

Temperatura bucal (oral)

Tiempo de espera: 3 minutos.

- Lavarse las manos y preparar el equipo.
- Trasladar el equipo a la unidad del paciente.
- Extraer el termómetro de la solución antiséptica, limpiar el termómetro con la torunda con solución de arriba hacia abajo, secarlo con una torunda con movimientos rotatorios iniciando por el bulbo.
- Verificar que la columna de temperatura marque menos de 35 °C.
- Colocar al paciente en posición de decúbito dorsal, posición de Fowler o en oposición de semifowler pidiéndole que habrá la boca colocando el extremo del termómetro (bulbo) debajo de la lengua y que junte los labios sin morder para sostenerlo.
- Retirar el termómetro después de tres minutos.
- Limpiar el termómetro con torunda con movimientos rotatorios del tubo de cristal al bulbo.
- Observar en la columna el grado de temperatura que marca.
- Limpiar el termómetro con jabón con técnica de asepsia, limpiar con una torunda con solución para retirar los residuos de jabón.
- Registrar el resultado en la hoja correspondiente con el bolígrafo de color rojo.
- Dejar al paciente cómodo.
- Lavar los termómetros con agua corriente.
- Bajar la columna de mercurio.
- Colocar los termómetros en un recipiente con solución antiséptica.

Temperatura axilar (sitio de elección) y pliegue inguinal

Tiempo de espera: 3 a 5 minutos.

- Colocar al paciente en posición de decúbito dorsal o semifowler.
- Extraer el termómetro oral de la solución antiséptica y verificar que la columna de temperatura marque menos de 35 °C.
- Limpiarlo con una torunda con solución antisepsia y secarlo con una torunda seca, haciendo movimientos rotatorios, iniciando la acción por el bulbo.
- Pedirle al paciente que separe el brazo, secarle la axila con una torunda seca, colocando en la misma el extremo del termómetro que tiene el bulbo e indicarle que lo oprima y coloque su mano sobre el tórax.
- Retirar el termómetro después de tres a cinco minutos.
- Limpiar el termómetro con una torunda embebida en povidona yodo jabón, de arriba hacia abajo.
- Observar en la columna el grado de temperatura que marca.
- Colocar el termómetro en el frasco con jabón.
- Registrar el resultado en la hoja correspondiente con la tinta del turno que se encuentra.
- Dejar cómodo al paciente.
- Lavar los termómetros con agua corriente.
- Bajar la columna de mercurio.
- Colocarlos termómetros en solución antiséptica.

Temperatura rectal y vaginal

Tiempo de espera: 1 minuto.

- Colocar una pequeña cantidad de lubricante en una gasa.
- Extraer el termómetro rectal de la solución antiséptica, introducir en el frasco con agua y secarlo con una torunda con movimientos rotatorios iniciando por el bulbo.
- Verificar que la columna de temperatura marque menos de 35 °C.
- Lubricar el bulbo del termómetro.
- Colocar al paciente en posición de Sims exponiéndolo únicamente en la región anal.
- Separar los glúteos e introducir el bulbo dentro del recto (2,5 cm aproximadamente).

- Sostener el termómetro durante 3 min.
- Retirar el termómetro y cubrir al paciente.
- Limpiar el termómetro con una torunda húmeda de arriba hacia abajo.
- Observar en columna de mercurio el grado que marca.
- Colocar el termómetro sobre una gasa.
- Registrar el resultado en una hoja correspondiente.
- Dejar cómodo al paciente.
- Lavar perfectamente el termómetro con agua corriente.
- Bajar la columna de la temperatura por debajo de 35 °C.
- Colocar el termómetro en el frasco de solución antiséptica.

Temperatura óptica

Tiempo de espera: 2-3 segundos.

También llamada temperatura de la membrana del tímpano o temperatura timpánica. Se mide con el termómetro digital.

- Sacar el termómetro del estuche.
- Colocar el cobertor plástico desechable sobre la punta del termómetro.
- Sostener la cabeza (si se trata un niño) para que no la mueva.
- Traccionar del pabellón auricular hacia arriba y hacia atrás (hacía atrás si se trata de un niño).
- Colocar la punta cubierta dentro de la abertura del oído sin empujar a la fuerza la punta del termómetro en el oído.
- Presionar el botón para encender el termómetro.
- Sostener el botón apretado durante 1 segundo.
- Retirar el termómetro de la apertura del oído.
- Tirar el cobertor desechable.

Temperatura de la sien

Tiempo de espera: 2-3 segundos.

- Se utiliza el mismo protocolo que la medición de la temperatura timpánica con la salvedad que no se usa el capuchón desechable cónico, sino uno plano.

Diferencia de temperaturas
Temperatura central es 0,5°C > que la temperatura periférica

Consideraciones especiales

La temperatura corporal se toma como norma 2 veces al día: entre las 7 y 9 h. de la mañana para determinar la mínima y entre las 5 y 7 h. de la tarde para determinar la máxima.

Cuando se produce disociación térmica es necesario tomar la temperatura superficial (axilar, inguinal, sien) y la profunda (rectal, vaginal, bucal, ótica). Se habla de disociación térmica cuando existe 1 °C de diferencia entre ambas temperaturas. Cuando la disociación térmica se produce a favor de la profunda es sugerente de proceso inflamatorio interno (cavidad abdominal, cavidad bucal, conducto auditivo). Cuando es a favor de la superficial se ha de pensar en un proceso local.

Al tomar la temperatura corporal se debe tener en cuenta las siguientes medidas:

- Si se va a medir la temperatura oral, el paciente no debe fumar, comer o beber líquidos calientes o fríos, 15 minutos antes de efectuar el procedimiento.
- Evitar medir la temperatura oral en niños, pacientes inconscientes, con disnea, tos, hipo, vomito, o con lesiones en la boca.
- Si se va a evaluar la temperatura rectal, no hacerlo en pacientes con gastroenteritis, postoperados de recto o con lesiones en el mismo.
- Avisar de inmediato al médico ante cualquier alteración en la temperatura corporal.
- Las soluciones utilizadas en el equipo de termometría deben reemplazarse cada 24 hrs.
- Al realizar el lavado de los termómetros, hacerlo con agua corriente fría.

Frecuencia respiratoria

Material

- Reloj con segundero.
- Bolígrafo de color verde.
- Libreta de anotaciones.
- Hoja de gráfica para signos vitales.

Procedimiento

- Trasladar el equipo a la unidad del paciente.
- Verificar datos de identificación del paciente. Llamarle por su nombre.
- Explicar el procedimiento al paciente.

- Observar la elevación y descenso del abdomen del paciente durante 30 segundos, multiplicar por dos y observar:
  - Profundidad y esfuerzo para respirar, amplitud y ritmo de las respiraciones.
  - Sonido en caso de estar presencial.
  - Coloración del paciente.
- Registrar la frecuencia respiratoria obtenida en la hoja correspondiente del expediente clínico y graficarla, observar si el ritmo y profundidad están alterados.
- Anotar la fecha y hora de la toma del procedimiento.
- Comparar la frecuencia respiratoria con registros anteriores.

Consideraciones especiales

1. Observar los ciclos respiratorios durante 1 minuto completo en caso de patrones respiratorios anormales.
2. Tener en cuenta que es difícil para un paciente respirar naturalmente, si sabe que se le están contando las respiraciones.
3. En caso de duda repetir el procedimiento.
4. Estar alerta cuando el paciente registre una cifra menor de 14 respiraciones o superior a 28, en pacientes adultos. Asimismo, si presenta caracteres anormales.

Pulso

Material

- Reloj con segundero.
- Bolígrafo de color verde
- Libreta de anotaciones.
- Hoja de gráfica para signos vitales.

Sitios donde se puede tomar el pulso

- En la sien (arteria temporal).
- En el cuello (arteria carotídea).
- Zona interna del brazo (arteria humeral).
- En la muñeca (arteria radial).

- Zona interna del pliegue del codo (arteria cubital).
- En la región inguinal (arteria femoral).
- En el dorso del pie (arteria pedia).
- En la tetilla izquierda (pulso apical o pulso cardíaco, en el caso de los bebés).

Procedimiento

1. Trasladar el equipo a la unidad del paciente.
2. Verificar datos de identificación del paciente. Llamarle por su nombre.
3. Lavarse las manos.
4. Explicar el procedimiento al paciente.
5. Seleccionar la arteria en que se tomará la frecuencia del pulso.
6. Determinación del pulso por
   - ▷ Palpación (pulso periférico):
     - Seguir el procedimiento de los pasos 1 a 5.
     - Colocar la yema de los dedos índice, medio y anular sobre la arteria. Suele utilizarse la arteria radial debido a su mejor accesibilidad y a la proximidad a la superficie de la piel.
     - Presionar la arteria sobre el hueso o superficie firme de fondo para ocluir el vaso y luego liberar lentamente la presión. Presionar solamente lo necesario para percibir las pulsaciones teniendo en cuenta fuerza y ritmo.
     - Contar el número de latidos que se produce en 15 segundos y multiplicar por 4, el resultado son los ciclos o número de pulsaciones en 1 minuto.
     - Si el pulso es irregular se deben contar todos los latidos que se producen en 1 minuto.
     - Registrar la frecuencia de pulso obtenida en la hoja correspondiente del expediente clínico y graficarla, observar si el ritmo y fuerza están alterados. Anotar la fecha y hora del procedimiento.
     - Comparar la frecuencia de pulso con registros anteriores.
   - ▷ Por auscultación (pulso central):
     - Seguir el procedimiento de los pasos 1 a 5.
     - Colocar la membrana del estetoscopio entre el 3º y el 4º espacio intercostal izquierdo del paciente.

- Contar las pulsaciones o latidos cardíacos durante 30 segundos y multiplicar por dos. El resultado son los ciclos o número de pulsaciones en 1 minuto.
- Si la frecuencia de pulso cardíaco es anormal, entonces se deben contar los ciclos que se producen en 1 minuto.
- Registrar la frecuencia de pulso obtenida en la hoja correspondiente del expediente clínico y graficarla, observar si el ritmo y fuerza están alterados. Anotar la fecha y hora del procedimiento.
- Comparar la frecuencia de pulso cardíaco con registros anteriores.

Consideraciones especiales

- Antes de tomar el pulso, el paciente debe estar en reposo durante 15 minutos.
- Estar alerta cuando el paciente registre una frecuencia de pulso menor de 50 o superior de 100 pulsaciones por minuto.
- Considerar si las pulsaciones son demasiado débiles, fuertes o irregulares.
- En caso de que sea difícil tomar las pulsaciones al paciente, hacer la toma durante un minuto. Si aún no es posible percibir las pulsaciones, hacer la toma de frecuencia cardíaca apical (esto es con el estetoscopio en el área cardíaca).
- Cuando existan dudas, repetir el procedimiento.

Tensión arterial

Material y equipo

- Esfigmomanómetro o baumanómetro.
- Estetoscopio biauricular.
- Brazalete apropiado a la complexión del paciente:

Paciente	Circunferencia de brazo (cm)	Ancho de la vejiga (cm)	Longitud de la vejiga (cm)
Neonato	5 a 7.5	3	5
Lactante	7.5 a 13	5	8
Niño	13 a 20	8	14
Adulto delgado	17 a 26	11	17
Adulto normal	24 a 32	13	24
Adulto obeso	32 a 42	20	42

- Adulto promedio 12 a 14 cm de ancho, obeso de 18 a 22 cm.
- Bolígrafo de color negro.
- Hoja de anotaciones y gráfica para signos vitales.

Procedimiento

1. Trasladar el equipo a la unidad del paciente.
2. Verificar datos de identificación del paciente. Llamarle por su nombre.
3. Lavarse las manos.
4. Explicar el procedimiento al paciente.
5. Colocar al paciente en posición sedente o decúbito dorsal y descubrirle el brazo y el antebrazo.
6. Colocar el brazo a la altura del corazón.
7. Colocar el brazalete alrededor del brazo 2,5 cm arriba por encima de la flexura del codo (arriba del codo), verificando que el brazalete esté totalmente desinflado. El indicador de la presión debe marcar cero.
8. Localizar el pulso de la arterial braquial con la yema de los dedos índice y medio en el tercio superior interno del antebrazo a 1 ó 2 cm por debajo de la flexura del codo.
9. Colocarse las olivas del estetoscopio en los oídos y colocar la membrana del estetoscopio sobre la arteria braquial del brazo del paciente elegido para la toma.
10. Cerrar la válvula de la perilla insufladora del esfigmomanómetro, utilizando la rosca/tornillo.
11. Insuflar el brazalete hasta que el indicador de presión (columna de mercurio o manómetro) marque 200 mmHg. Si en esta situación ya se escucha el latido del corazón, se debe desinflar el manguito y volver a inflarlo hasta 250 mmHg. Si ocurriese lo mismo repetir la operación e inflar hasta el máximo.
12. Desinflar gradualmente el brazalete, abriendo lentamente la válvula de la perilla del esfignomanómetro y dejar salir el aire, a una velocidad aproximada 2 a 3 mmHg por segundo.
13. Escuchar el primer latido que corresponde a la presión sistólica o máxima (fase I de Korotkoff).

14. Continuar disminuyendo la presión del brazalete hasta que se deje de escuchar el latido del pulso, el último latido o cambio brusco de la intensidad corresponde a la presión diastólica o mínima (fase V de Korotkoff).
15. Desinflar por completo el brazalete del sistema de toma de presión.
16. Limpiar las olivas y membrana del estetoscopio con una torunda humedecida en solución desinfectante. Guardar el equipo en su estuche correspondiente.
17. Registrar la frecuencia de presión arterial obtenida, en la hoja correspondiente del expediente clínico y graficarla, anotando la presión arterial sistólica, diastólica y la diferencial (presión arterial media). Incluir la fecha y hora del procedimiento.
18. Compare la presión arterial con registros anteriores.

Consideraciones especiales

1. El paciente debe permanecer en reposo durante 15 minutos antes de tomar la presión arterial.
2. El paciente debe estar en una posición relajada y en un ambiente tranquilo.
3. Colocar el brazo del paciente en un plano resistente.
4. Envolver con el brazalete del tensiómetro el brazo desnudo del paciente, a la altura del corazón.
5. Evitar que el estetoscopio esté sobre el brazalete.
6. Verificar el funcionamiento adecuado del equipo.
7. En caso de duda repetir el procedimiento.

2.3. Gráficas de constantes vitales

La gráfica hospitalaria es un documento que forma parte de la historia clínica y en ella se reflejan todas las observaciones relacionadas con un paciente determinado. Permite al equipo médico obtener, de forma rápida y clara, el máximo de información con respecto al estado físico del paciente.

En la gráfica se inscriben los datos mediante símbolos y colores normalizados y aceptados previamente. Estos deben ser legibles, estar cumplimentados sin tachaduras, de forma completa y puestos al día.

Constante vital	Abreviatura	Color identificativo
Temperatura	T	Rojo
Pulso	P	Azul
Respiración	R	Negro
Presión arterial	PA ó TA	Verde

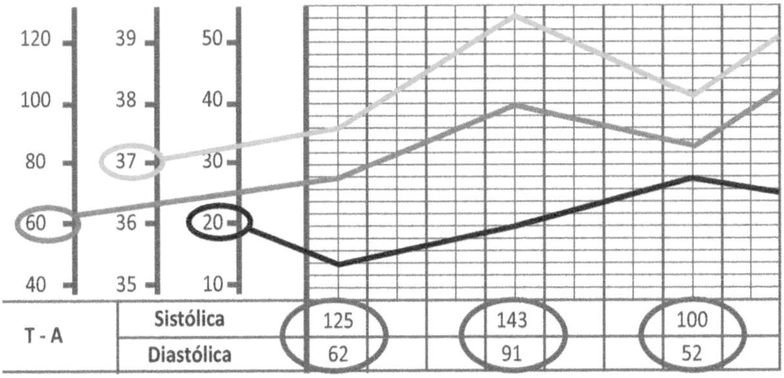

Tipos de gráficas

Las gráficas se pueden dividir en dos grandes grupos: mensuales y horarias. Las **gráficas mensuales**, también llamadas ordinarias, están diseñadas para recoger los datos de las constantes vitales todos los días, incluyendo tres controles (mañana, tarde y/o noche), durante 30 días de observación. Son las más utilizadas y se emplean en todos los servicios de hospitalización. En ellas se registran las constantes vitales, peso del paciente, tipo de dieta, deposiciones, expectoración, medicación y balance de líquidos. Las **gráficas horarias**, también llamadas especiales, y en ellas se registran los datos relacionados con el paciente, hora a hora, durante un días o sólo durante algunas horas solamente. Se utilizan en aquellos pacientes que deben ser controlados de forma estricta durante cortos periodos de tiempo en unidades especiales (uci, reanimación, coronarias, quirófano, urgencias). En este tipo de gráficas se registran datos de las constantes vitales incluida la presión venosa central, balance de líquidos, analíticas y parámetros hemodinámicos, datos monitorizados (respirador, oxigenoterapia, monitores cardíacos, aspiraciones traqueobronquiales, etc.), medicación y comentarios.

Partes de una gráfica

Las gráficas se dividen en varias partes:

- Parte superior o encabezamiento, donde se recoge la filiación del paciente, número de historia clínica, servicio en el que está ingresado el paciente, número de habitación y cama y médico responsable.
- Parte media, correspondiente a una zona cuadriculada en cuyo margen superior se pone la fecha y los días de observación y a continuación un enrejado de líneas donde se registran las constantes vitales. En la zona de la izquierda aparecen las escalas de unidades de las diferentes constantes vitales identificadas por su letra y color correspondiente.
- Parte inferior donde se registran el peso, la dieta, las deposiciones, la medicación, el balance de líquidos y la expectoración.

Registro en la gráfica

Las constantes vitales se registran mediante puntos que coinciden con el turno y el día correspondiente, que se unen después para obtener una representación gráfica lineal o curva gráfica de respiración, pulso y temperatura. En el caso de la presión arterial se registra como las anteriores mediante un punto que indica la máxima y otra para la mínima; después de unen ambas por una línea vertical con sus extremos en punta de flecha (también se puede anotar la máxima y la mínima con una raya horizontal, que se une posteriormente mediante una línea vertical). La representación gráfica de esta constante no será por tanto un gráfico continuo, sino una sucesión de líneas verticales y paralelas.

Constante vital	Color	Abreviatura	Representación	Escala
Temperatura	Rojo	T	Puntos	de 35 a 40
Pulso	Azul	P	Puntos o cruces	de 60 a 140
Respiración	Negro	R	Puntos o aspas	de 5 a 50
Tensión Arterial	Verde	TA ó PA	Líneas	de 20 a 270

El balance de líquidos se registra mediante un diagrama de barras (entradas en color azul, salidas en color rojo), indicando cada cuadrícula fracciones de 200 ml. Un balance de líquidos positivo indica retención de líquidos, mientras que si el balance es negativo sugiere pérdida de líquidos.

En la actualidad ya se empiezan a utilizar hojas de registro de actividades específicas de auxiliares de enfermería.

ACTIVIDADES AUXILIAR DE ENFERMERÍA	1er Apellido: .... 2º Apellido: .... Nombre: .... Nº HISTORIA Cama: .... Servicio: .... Edad: .... Teléfono: ....

UNIDAD .... ITT/TLF .... CAMA .... AÑO .... MES ....

ALERGIAS ☐ NO CONOCIDAS ☐ SÍ A: .... TALLA ....

DÍA																					
TURNOS	M	T	N	M	T	N	M	T	N	M	T	N	M	T	N	M	T	N	M	T	N
AUX. DE ENF.																					
PESO																					
TEMPERATURA																					
AYUNAS (A-Q-P)																					
GDO. DE DEPENDENCIA																					
ALIMENTACIÓN																					
HIGIENE																					
MOVILIZACIÓN																					
EVACUACIÓN																					
DIETA/SUPLEMENTOS																					
INGESTA MAÑANA																					
TARDE																					
NOCHE																					
TOTAL																					
DIURESIS MAÑANA																					
TARDE																					
NOCHE																					
TOTAL																					
Nº Deposiciones																					
ENEMAS																					
VÓMITOS																					

OTRAS ACTIVIDADES							

2.4. Balance hídrico

Definición

Es la relación existente entre la cantidad de líquidos que ingresan en el cuerpo y los que salen del mismo en un intervalo de tiempo determinado; por lo general en un día. Cuando el aporte de líquidos es superior al que se elimina se habla de balance hídrico positivo y cuando es menor, es decir, cuando la cantidad de líquidos que egresan es mayor a los que se ingieren, el balance hídrico es negativo.

Distribución del agua corporal

En el adulto, el agua corporal representa aproximadamente el 60% de su peso y se distribuye en los siguientes espacios: el 40% está en el espacio intracelular y el 20% en el espacio extracelular (4% intravascular –plasma-; 16% intersticial).

Ingreso y eliminación de líquidos

En circunstancias normales la cantidad de líquidos que se ingresan es aproximadamente de 2.100 ml a 3.000 ml (900 ml provienen de los alimentos ingeridos, 1.000 a 1.500 ml de los líquidos consumidos y 200 a 500 ml del metabolismo oxidativo).

Los líquidos se eliminan por la piel mediante el sudor (300 ml), por los pulmones en forma de vapor con el aire que espiramos (400 ml), por el aparato digestivo a través de las heces (200 ml) y por el riñón mediante la orina (1.400 ml y más). En total se eliminan en condiciones normales alrededor de 2.500 ml/día.

Cualquier situación de las que se mencionan a continuación afectan el equilibrio hídrico produciendo un disbalance:

- Ingesta insuficiente de líquidos.
- Alteraciones del aparato digestivo.
- Afectación renal.
- Sudoración excesiva.
- Hemorragias, quemaduras, fracturas.
- Vómitos.
- Fístulas.

Funciones del agua

El balande hídrico es el sistema de líquidos que tiene como funciones principales el transporte de oxígeno y nutrientes a las células, la eliminación de los productos de desecho del metabolismo celular, mantener estable el ambiente físico-químico del cuerpo, contribuir a regular la temperatura corporal, favorecer la digestión y la eliminación y contribuir en las secreciones corporales.

En el mantenimiento del balance hídrico también tienen un papel importante los electrolitos (sodio, potasio, cloro, calcio, magnesio, fosfato, sulfato, bicarbonato, etc.), gracias a los cuales se mantiene el pH ácido-base, la presión osmótica y la temperatura corporal.

Desequilibrio hidro-electrolítico

Hay multitud de factores que pueden alterar el equilibrio de líquidos y electrolitos del cuerpo. Entre ellos tenemos:

- Ingesta insuficiente de líquidos.
- Alteraciones del tubo gastrointestinal (fístulas, diarrea, etc.).
- Alteración de la función renal.
- Disfunción de la hipófisis (secreción inadecuada de ADH).
- Afectación de las glándulas suprarrenales (hiper o hipoaldosteronismo).
- Diaforesis (sudoración excesiva).
- Hemorragias.
- Quemaduras.
- Fracturas.
- Politraumatizados.
- Derrames (abdominal – ascitis, tórax –pleural).
- Aspiración gastrointestinal.
- Fístulas.
- Fiebre.
- Drenajes.

Cuando disminuye la ingesta de líquidos, o aumenta la osmolaridad sanguínea o cuando se produce un aumento en la eliminación (egresis), los baro-receptores carotídeos y los "sensores" hipofisarios dan la alarma el organismo para que se active el mecanismo regulador de la sed y así se procure la ingesta de agua. Además, se activa la producción de la vasopresina u hormona antidiurética (ADH) que restringe la pérdida de agua por diuresis.

La alteración en la concentración de los electrolitos producen cambios en el volumen de los líquidos corporales y viceversa.

Hay situaciones especiales en las que se debe hacer el balance hidroelectrolítico: postcirugía, hemorragias, fracturas, vómitos, fiebre, quemaduras, diaforesis, deshidratación, etc.

El balance hidroelectrolítico finaliza en el turno de noche, lo debe hacer la enfermera de ese turno y se anota con bolígrafo de color rojo. Consiste en medir la cantidad de líquidos ingeridos o administrados por vía venosa y restar la cantidad de líquidos eliminados por orina, heces, respiración y sudor. Con ello se sabrá si se produce un balance hídrico positivo, negativo o neutro.

	Definición	Cálculo
Agua metabólica (AM)	Producto de la combustión por oxidación de los alimentos al día.	AM = Peso en kg × 5 cc
Pérdidas insensibles (PI)	Es el agua que se pierde con el sudor y la respiración en 24 h.	PI = Peso en Kg × 12 cc
Pérdidas insensibles quirúrgicas (PIQ)	Es el líquido que se pierde sin sentir por hora del acto quirúrgico mayor.	PIQ = Peso en Kg × 5 cc × h
Pérdida insensibles por fiebre (PIF)	Es la cantidad de líquido se pierde por cada grado centígrado y por cada hora.	PIF = 1 ml × h × °C

Para realizar este balance se debe disponer de frascos graduados con los que medir la ingesta y la eliminación. Cuando no se disponga de vasos mediadores para la ingesta, se puede calcular aproximadamente contando el número de vasos o cucharas de agua ingerida.

1 tazón	300 ml
1 vaso de agua	250 ml
1 vaso de gelatina	50 a 100 ml
1 cucharada sopera	15 ml
1 cucharadita de postre	5 ml

Hoja de control de líquidos

El control de líquidos es la diferencia entre la cantidad de líquidos administrados (entradas) y la cantidad de líquidos perdidos (salidas) con el fin de mantener la homeostasia del organismo y así evitar la hipovolemia (déficit de volumen de líquido circulatorio) o la hipervolemia (exceso de volumen respiratorio). El balance normal debe ser "0".

La hoja de control de líquidos debe contener los siguientes datos:

- Nombre del paciente.
- Fecha y hora de inicio del balance.
- Sección de ingresos donde se especifica la vía de administración (oral, parenteral, etc.). Las irrigaciones y los líquidos de lavado gástrico no se contabilizan en el balance, llevando el control en una hoja de evolución aparte, anotando la hora, el volumen administrado de solución de irrigación y el drenaje obtenido (la diferencia entre el drenaje y la irrigación corresponde a la cantidad de líquido corporal eliminado).
- Sección de egresos que permite el registro de los valores. En ella se cuantifica las pérdidas objetivas (urinarias, hemorragias, drenajes, vómitos, diarrea, drenes, ostomías); quedando las pérdidas por apreciación reservadas para aquellas eliminaciones que no pueden medirse directamente (sudor, respiración).
- Columna para el total de ingresos, egresos y balance parcial del turno.

HOJA CONTROL BALANCE HÍDRICO

Nombre: ______________________________ Edad: _____ Exp.________________________

Servicio: ___________________ N.º cama: _____ Edad: ____ sexo: F______ M ______

INGESTA							ELIMINACIÓN					
Hora	Oral	sueros	Med. Paren-terales	Ttrans-fusión	Plasma	otros	vómitos	orina	Evacua-ciones	Drena-jes	Aspira-ciones	Firma
7 a.m.												
8 a.m.												
9 a.m.												
10 a.m.												
11 a.m.												
12 a.m.												
1 p.m.												
2 p.m.												
Total												
3 p.m.												
4 p.m.												
5 p.m.												
6 p.m.												
7 p.m.												
8 p.m.												
9 p.m.												
10 p.m.												
Total												
11 p.m.												
12 m.												
1 a.m.												
2 a.m.												
3 a.m.												
4 a.m.												
5 a.m.												
6 a.m.												
Total												
TOTAL DE INGESTIONES:							**TOTAL ELIMINACIONES:**					
TOTAL EN 24 HORAS:												

GRÁFICA DE ENFERMERÍA

1.er Apellido: XXXXXXXXXXXXX

2.º Apellido: XXXXXXXXXX

Nombre: XXXXXXXXXXXX

XXXXXXXXXXXXXXXX
Nº HISTORIA

Cama: 16-1 Servicio: Medicina Interna

Edad: 57 Teléfono: XXX XXX XXX

UNIDAD Medicina Interna ITT/TLF CAMA 16-1 GRÁFICA N.º 1

AÑO Mes ALERGIA: ☒ NO CONOC. ☐ SÍ A.

Fecha/Día hospitalización	12 1º	13 2º	14 3º	15 4º	16 5º	17 6º	18 7º
Peso - Talla	62,300 kg 1,68 m	62,600 kg	63,200 kg	63,100 kg	62,500 kg	62,300 kg	62,500 kg
Dieta	Blanda	Blanda	Normal S/S	Normal S/S	Normal	Normal	Normal
Oxígeno							
Índice Norton							
Nivel dependencia							

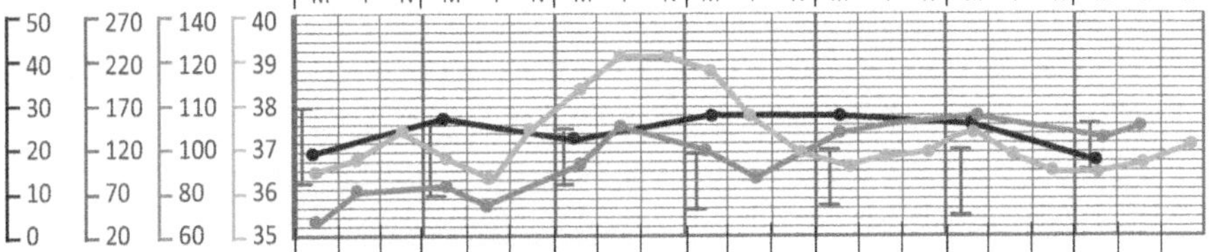

	M	T	N	M	T	N	M	T	N	M	T	N	M	T	N	M	T	N	M	T	N
Suero Salino **0,9%**	200	200	200	200	200																
Suero Glucosado 5%	400	400	300	300	300	200	100	100													
Transfusiones		400						400											400		
Ingesta	400	300	100	700	600	200	800	500	200	800	600	300	800	800	300	700	800	500	700	600	200
Entradas TOTAL	+2900			+2700			+2100			+1700			+1900			+2000			+1900		
Diuresis	600	600	x	500	400	100	300	600	200	700	300	100	x	600	400	200	500	x	300	600	200
Vómitos																					
Sudor **Pérdidas insensibles**	300	300	400	300	300	400	300	300	400	300	300	400	300	300	400	300	300	400	300	300	400
Expectoración																					
Deposiciones		200				100		100		200			100				100			50	
Drenajes A B C	100	50	50	x	x	x															
Salidas TOTAL	-2600			-2100			-2200			-2300			-2100			-1800			-2150		
Balance	+300			+600			-100			-600			-200			+200			-250		

Balance Acumulado Semanal: -50 cc

	1er Apellido: ....
	2º Apellido: ....
	Nombre: .... Nº HISTORIA
GRÁFICA DE ENFERMERÍA	Cama: .... Servicio: ....
	Edad: .... Teléfono: ....

UNIDAD .... ITT/TLF .... CAMA .... GRÁFICA N.º ....

AÑO .... Mes .... ALERGIA: ☒ NO CONOC. ☐ SÍ A ....

Fecha/Día hospitalización	12 1º	13 2º	14 3º	15 4º	16 5º	17 6º	18 7º
Peso - Talla	62,300 kg 1,68 m	62,600 kg	63,200 kg	63,100 kg	62,500 kg	62,300 kg	62,500 kg
Dieta	Blanda	Blanda	Normal S/S	Normal S/S	Normal	Normal	Normal
Oxígeno							
Índice Norton							
Nivel dependencia							

50	270	140	40
40	220	120	39
30	170	110	38
20	120	100	37
10	70	80	36
0	20	60	35

Suero Salino							
Transfusiones							
Ingesta							
Entradas TOTAL							
Diuresis							
Vómitos							
Sudor							
Expectoración							
Deposiciones							
Drenajes A B C							
Salidas TOTAL							
Balance							

Tema 14

Anatomía y fisiología del aparato digestivo. Conceptos fundamentales de dietética. Los alimentos: clasificación, higiene y manipulación. Alimentación del lactante. Dietas terapéuticas: concepto y tipos

eRodio ediciones

Índice esquemático

1. ANATOMÍA Y FISIOLOGÍA DEL APARATO DIGESTIVO

1.1. Introducción

El aparato digestivo está formado por el tracto digestivo, una serie de órganos huecos que forman un largo y tortuoso tubo de unos 7 metros de longitud que va de la boca al ano, y otros órganos que ayudan al cuerpo a transformar y absorber los alimentos.

Los órganos que forman el tracto digestivo son la boca, la faringe, el esófago, el estómago, el intestino delgado, el intestino grueso (también llamado colon), el recto y el ano. El interior de estos órganos huecos está revestido por una membrana llamada mucosa. La mucosa de la boca, el estómago y el intestino delgado contiene glándulas diminutas que producen jugos que contribuyen a la digestión de los alimentos. El tracto digestivo también contiene una capa muscular suave que ayuda a transformar los alimentos y transportarlos a lo largo del tubo.

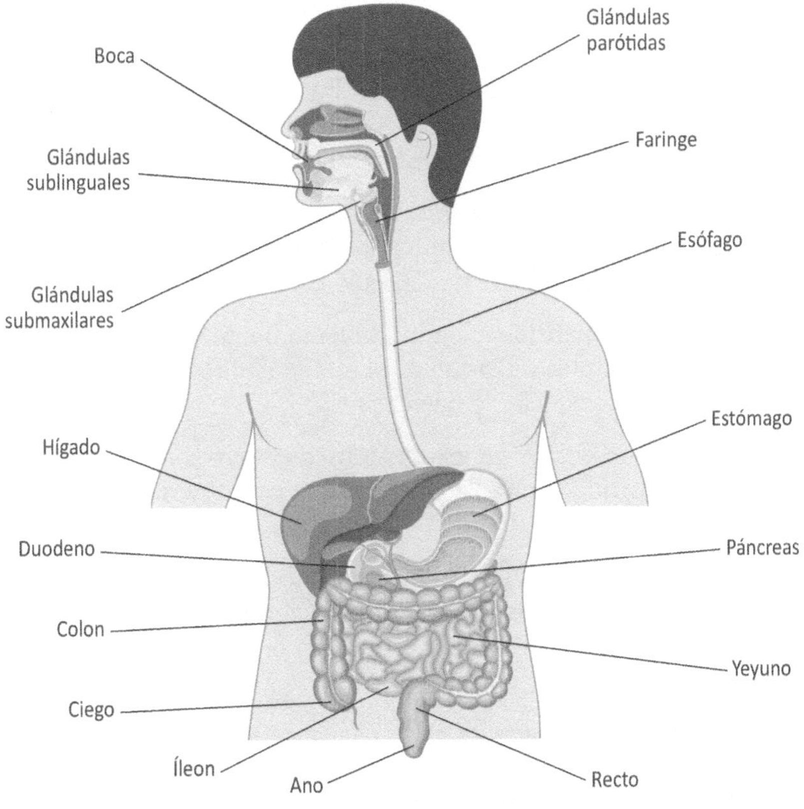

1.2. El aparato digestivo. Anatomía

La **boca** contiene la lengua que interviene en la deglución y los 32 dientes que se encargan de la trituración.

La **faringe** (común a los aparatos digestivo y respiratorio).

El **esófago** mide unos 25 cm y se sitúa en el mediastino, en la cavidad torácica, por delante de la columna vertebral y por detrás de la tráquea y el corazón y tiene una gran capacidad para dilatarse. Comunica faringe y estómago.

El **estómago** es un órgano hueco situado en la porción superior del abdomen y que puede albergar hasta 1500 ml de contenido. Se comunica con el esófago a través del cardias y con el intestino delgado por el píloro. Posee glándulas que segregan ácido clorhídrico, mucina, agua y pepsina.

El **intestino delgado** tiene una longitud de 4-7 metros y se repliega sobre sí mismo. Conecta estómago e IG. A nivel del duodeno, en la ampolla de Vater, se vierten las secreciones biliares y pancreáticas. También produce jugo intestinal.

Está compuesto por duodeno, yeyuno e íleon. El punto de unión del ID y el IG es la válvula ileocecal (íleon y ciego). En el duodeno está el colédoco que procede del hígado y la vesícula biliar.

Su función es la de absorber los nutrientes. Tras la digestión en el estómago el alimento pasa al duodeno donde actúan las secreciones pancreáticas, hepáticas y de las glándulas de la pared intestinal y transforman el quimo ácido en el quilo alcalino.

El **intestino grueso o colon** *se divide en tres tramos: ciego, colon* (ascendente, transverso y descendente o sigma) *y recto* (finaliza en el ano, que está rodeado por el esfínter anal externo de músculo estriado y contracción voluntaria).

El colon tiene ligera peristalsis e impulsa lentamente y de forma intermitente una onda fuerte que impulsa a distancia el material al recto produciendo su distensión lo que origina urgencia de defecación.

Otros dos órganos digestivos anexos al tubo digestivo son el **hígado** y el **páncreas**, que producen jugos que llegan al intestino a través de pequeños tubos llamados conductos.

El hígado es un órgano vital que elabora la bilis, filtra sustancias nocivas y almacena minerales, vitaminas y glucosa. Interviene en el metabolismo de nutrientes, medicamentos o bilirrubina. El páncreas produce y segrega el jugo pancreático y produce Insulina.

La **vesícula biliar** almacena los jugos digestivos del hígado hasta que son necesarios en el intestino. Produce la bilis. Algunos componentes de los sistemas nervioso y circulatorio también juegan un papel importante en el aparato digestivo.

La **irrigación vascular** del tubo digestivo se realiza por ramas de la aorta abdominal y torácica, sobre todo las mesentéricas (la superior irriga el intestino delgado y la inferior el grueso) que distribuyen el oxígeno y los nutrientes necesarios.

Las venas recogen la sangre y la transportan hacia el corazón.

El flujo digestivo supone el 20% del gasto cardíaco global y aumenta con la ingesta.

Los **nervios** del sistema nervioso autónomo o porción simpática inhiben y regulan la contracción de los esfínteres y de los vasos sanguíneos.

La porción parasimpática regula la peristalsis primaria. El control voluntario sólo existe en la parte alta de esófago y del esfínter anal externo.

El aparato digestivo **consta** de varias **capas comunes**:

- *Mucosa*, la más interna. Es la capa epitelial.
- *Submucosa*, formada por tejido conectivo y está muy vascularizada.
- *Muscular*, formada por 2 capas (excepto el estómago que tiene 3).
- *Serosa*, que es la membrana que recubre el tubo digestivo excepto el esófago. Es de tejido conectivo (peritoneo).

2. CONCEPTOS FUNDAMENTALES DE DIETÉTICA. LOS ALIMENTOS: CLASIFICACIÓN, HIGIENE Y MANIPULACIÓN. ALIMENTACIÓN DEL LACTANTE. DIETAS TERAPÉUTICAS: CONCEPTO Y TIPOS

2.1. Los alimentos: clasificación, higiene y manipulación

Los alimentos son indispensables para la vida, pues suministran al organismo tanto la energía como las sustancias químicas necesarias para la formación, el crecimiento y la reconstrucción de los tejidos.

Alimentación es el conjunto de actividades realizadas por el hombre desde que adquiere sustancias para su consumo –bien directamente o tras modificarlas con una preparación culinaria– hasta el momento en que las ingiere, mastica y deglute.

Se trata de un proceso consciente y voluntario a partir del cual comienza la **nutrición** que, por el contrario, no es más que una serie de procesos inconscientes e involuntarios que transforman los alimentos en sustancias químicas más simples. Estas se absorben en el intestino y son transportadas hasta los tejidos, donde serán metabolizadas.

Así pues, alimentación y nutrición no son sinónimas. No es igual ingerir alimentos para satisfacer el apetito que suministrar al organismo las sustancias químicas necesarias para el mantenimiento de la salud y de la eficacia física.

La nutrición es consecuencia de la alimentación: de los alimentos que componen la dieta y de su proporción en la misma dependen los aportes nutritivos y, como consecuencia, el estado nutricional.

Los alimentos se componen de nutrientes

Nutrientes
Proteínas
Lípidos
Hidratos de carbono
Elementos químicos esenciales
Vitaminas
Agua
Fibra dietética

En primer lugar, el cuerpo humano contiene alrededor de un 70 % de agua y todos los alimentos la contienen en gran cantidad. Es el líquido normal y fisiológico de los tejidos, y en él están disueltas o en suspensión las sustancias nutritivas de los alimentos.

Dentro de los mencionados principios inmediatos, los **hidratos de carbono**, también llamados glúcidos.

En los alimentos se encuentran dos tipos de hidratos de carbono: los simples –monosacáridos y disacáridos– y los complejos –polisacáridos–.

Las **grasas**, también denominadas lípidos, son los nutrientes típicamente energéticos. Las grasas son importantes por sus propiedades organolépticas y por ser vehículos de las vitaminas liposolubles A, D, E, y K. Según su composición, pueden ser compuestas o simples.

Las **proteínas**, por su carácter plástico, son la base fundamental de la estructura no ósea del organismo. Las moléculas de las proteínas se componen de otras más pequeñas, los aminoácidos , unos veinte de los cuales se combinan para formar las proteínas, si bien dentro de una proteína los aminoácidos pueden repetirse y su número puede ser de hasta varios millares. Nueve de ellos deben ser ingeridos con los alimentos porque, como ocurría con algunos ácidos grasos poliinsaturados, son "esenciales"; es decir, el organismo no puede sintetizarlos.

Las **vitaminas** son sustancias orgánicas de naturaleza diversa que el organismo necesita de modo indispensable para realizar sus funciones. La mayoría no se sintetizan en el organismo y deben ser ingeridas mediante la dieta alimentaria, pues su carencia produce síndromes negativos específicos.

Las vitaminas pueden ser hidrosolubles –solubles en agua– o liposolubles –solubles en las grasas–.

Las **sales minerales** son necesarias para el normal funcionamiento de nuestro organismo, aunque en pequeñas cantidades. Deben ser ingeridas con los alimentos, ya que el organismo tampoco es capaz de producirlas.

2.1.1. Clasificación de alimentos

Son sustancias de origen animal o vegetal, natural o transformado que contienen uno o varios nutrientes. También se consideran alimentos el agua y la sal, de origen inorgánico o mineral. Los alimentos se clasifican según la composición de sus nutrientes predominantes.

Alimentos	
Grupo lácteos	Leche Derivados de la leche: • Yogur • Kefir • Queso • Mantequilla, nata y crema de leche
Grupo carnes, pescados y huevo	
Grupo cereales, tubérculos y legumbres	
Grupo verduras y frutas	
Grupo grasas	Aceites Grasas lácteas Margarinas Grasas animales Minarinas y shortenings Frutos secos
Grupo misceláneo	Azúcar Miel Galletas y pasteles Cacao y chocolate Alcohol Bebidas refrescantes
Grupo nuevos alimentos	Transgénicos Nutracéuticos Suplementos alimentarios Alimentos- medicamentos Fitonutrientes

La nueva Rueda de los Alimentos

SEDCA® 2007

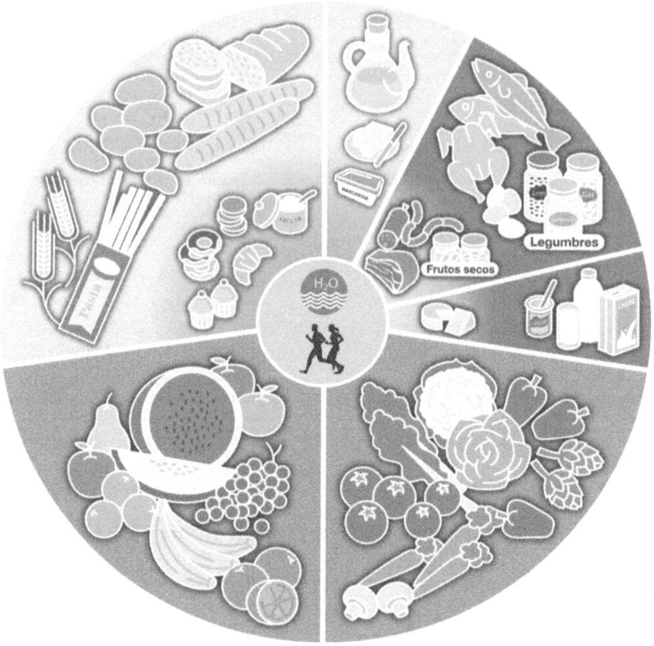

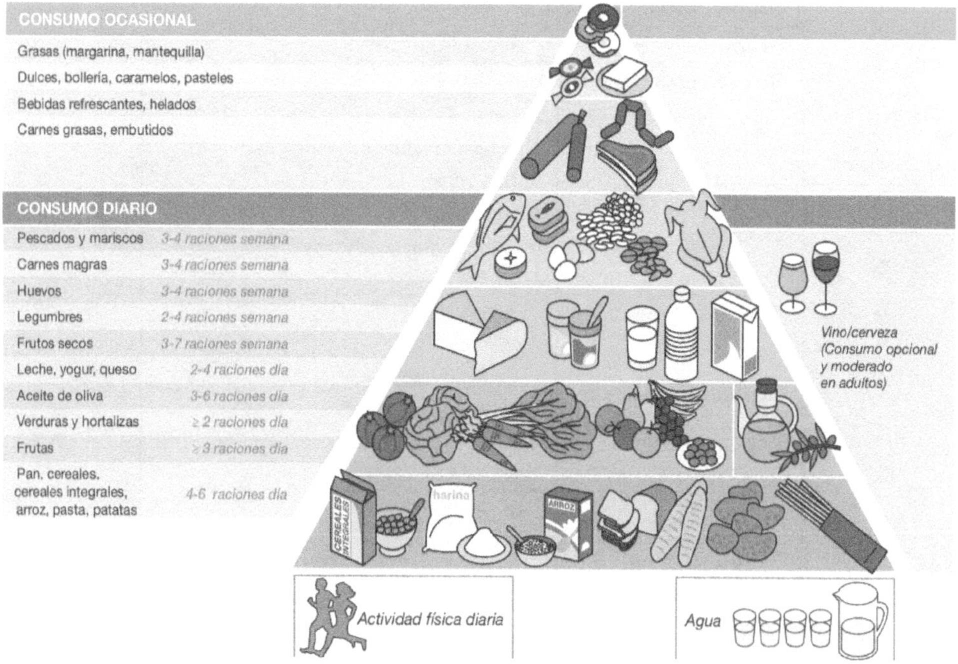

2.1.2. Higiene y manipulación de alimentos

La normativa de seguridad e higiene en los alimentos define a los Manipuladores de alimentos como aquellas personas que por su actividad laboral tienen contacto directo con los alimentos durante su preparación, fabricación, transformación, elaboración, envasado, almacenamiento, transporte, distribución, venta, suministro y servicio.

La actividad de un manipulador de alimentos es muy importante, pues es la matriz en la línea de defensa contra las infecciones e intoxicaciones que pueden generar los alimentos.

Las intoxicaciones más habituales suelen venir dadas por:

- Higiene incorrecta.
- Incorrecta cadena del frío.
- Incorrecto uso del calor.

Para prevenir las intoxicaciones es fundamental:

- Extremar la higiene.
- Vigilar el estado de los productos.
- Ser rigurosos en la conservación de los productos hasta su consumo.

Medios de prevención en la infección bacteriana

Recomendaciones

- Lavar bien los vegetales ante su consumo en crudo.
- Descongelación correcta, siempre a temperatura de refrigeración.
- Separar los alimentos crudos y cocidos.
- Todos los productos elaborados con huevo crudo que se consuman deben garantizar el haber alcanzado los 75 °C en el centro del alimento.
- Los desperdicios generados deben eliminarse inmediatamente.
- Los alimentos que van a servirse deben permanecer a una temperatura superior a 65 °C y no más de dos horas.
- Lavar adecuadamente los utensilios de cocinar después de cada uso.

En la recepción de los alimentos es muy importante tener en cuenta lo siguiente:

- Hacer el traslado de los alimentos lo más rápido posible para no romper la cadena de frío.

- Comprobar que los proveedores disponen de autorización sanitaria vigente.
- Comprobar que durante el tiempo que nos han suministrado los productos han sido acordes a lo pedido.
- Comprobar que los productos que nos suministran tengan las características organolépticas y de frescura adecuadas.
- Que los productos envasados vengan correctamente etiquetados con la información completa del tipo de producto que se trate, ingredientes, identificación de su origen, fecha de caducidad, lote y temperatura de conservación.
- Los vehículos que transporten los productos que se reciben se usarán exclusivamente para el transporte alimentario.
- Comprobar que los alimentos estén correctamente protegidos y estibados durante el transporte, y los envases que contienen los alimentos se recibirán en buen estado y sin roturas.
- El vehículo presentará unas condiciones de limpieza adecuada.

Almacenamiento

Una vez comprobamos que los productos llegan en perfecto estado, debemos almacenarlos según su condición:

- Conservación en frío.
- Conservación a temperatura ambiente.

Envasado

El envasado es un método para conservar los alimentos, consistente en proteger los alimentos de posibles microorganismos externos.

Debemos proteger los alimentos de:

- La luz.
- El polvo.
- Suciedad.
- Golpes.
- Insectos, bacterias, virus, etc.

Se debe controlar al máximo la limpieza durante el proceso de envasado.

Etiquetado

El etiquetado de alimentos es el principal medio de comunicación entre los productores de alimentos y los consumidores y los consumidores finales, siendo la etiqueta la información sobre el alimento. Todos los productos tienen la obligación de estar etiquetados o adjuntar la información con documentación adicional.

Limpieza e higiene

Tanto los locales, utensilios y personal destinados a productos alimenticios, es muy importante que se mantengan limpios y en perfecto estado, ya que de este conjunto dependerá la salud de la gente que consuma los alimentos.

Limpieza en las instalaciones

- Es importante limpiar de una forma adecuada y en el momento adecuado. Siempre antes de entrar en contacto con los alimentos.
- Nunca se debe limpiar cerca de los alimentos que se están manipulando o se vayan a manipular, para evitar que los productos químicos que se están utilizando en la limpieza puedan entrar en contacto con los alimentos.
- Siempre hay que eliminar los restos de residuos, con agua caliente y detergente (los productos de limpieza deben ser acorde con la zona específica a limpiar).

Limpieza de útiles de cocina y piezas desmontables

Para una buena limpieza y desinfección debemos seguir los siguientes pasos:

- Limpieza de todo lo que vemos en seco y si no ayudar con agua caliente. (Restos de comida, residuos varios…).
- Aplicar detergente o productos acorde a industria, frotar hasta retirar toda la suciedad visible.
- Aclarar.
- Aplicar el desinfectante.
- Aclarado (algunos productos hay que dejarlos un tiempo para que actúe, antes de empezar a trabajar siempre hay que aclarar).
- Secar (con papel desechable).

Higiene personal de los manipuladores

Las reglas básicas de higiene para los manipuladores de alimentos, demandan absoluta limpieza y deben tener buenos hábitos personales.

- **Las manos**:

  Lavarse las manos con agua caliente y con jabón antibacteriano, tantas veces como sea necesario y siempre antes de incorporarse a su puesto de trabajo.

- **Nariz, boca y garganta**:

  Una de las fuentes de transmisión de microorganismos más frecuentes son a través la saliva, las mucosas, etc. Para ello se deben de tomar las precauciones necesarias.

- **El pelo**:

  El pelo es un foco de contaminación y aunque lo llevemos limpio debe llevarse recogido o con redecilla, tanto hombres como mujeres.

- **Ropa de trabajo**:

  Llevar una vestimenta de color claro, limpia y de uso exclusivo.

  La ropa debe cubrir la mayor parte del cuerpo e incluso el cuello.

- **La salud del manipulador**:

  Deberán cuidar su salud, y en caso de estar enfermo deberá comunicárselo a su superior lo antes posible, para que determinen si su gravedad puede afectar a los alimentos o no.

2.2. Alimentación del lactante

Procedimientos:

1. Nos lavaremos las manos con agua y jabón.
2. Mientras alimentamos al bebé, lo sostendremos en nuestros brazos.
3. Procuraremos que eructe periódicamente para que libere el aire que queda atrapado en el estómago. Esto evitará molestias al bebé y podrá seguir comiendo con más comodidad.
4. Al terminar la administración de la dieta, acostarlo en su cuna en decúbito lateral o mejor en decúbito prono (sobre el abdomen) -si no está contraindicado-, esto también ayudará al bebé a eructar.
5. En el caso de los lactantes es muy importante darle el alimento indicado así como la cantidad prescrita exactamente.

6. Después de la toma, le cambiaremos los pañales pues es posible que se haya hecho "caca".
7. En la hoja de registro anotar la hora, cantidad y tipo de alimento suministrado, así como cualquier incidencia que se haya producido (regurgitación, vómitos, etc.).

2.3. Dietas terapéuticas: concepto y tipos

A la hora de alimentar a un paciente podemos distinguir dos tipos de dietas principalmente:

- Dieta basal o normal.
- Dieta terapéutica.

2.3.1. Dieta basal

No posee ningún tipo de restricción alimenticia, sólo debe ser equilibrada y adecuada a los gustos y características del paciente.

2.3.2. Dieta terapéutica

Aquellas que se prescriben cuando el paciente presenta algún tipo de patología que requiere la ingesta de una mayor cantidad de calorías o nutrientes, la no ingesta de determinados tipos de alimentos o incluso de alimentos de determinada consistencia.

Dentro de estas podemos encontrar:

- **Con modificaciones energéticas**:
  - Hipercalórica: aportar mayor cantidad de nutrientes. Para casos de desnutrición o anorexia.
  - Hipocalórica: aportar menos cantidad de nutrientes que los que necesita el organismo. Para casos de obesidad o sobrepeso.
- **Con modificaciones de nutrientes**:
  - De hidratos de carbono: con restricción de algún carbohidrato como para los diabéticos.
  - De proteínas: hipoproteica, sin gluten o hiperproteica.
  - De lípidos: baja en triglicéridos y/o colesterol.

  - De minerales: baja en sodio (para HTA) o potasio (para insuficiencia renal).
  - Laxantes: se aumenta la ingesta de fibra y líquidos.
  - Astringentes: disminución ingesta de fibra y grasas.
  - Otras.
- **Con modificaciones de la textura y la consistencia**:
  - Dieta líquida.
  - Dieta semisólida o triturada.
  - Dieta blanda y de fácil masticación.

Hipertensión arterial (HTA)

El exceso de peso, el sedentarismo, la ingesta alta de sodio, el consumo de alcohol y el tabaquismo contribuyen a la aparición de HTA. Por lo tanto, exista o no HTA, se debe aconsejar a la población general que modere la ingesta de alcohol, sal y exceso de calorías consumiendo dietas equilibradas y abandone el hábito de fumar. Si existe HTA se debe valorar si a pesar del cumplimiento de estos consejos, dicha HTA persiste o no; si persiste consultar al médico para que establezca tratamiento farmacológico.

Enfermedad cardiovascular (ECV)

Los principales factores nutricionales relacionados con un nivel elevado de lípidos plasmáticos (factor de riesgo modificable de la ECV) y el desarrollo de la propia enfermedad coronaria, son las grasas, en concreto las saturadas (no deben aportar más del 7% de las calorías de la dieta) y el colesterol (ingestas inferiores a 300mg/día), junto a un balance energético positivo que se traduce en obesidad.

Como en el caso anterior el consumo de una dieta equilibrada y la exclusión de ciertos alimentos de la dieta contribuye a la prevención o mejora de esta patología.

Igualmente, cambios favorables en el estilo de vida (actividad física, abandono del tabaco, etc.) son beneficiosos.

Cáncer

Los estudios que valoran el efecto de la dieta en la etiología del cáncer son a veces contradictorios; no obstante, en líneas generales, se puede afirmar que los principales factores se centran en el exceso de energía y el consumo de grasa, especialmente saturadas, la falta de fibra y de alimentos ricos en vitamina A y carotenos.

También se debe considerar el exceso de proteínas de origen animal, el elevado consumo de ahumados y salados, y las deficiencias en vitamina E, vitamina C y selenio.

Otro asunto bien distinto es el tipo de dieta que debe consumir un paciente que padece una neoplasia. En este caso se debería considerar el tipo de cáncer, su estadio y la situación nutricional del enfermo, siguiendo las indicaciones de su médico.

Diabetes

La dieta del diabético ha de ser lo más equilibrada posible y no distinta de la del no diabético, excepto para ciertos alimentos (los ricos en grasas saturadas y colesterol y el alcohol), con seguimiento de un horario y el reparto (6 comidas al día) y control de las cantidades, sobre todo de los glúcidos, ya que los simples no deben suponer más del 15% de los hidratos de carbono totales. Se debe adaptar también el aporte de calorías y proteínas.

Hepatopatías y cirrosis hepática

Los objetivos del cuidado nutricional son conservar o mejorar el estado nutricional de la persona que las padece. Si existe pérdida de peso se debe incrementar el contenido de energía en la dieta (a expensas, sobre todo, de hidratos de carbono complejos), a la vez que moderar el aporte de proteínas (administrar preferentemente las de origen vegetal) sin entrar en balance negativo de nitrógeno.

No más del 25-30% de las calorías deben provenir de la grasa y, a ser posible, sustituir las grasas normales de cadena más larga por triglicéridos de cadena media.

Administrar también suplementos vitamínicos de folato, tiamina y B12.

En el caso de cirrosis, si esta es por alcoholismo, no se protege por intervención nutricional.

Enfermedades osteoarticulares

La osteoporosis debe ser prevenida desde los períodos de crecimiento activo proporcionando los nutrientes formadores de hueso de forma óptima, sobre todo calcio y fósforo.

A partir de la edad adulta se ha de prestar especial atención a las mujeres con menopausia prematura, nulíparas, con poca actividad física y a las fumadoras, circunstancias todas que aumentan el riesgo de esta patología.

Se han de aconsejar dietas ricas en lácteos y ejercicio físico a fin de que la patología no progrese. En la actualidad se recomienda aumentar el consumo de alimentos de origen vegetal pues muchos de los micronutrientes y componentes no nutritivos que contienen parecen mejorar la densidad ósea.

En el caso de la artritis, al ser una patología inflamatoria demanda una mayor cantidad de nutrientes; además, suele ser incapacitante y ello limita la compra y preparación de alimentos, lo que favorece la aparición de un mal estado nutricional que se debe corregir.

Es conveniente ajustar la energía como si de un sujeto activo se tratase e incrementar la proteína a 1,5-2 g/Kg y día y los ácidos grasos omega-3 por sus efectos en las vías de inflamación.

Por último, la farmacoterapia prolongada suele originar deficiencias de vitaminas B6 y C, que deben ser suplementadas.

Anemia

La ingesta deficitaria de hierro, proteínas, vitaminas (B12, folatos, piridoxina y C) suelen originar las llamadas anemias nutricionales. Las más habituales se deben al hierro y al ácido fólico.

Se ha de valorar la suplementación con estos nutrientes, pero también la posible pérdida crónica de sangre, la absorción deficiente de algún nutriente y la expansión fisiológica del volumen sanguíneo que tiene lugar en la infancia, adolescencia y embarazo.

Tema 15

Vías de alimentación: oral, enteral y parenteral: apoyo de comidas a pacientes. Administración de alimentos por sonda naso-gástrica

eRodio
ediciones

Índice esquemático

1. VÍAS DE ALIMENTACIÓN ENTERAL Y PARENTERAL: CONCEPTO Y TÉCNICAS DE APOYO

Alimentación - Técnicas para alimentar al paciente encamado

Alimentación de adultos

1. En primer lugar nos deberemos lavar las manos con agua y jabón. Indicar al paciente que también se las lave, ayudándole si fuera necesario e informándole de lo que vamos a hacer.
2. Debemos comprobar que la dieta que vamos a administrar se corresponde con la prescrita, así como la temperatura de la misma. Si existiesen alergias o intolerancias a algún alimento, verificar su ausencia en la dieta.
3. Colocar al paciente una servilleta debajo del mentón para evitar que se manche. Le colocaremos la mesa con la bandeja a su alcance.
4. Debemos sentarnos al lado del enfermo y dedicarle el tiempo necesario, evitando las prisas.
5. Si le tenemos que administrar sopa, caldos u otros líquidos es sumamente importante comprobar la temperatura.
6. Colocaremos nuestra mano bajo la almohada para con ella levantar la cabeza del paciente ligeramente.
7. Sostener con la otra mano el vaso o tazón dejando que el paciente se lo acerque a la boca para beber, ayudándole en caso necesario.
8. En caso de inmovilización que impida la incorporación –aunque sea ligeramente– del paciente, debemos utilizar un "pipote" para darle los líquidos.
9. Extremar las precauciones con pacientes en estado de semiinconsciencia a la hora de administrarle los líquidos (riesgo de aspiración). En este caso sería recomendable utilizar otra vía de administración, si no fuera posible y hay que administrarle los líquidos por la boca, realizarlo muy despacio y con mucha precaución.
10. Los alimentos sólidos, tanto de cuchara como de tenedor, administrarlos también en pequeñas cantidades.
11. Que el enfermo decida el orden en que tomará los alimentos de la dieta prescrita (lo importante es que los coma, no el orden de administración).
12. Cuando el paciente pida agua, le secaremos la boca y se la administraremos con precaución.
13. Hay que anotar en la hoja de registro el tipo de dieta así como la cantidad de la misma administrada.

14. Al terminar la comida, retirar la mesa auxiliar con la bandeja.
15. Ayudar de nuevo al paciente en el lavado de manos e higiene bucal y colocarlo en su posición inicial.

Prevención de la aspiración

Para evitar la broncoaspiración durante la alimentación oral en el paciente que pueda presentar disfagia debemos tener en cuenta las siguientes consideraciones:

- Preguntar al paciente si presenta alguna dificultad al tragar.
- Evitar la ingesta de líquidos (utilizar Espesantes y Gelatinas).
- Ofrecer al paciente alimentos semiblandos en cantidades pequeñas.
- A los pacientes con hemiplejia les diremos que mastiquen con el lado no afectado.
- Valorar la aparición de signos de dificultad tales como tos, disnea, babeo...
- Inspeccionar suavemente la boca para comprobar que no haya restos de alimentos.
- Mantener al paciente incorporado (posición de Fowler) entre media y una hora después de la ingesta (para evitar el reflujo gastro-esofágico).

1.1. Nutrición enteral

La alimentación oral es la forma natural de nutrirse, pero hay muchas circunstancias por las que resulta imposible realizarse, lo cual nos lleva a recurrir a otra técnica de nutrición artificial.

Así, la nutrición enteral se aplicará a todo paciente que no pueda o no deba comer normalmente, pero con un sistema digestivo funcional. Se puede definir como el ingreso de nutrientes por vía digestiva (estómago o intestino delgado), con las siguientes **condiciones**:

1. Empleo de sondas para su administración.
2. Supresión de las etapas bucal y esofágica de la digestión.

Indicaciones

Pueden derivarse de la patología y valoración nutricional del paciente, y además de los tipos de dieta y nutriente disponible.

En cuanto a los padecimientos que requieren nutrición entérica y sus causas destacan:

- Preparación preoperatoria con dieta elemental.
- Problemas gastrointestinales con dieta elemental (fístulas, Crohn, colitis ulcerosa, mal absorción).
- Estados hipermetabólicos (sepsis, traumatismos, quemaduras extensas, trasplante de órganos).
- Alcoholismo, depresión crónica o anorexia nerviosa.
- Oncoterapia, coma por alteraciones neurológicas, convalecencia de cirugías o enfermedades graves (cirugía digestiva, maxilofacial, parálisis bucofaríngea o esofágica).

Tipos y selección de las dietas enterales

Los tipos de dietas se clasifican en función del origen de sus proteínas, de las características organolépticas de las mismas y de la relación kilocalorías/gr. de Nitrógeno.

Cuidados del Auxiliar de Enfermería en la administración de la dieta

Cuando ya se ha elegido la dieta enteral y calculando las necesidades de la misma que precisa el paciente, tendremos que analizar las posibilidades de administración y los factores que influyen. La elección del método dependerá de la ubicación del tubo, tolerancia del paciente, la comodidad y costo.

Directamente se administran al estómago bolos intermitentes (gastrostomía) en cantidades considerables en distintos intervalos.

También se puede hacer uso del goteo por gravedad, que suele durar unos 30 minutos, y es de uso domiciliario. En los centros hospitalarios suele usarse el método de perfusión continua, mediante uso de bomba de nutrición, sobre todo cuando la sonda está en intestino delgado, para reducir la distensión abdominal, los residuos gástricos y el riesgo de aspiración. Hay autores que propugnan un descanso nocturno de 6-8 horas.

Cuidados del Auxiliar de Enfermería en nutrición enteral en domicilio

Puede ser necesario en algunos pacientes el requerimiento de alimentación enteral, sin ser necesaria su hospitalización: por una obstrucción del tracto digestivo superior, síndrome de mala absorción, distintas cirugías, o falta de conciencia, coma...

La preparación del paciente y familia comienza en el centro sanitario, el profesional de enfermería debe ir educando en cuanto a los procedimientos a seguir, informar sobre el material y el tipo de dieta que llevará el enfermo, su conservación, problemas potenciales que suelen surgir y soluciones y formas de contacto ante situaciones de urgencia.

Para seguir una serie de pautas, y que sea eficaz:

- Aceptación del paciente y la familia.
- Formación a ambos para su correcta administración.
- Sistema de administración apropiado a las circunstancias particulares en cada caso.
- Control por parte del equipo sanitario. La enfermera comunitaria se encarga de vigilar su progreso (peso, signos vitales...) y evaluar posibles complicaciones.
- Enseñarle a realizar registro diario, para que en cada visita ella pueda analizarlo.
- Atención a la aparición de problemas.

1.2. Nutrición parenteral

La nutrición parenteral es la forma intravenosa de aportar un soporte alimenticio, en aquellos pacientes que por distintas circunstancias poseen un balance nitrogenado negativo (en el que el aporte proteico es menor al consumo). El **objetivo** así será mejorar el estado nutricional del enfermo, para acelerar su curación. Su uso se restringe –por sus complicaciones añadidas–, a la existencia de un estado catabólico o cuando su aparato digestivo no funciona.

En general se utiliza en los pacientes que no son candidatos a nutrición enteral y que o están malnutridos o tienen riesgo elevado de desarrollar malnutrición.

El inicio y características del soporte parenteral depende de:

- El grado de malnutrición preexistente.
- Grado de estrés.
- Existencia o no de función gastrointestinal.
- Acceso venoso que tenga el paciente.

Indicaciones

1. **Resección intestinal masiva (>70%)**. Estos pacientes no pueden absorber nutrientes de inmediato, con lo que les queda de tracto gastrointestinal. En los que supera el 80-90%, pueden ser candidatos a llevar nutrición parenteral prolongada a domicilio.
2. **Pacientes malnutridos o que clínicamente se prevé malnutrición**. En casos en los que no pueden recuperar la función digestiva de 5 a 7 días.
3. **Pacientes con trasplante de médula ósea**. Durante 3-6 semanas son incapaces de comer adecuadamente debido a la mucositis, náuseas, vómitos... La NPT previene la malnutrición o aporta los nutrientes necesarios hasta la normalización de la médula ósea. Al mejorar y tolerar, pueden cambiar a nutrición mixta, hasta restablecer la dieta normal.
4. **Enteritis necrotizante**.
5. **Malnutrición severa preoperatoria**.
6. **Pacientes con estrés moderado con disfunción gastrointestinal** (cirugía mayor, politraumatizados, quemaduras graves).
7. **Enfermedad de Crohn severa**. Puede ser útil de 2 a 4 semanas junto con el tratamiento médico a la espera de que remita el brote de la enfermedad.
8. **Hiperemesis grave durante el embarazo**. Pacientes con náuseas y vómitos durante más de 7 semanas, para asegurar el crecimiento y desarrollo fetal, a la vez que se nutre a la madre.
9. **Quimioterapia intensa**. La nutrición parenteral puede prevenir o evitar que se agrave el estado de malnutrición que se presente.
10. **Candidiasis intestinal grave en los enfermos con SIDA**.
11. **Anorexia secundaria** al estado médico del paciente.

Estas son las situaciones fundamentales que la requieren, aunque pueden existir más.

Entre las **contraindicaciones** que se presentan están los pacientes con un tracto digestivo funcional y en aquellos que se prevé que dure menos de 5 días. También en aquellos con enfermedades intratables o si el paciente o sus representantes legales no lo desean recibir.

Cuidados enfermeros. Necesidades nutritivas

- **Necesidades de líquidos.** Se añade a los requerimientos normales diarios cualquier pérdida anormal que presenten los enfermos.

- **Energía.** La energía que precisa el organismo es suministrada en forma de carbohidratos, grasas y proteínas. En la NPT, las necesidades se cubren con la administración de dextrosa y lípidos. Se calculan las necesidades por calorimetría indirecta o por fórmulas revisadas por distintos autores. La dextrosa se presenta en concentraciones del 5 al 70% en agua. Así la principal fuente calórica en la NPT es la dextrosa concentrada.
- Las emulsiones de grasas se presentan en concentraciones del 10 y del 20%; proporcionan una fuente concentrada de energía (1l. de grasas: 1.100 calorías).
- **Proteínas.** El enfermo, con el aporte de aminoácidos, experimenta una mejoría considerable en el aumento de peso y en la cicatrización de las heridas. Las preparaciones disponibles, con aa esenciales y no esenciales, se encuentran en concentraciones del 3,5 al 10 %. Habrá que realizar la vigilancia de la excreción del nitrógeno en orina, procedente de la degradación de las proteínas.
- **Necesidades de Vitaminas y oligoelementos.** Parece ser que la necesidad de éstos es mayor por vía parenteral que por la enteral, ya que se saltan el filtro hepático, y se excretan rápidamente por riñón. La exposición a la luz y el oxígeno de las bolsas de NPT, pueden destruir algunas vitaminas (vit. A), por lo que llevan filtro de luz UV, y así asegurar un mejor aporte de los nutrientes.
- **Otros aditivos.** Si se tiene necesidad de ello, se podrá administrar insulina simple, heparina y corticosteroides. Algunos antibióticos pueden administrarse mediante infusión con sistema en Y, asociados a la mezcla de alimentación parenteral. Las recomendaciones del farmacéutico nos indicarán la posibilidad o no de llevarlo a cabo. Como norma general, es preferible el uso de una luz exclusiva para la NPT.

1.2.1. Cuidados enfermeros en administración de la nutrición parenteral

Según las condiciones del paciente y de la duración esperada del tratamiento se optará por las siguientes maneras de administración intravenosa: periférica o central (según su osmolaridad).

Nutrición periférica (<800-900 mOsmol/L)

Se puede usar en los pacientes seleccionados para soporte nutritivo parcial o total. El problema fundamental es que las vías periféricas no toleran mucho tiempo esta nutrición y se producen tromboflebitis.

Indicaciones

1. Nutrición oral o enteral inadecuada o imposible.
2. Estrés leve o moderado.
3. Imposibilidad de acceso central.
4. Intolerancia a la glucosa.
5. Nutrición de corta duración (hasta 2 semanas).

Entre las **contraindicaciones** estarían: tracto digestivo funcionante, estrés severo, necesidad de restricción de líquidos e hiperlipemia, nutrición de larga duración...

Nutrición central

Cuando el enfermo necesita mayor aporte de nutrientes a concentraciones mayores y volúmenes menores que con los que se consigue con la periférica. El acceso venoso puede mantenerse durante meses o años, según el catéter que se use; ello dependerá de si el paciente necesite este tipo de nutrición en su domicilio o no.

Indicaciones

Déficit nutritivos preexistente, requerimientos calóricos y proteicos elevados, nutrición parenteral prolongada en el tiempo. Según las necesidades del paciente se pueden adoptar distintas fórmulas: Alta en proteínas, fórmula hepática, renal, fórmula de estrés.

Nutrición parenteral total (NPT)

Se administra durante un período prolongado para mantener o aumentar la masa magra del enfermo, a la vez de suministrar la energía suficiente, sin sobrecarga de líquidos. Para su administración es necesaria una vena central ya que las concentraciones son hipertónicas.

La velocidad de inicio de la perfusión debe permitir al organismo la adaptación, para llevar a cabo la producción de insulina endógena. Por ello, será necesario la vigilancia de los pesos diarios, ingesta y excreción, glucemias seriadas, analíticas, hasta una situación de estabilidad.

Para que la solución de NPT pueda servir en un período de 24 h se lleva a cabo la mezcla nutritiva total, en un recipiente de 3l aproximadamente. Se restringen a los pacientes más o menos estables, en los que no requieren cambio de sus componentes a lo largo de un día. Es destacable el gran número de ventajas que posee: manipulación mínima cada 24h; tiempo de preparación y de mezclado menores; menor uso de materiales...

1.2.2. Precauciones y cuidados en la administración de N. Parenteral

- Mantener en **frigorífico** (a 4 grados) la solución hasta 30 minutos antes de su administración.
- Si hay posibilidad, utilizar un **catéter de más de una luz** para dejar una exclusiva al paso de la solución (no usarla para extracciones, ni para administración de sangre-hemoderivados o fármacos incompatibles).
- **Vigilar la temperatura**, por sospecha de sepsis por catéter si presentara fiebre.
- **Vigilar las características** de la solución, velocidad de perfusión, identificación...
- **Precauciones universales del manejo de catéteres venosos centrales** (CDC):

  Técnica de inserción, cuidados del punto de inserción, tubos...

  Para ser interrumpida la NPT, se debe realizar gradualmente, para posibilitar el reajuste del organismo a la disminución de la glucemia. Se podrá ir reajustando ésta con soluciones de dextrosa al 5% y vigilar los posibles signos de hipoglucemia.

Complicaciones

1. **Mecánicas-técnicas.** Se suelen dar a consecuencia de la intervención al acceso venoso. Las más usuales son neumo/hemotórax, derrame pleural, daño del plexo braquial y colocación incorrecta del catéter. La actuación inmediata sería realización de radiografía torácica, posición de Fowler que favorezca ventilación, control de signos vitales y preparación para posible drenaje torácico.

   La embolia gaseosa puede originarse por desconexión accidental del sistema de perfusión con el catéter, por lo que a veces es necesario unir con apósito al inicio. Al movilizarse el paciente, hay que tener la precaución de no desplazar el catéter, por lo que se precisa una fijación segura.
2. **Metabólicas-nutricionales.** Suelen padecerlas los pacientes en situaciones de estrés, cuando están malnutridos y en edades avanzadas. Entre

éstas se incluyen: tempranas, como sobrecarga hídrica, hiper o hipoglucemia por la intolerancia a la glucosa o suspensión rápida de la solución, cambios en las concentraciones de iones. En las tardías estarían, la colecistitis, colestasis intrahepática... Las posibles actuaciones a realizar serían: vigilar concentraciones de glucosa, diuresis, situación clínica del enfermo, tratar función respiratoria y cardíaca al aumentar la volemia...

3. **Infecciosas.** Suelen ocurrir después de 72 horas. Si existe fiebre, habría que buscar otro foco distinto al catéter. La fiebre suele remitir, si se debe a esta causa, cuando se retira el catéter y su cultivo es positivo (sobre todo a Estafilococos o Cándidas); la sepsis puede deberse al catéter, por lo que necesitaría cobertura antimicrobiana parenteral. Para evitar esta complicación, se tiene que retirar lo antes posible, vigilar las soluciones ante posibles contaminaciones, cambio de catéter estandarizado (varía en función de las unidades y estudios realizados: 7-20 días).

Enseñanza de los cuidados en el domicilio

Se debe garantizar que reciban (familia y paciente) la información en el hospital para poder asegurar una administración y cuidados en casa que sean óptimos. Se debe enseñar el manejo del kit domiciliario con las indicaciones de resolver posibles inconvenientes que surjan, la importancia de mantener asepsia, mantenimiento correcto de la solución, registro de variables a tener en cuenta (peso, glucemias, temperatura...), proporcionar contacto de urgencia, etc.

Para que se cumplan los objetivos que se persiguen, es necesaria la constancia por parte de la familia y del equipo sanitario, como el apoyo de éste en cualquier circunstancia que surja.

2. ADMINISTRACIÓN DE ALIMENTOS POR SONDA NASOGÁSTRICA

Instrumental necesario

Jeringa de 50 c.c. estéril, guantes de un solo uso no estériles, alimento preparado según fórmula, un vaso de agua caliente, sonda gástrica (Levin), gasas, toalla, kocher y tapón para S.N.G.

1. Lávese las manos con agua y jabón.
2. Trasladar todo el material junto al paciente e informar al mismo de lo que vamos a realizar.

3. Elevar la parte superior de la cama del enfermo, si éste puede movilizarse, para colocarlo en la posición de Fowler, y colocar una toalla bajo su mentón.
4. Si está contraindicado colocarlo en la posición de Fowler, colocarlo de lado (decúbito lateral), manteniéndolo con una almohada a su espalda.
5. Colocarse los guantes y comprobar la correcta colocación de la sonda.
6. Aspirar (traccionar el émbolo) con una jeringa para extraer el líquido residual del tubo de la sonda.
7. Conectar la jeringa de 50 c.c. a la sonda gástrica.
8. Verter unos 30-50 c.c. de agua caliente en la jeringa, para limpiar la sonda.
9. Verter ahora el alimento en la jeringa.
10. El alimento líquido llegará al estómago por la acción de la gravedad. Nosotros regularemos la velocidad del flujo elevando o descendiendo la jeringa.
11. Poner cuidado de que no entre aire. Para ello evitaremos la falta de alimento en la jeringa.
12. Verter alimento en la jeringa hasta llegar a administrar la cantidad indicada.
13. Al terminar la administración hay que limpiar el tubo con unos 30-50 c.c. de agua y seguidamente pinzar la sonda para quitar la jeringa y luego tapar la sonda para que no penetre aire.
14. Podemos fijar el cabo suelto de la sonda gástrica a la ropa del paciente con objeto de impedir que salga del estómago.
15. Procederemos a lavar la boca del enfermo y su nariz, ya que con frecuencia se producen irritaciones en la misma y pueden formarse costras.
16. Recogeremos el material, nos quitaremos los guantes y nos lavaremos las manos.
17. El paciente deberá permanecer en la posición de Fowler entre 45 minutos y 1 hora después de alimentarlo por sonda para evitar vómitos o que tenga aspiraciones.
18. En caso de que estuviera acostado, lo dejaremos colocado en decúbito lateral.
19. Debe registrarse en las hojas de enfermería la cantidad de alimento y de agua que se le ha administrado así como las incidencias que se hayan producido.

Tema 16

Medicamentos: vías de administración. Condiciones de almacenamiento y conservación de medicamentos. Caducidades

Rodio ediciones

Índice esquemático

1. CLASIFICACIÓN GENERAL DE LOS MEDICAMENTOS

Existen numerosas clasificaciones de los medicamentos:

a) Según su acción:

- Agonistas. Ejercen su acción en el mismo sentido que un agente fisiológico, del que se diferencia por la dosis y la intensidad de sus efectos.
- Antagonistas. Impiden la acción del agente fisiológico o farmacológico uniéndose al receptor sin activarlo.

b) Según la forma medicamentosa:

- Tenemos soluciones acuosas, suspensiones acuosas, linimentos, lociones, ungüentos, licores, tinturas, elixires, jarabes, tabletas, cápsulas, comprimidos, píldoras,...

c) Según la forma de presentación de los medicamentos:

- Vía oral. Tabletas o pastillas, cápsulas, jarabes,...
- Vía parenteral. Ampollas, viales,...
- Vía tópica. Pomadas, cremas, colirios, óvulos vaginales, gotas,...

d) Por su composición química:

- Antimicrobianos, corticosteroides, hormonales,...

e) Por la patología sobre la que actúan:

- Hipotensores, analgésicos, antipiréticos,...

f) Por su mecanismo de acción:

- Diuréticos, anestésicos, quimioterápicos...

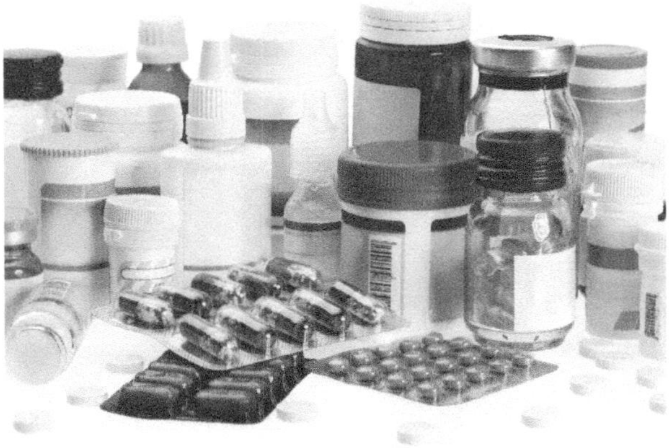

2. VÍAS DE ADMINISTRACIÓN: DEFINICIÓN Y TIPOS

Los medicamentos pueden administrarse por diferentes vías. La elección de una u otra vía depende de la farmacocinética del fármaco y de la respuesta que deseamos del paciente. Por tanto, esta elección va a depender de:

- Rapidez de la acción que pretendemos.
- Formato de presentación del fármaco.
- Estado del paciente.
- Lugar de la administración.
- Comodidad del paciente.

Son las siguientes:

2.1. Vía Oral

Consiste en preparar y administrar los distintos fármacos, en estado líquido o sólido por vía digestiva, con fines terapéuticos y/o diagnósticos, en dosis y horarios indicados.

El personal que lo realiza suele ser la enfermera o los técnicos en cuidados de enfermería.

Material necesario

- Fármacos en la presentación prescrita.
- Batea.
- Dosificador.
- Triturador.
- Jeringa.
- Agua o líquido adecuado según tipo de fármaco.
- Vasos.
- Guantes no estériles.
- Servilleta o celulosa.

Ejecución de la acción

Preparación del personal:

- Asegurar que todo el material necesario esté a mano.
- Higiene de manos.
- Colocación de guantes.

Preparación del paciente:

- Identificación del paciente.
- Informar al paciente y familia del procedimiento a realizar.
- Fomentar la colaboración del paciente según sus posibilidades.
- Preservar la intimidad y confidencialidad.

Procedimiento

- Comprobar: el fármaco prescrito, dosis correcta prescrita y adecuada para el paciente, momento correcto, vía correcta, identidad del paciente.
- Asegurarse de que no existe contraindicación o alergia al fármaco prescrito.
- Comprobar la caducidad del fármaco.
- Etiquetar con el nombre del paciente y la cama el vasito de la dosis.
- Verificar que el vasito sólo contiene medicamentos por vía oral.
- Preparar el fármaco, sin tocar los comprimidos.
- Usar guantes en caso de manipular fármacos de quimioterapia.
- Valorar el estado de conciencia y la capacidad de deglución del paciente, de no poder tragar, triturar los comprimidos a excepción de las fórmulas retardadas, o avisar a su médico, para cambiar la medicación por otra presentación del mismo (jarabes, sobres...).
- Si está indicado triturar el fármaco, se recomienda el uso de un triturador o de otro equipo adecuado, no poroso, que pueda limpiarse fácilmente y que evite la contaminación cruzada.
- Todos los equipos deben limpiarse y secarse después de cada uso.
- Para los medicamentos citotóxicos, utilizar un equipo para cada persona.
- Higiene de manos del paciente.
- Entregar la medicación al paciente comprobando que la toma y prestándole ayuda, si precisa.
- Tener en cuenta que algunos medicamentos no deben ser mezclados entre sí.
- Dejar al paciente en posición cómoda, permitiéndole el fácil acceso al timbre y objetos personales.
- Retirar todo el material.
- Retirar los guantes.
- Higiene de manos.
- Valorar la tolerancia y los posibles efectos adversos comunicándoselos al médico si los hubiera.

Consideraciones especiales

- Comunicar eventos adversos.

Registro

Anotar en el registro correspondiente:

- Procedimiento realizado.
- Firma, fecha y hora de administración del medicamento.
- Fármaco administrado, presentación y dosis.
- Cualquier evento adverso del medicamento.
- En caso de no administrar la medicación, motivos por los que no se administra.
- Respuesta del paciente al procedimiento.

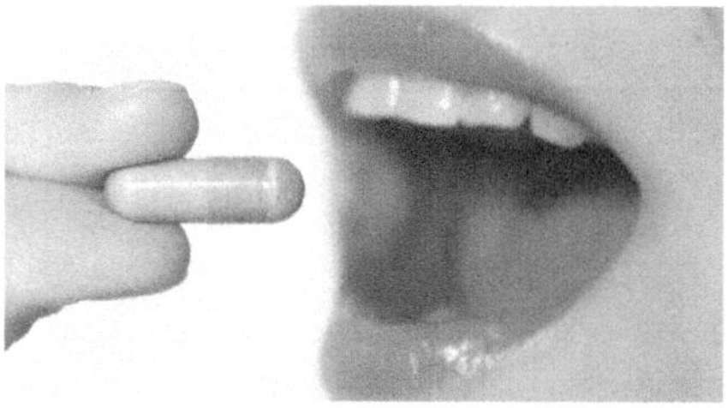

2.2. Vía Sublingual

Consiste en preparar y administrar los distintos fármacos, en estado líquido o sólido por vía sublingual, con fines terapéuticos.

El personal que lo realiza suele ser la enfermera o las técnicos en cuidados de enfermería.

Material necesario

- Fármacos prescritos.
- Batea.
- Aguja y jeringa.
- Guantes no estériles
- Vasos.
- Servilleta o celulosa.

Ejecución

Preparación del personal:

- Asegurar que todo el material necesario esté a mano.
- Higiene de manos.
- Colocación de guantes.

Preparación del paciente:

- Identificación del paciente.
- Informar al paciente y familia del procedimiento a realizar.
- Fomentar la colaboración del paciente según sus posibilidades.
- Preservar la intimidad y confidencialidad.

Procedimiento

- Comprobar: el fármaco prescrito, dosis correcta prescrita y adecuada para el paciente, momento correcto, vía correcta, identidad del paciente.
- Asegurarse de que no existe contraindicación o alergia al fármaco prescrito.
- Comprobar la caducidad del fármaco.
- Etiquetar con el nombre del paciente y la cama el vasito de la dosis.
- Verificar que el vasito sólo contiene medicamentos por vía sublingual.
- Preparar el fármaco, sin tocar los comprimidos.
- Higiene de manos del paciente.
- Valorar el estado de conciencia del paciente.
- Entregarle la medicación al paciente comprobando que la coloca debajo de la lengua y prestándole ayuda, si precisa, utilizando guantes.
- Indicar al paciente que mantenga la medicación debajo de la lengua hasta que se disuelva.
- Explicar al paciente que no mastique la medicación ni la toque con la lengua para evitar la deglución accidental.
- No dar líquidos al mismo tiempo que la medicación sublingual.
- Dejar al paciente en posición cómoda, permitiéndole el fácil acceso al timbre y objetos personales.
- Retirar todo el material.
- Retirar los guantes.

- Higiene de manos.
- Valorar la tolerancia y los posibles efectos adversos comunicándoselos al médico si los hubiera.

Consideraciones especiales

- Alguna medicación en forma de cápsula se puede administrar pinchándola previamente para su absorción.
- En pacientes no colaboradores, se extraerá el líquido de la cápsula con aguja y jeringa y se deposita, una vez retirada la aguja, debajo de la lengua.
- Comunicar eventos adversos.

Registro

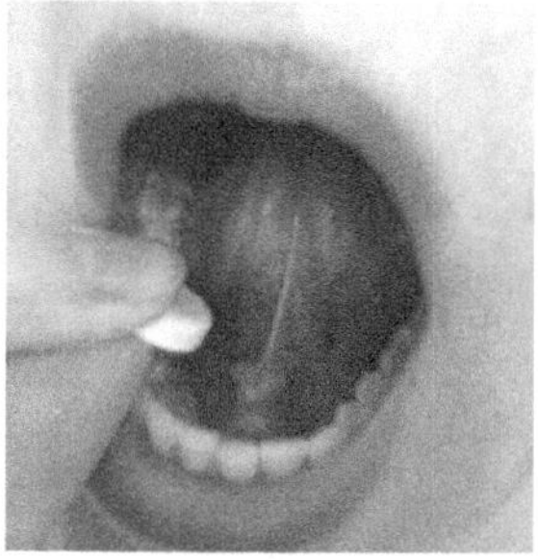

Anotar en el registro correspondiente:

- Procedimiento realizado.
- Firma, fecha y hora de administración del medicamento.
- Fármaco administrado, presentación y dosis.
- Cualquier evento adverso del medicamento.
- En caso de no administrar la medicación, motivos por los que no se administra.
- Respuesta del paciente al procedimiento.

2.3. Administración de fármacos por Sonda Nasogástrica

Realmente no es una vía en sí, sino que es una variante de la vía oral que nos permite administrar al paciente consciente o incapacitado las distintas presentaciones farmacológicas orales por sonda nasogástrica con fin terapéutico y/o preventivo para que sea absorbido por la mucosa gastrointestinal.

El personal que lo suele realizar es la enfermera o la auxiliar de Enfermería.

Material

- Guantes no estériles.
- Forma oral del fármaco prescrito.
- Bolsa pequeña para triturar fármacos.

- Jeringa de alimentación de 50 ml, de cono ancho.
- Agua.
- Vaso.
- Pinzas de plástico tipo Kocher.

Ejecución

Preparación del personal:

- Asegurar que todo el material necesario esté a mano.
- Higiene de manos.
- Colocación de guantes.

Preparación del paciente:

- Identificación del paciente.
- Informar al paciente y familia del procedimiento a realizar.
- Fomentar la colaboración del paciente según sus posibilidades.
- Preservar la intimidad y confidencialidad.
- Colocar al paciente en posición adecuada (con la cabecera de la cama elevada entre 30 y 45°), siempre que esté indicado, para reducir el riesgo de aspiración.

Procedimiento

- Comprobar: el fármaco prescrito, dosis correcta prescrita, momento correcto, vía correcta, identidad del paciente.
- Asegurarse de que no existe contraindicación o alergia al fármaco prescrito.
- Comprobar la caducidad del fármaco.

1. Disolución del fármaco:

- Quitar el émbolo de una jeringa de 50 ml introduciendo la forma farmacéutica en la jeringa y colocar de nuevo el émbolo.
- Aspirar 25 ml de agua tibia y agitar tapando el orificio del cono de la jeringa.
- Cuando la forma farmacéutica esté totalmente diluida y desintegrada, administrar.

2. Trituración del fármaco:

- Consultar si el fármaco se puede triturar o la posibilidad de alternativas líquidas o dispersables.
- Introducir el medicamento a triturar en una pequeña bolsa y golpear suavemente con algún objeto contundente hasta lograr su pulverización, cuidando de no romper la bolsa.
- Retirar el émbolo de una jeringa de 50 ml y vaciar el contenido pulverizado de la bolsa en el interior taponando el orificio del cono de la jeringa colocando el émbolo posteriormente.
- Aspirar de 15-30 ml. de agua tibia y agitar tapando el orificio del cono de la jeringa.
- Cuando esté totalmente diluido, administrar.

3. Administración del fármaco:

- Antes de administrar, conocer dónde está situado el extremo de la sonda y verificar que está bien colocada.
- Administrar inmediatamente después de la preparación.
- Si la administración de la nutrición enteral es continua, detener la nutrición 15 minutos antes de administrar la medicación.
- Si la nutrición enteral es discontinua/bolos, administrar la medicación 1 h. antes o 2 h. después.
- Higiene de manos del paciente.
- Introducir de 15 a 30 ml (5 a 10 ml en niños) de agua para lavar la sonda antes de administrar el primer fármaco.
- Pinzar la sonda, para evitar el paso excesivo de aire al estómago.
- Administrar lentamente el contenido conectando la jeringa a la sonda nasogástrica.
- Pinzar la sonda.
- Si se administran varios fármacos hacerlo por separado, lavar el tubo con 15 a 30 ml (5 ml en niños) de agua corriente entre cada dos fármacos.
- Una vez administrado todos los fármacos lavar la sonda con 15-30 ml (5-10 ml en niños) de agua tibia.
- Reanudar la nutrición enteral si la hubiera.
- Dejar la jeringa limpia protegida para la siguiente administración.
- Retirar todo el material.
- Retirar los guantes.

- Higiene de manos.
- Enseñar al paciente o cuidador a moverse sin riesgo de movilización de la sonda nasoentérica.
- Educación a paciente y/o familia sobre los cuidados de la sonda en relación a la administración de medicación.
- Indicar las instrucciones de administración y conservación de cada medicamento, propósito y efecto.

Consideraciones especiales

- Consultar descripción de formas farmacéuticas orales y recomendaciones para la administración del fármaco por sonda.
- Administrar la medicación lentamente.
- No administrar varios medicamentos por sonda nasogástrica a la vez, es recomendable hacerlo por separado.
- Asegurar que no existe contraindicación para la administración del fármaco, así como la presencia de posibles alergias medicamentosas conocidas por el paciente.
- Comunicar eventos adversos.

Precauciones generales

- Utilizar las formas farmacéuticas orales como primera elección.
- Dejar reflejado en la orden de tratamiento farmacológico que el paciente es portador de sonda enteral para que la unidad de farmacia suministre el fármaco con la presentación adecuada.
- Las formas líquidas, debido a su alta osmolaridad y viscosidad, requieren ser diluidas entre 50 y 100 ml de agua.
- Las soluciones y suspensiones orales suelen ser pediátricas y por tanto suelen llevar glúcidos (atención en los diabéticos), sorbitol y etanol (producen diarreas e interacciones con otros medicamentos).
- Las fórmulas magistrales no siempre pueden prepararse y tienen caducidad corta.
- Algunas fórmulas parenterales pueden ser administradas por vía enteral.
- Las formas sólidas deben disolverse para su administración. Si no pueden disolverse, triturar y diluir los comprimidos en un mínimo de 10 a 15 ml de agua, abrir la cápsula y diluir su contenido.

- Las cápsulas con microgránulos pueden causar obstrucción de la sonda. Diluirlos pero no triturarlos.
- En las cápsulas de gelatina blanda con líquido en su interior se desaconseja extraer el líquido por problemas de estabilidad del principio activo, adherencia a la sonda, etc.
- En los comprimidos de cubierta entérica, al romperla, el principio activo se degrada en el estómago produciendo una disminución de la absorción intestinal e irritación gástrica.
- No triturar los comprimidos de liberación retardada porque pueden producir toxicidad al aumentar la concentración absorbida.
- Comunicar eventos adversos.

Registro

Anotar en el registro correspondiente:

- Procedimiento realizado.
- Firma, fecha y hora de administración del medicamento.
- Fármaco administrado, presentación y dosis.
- Cualquier evento adverso del medicamento.
- En caso de no administrar la medicación, motivos por los que no se administra.
- Respuesta del paciente al procedimiento.

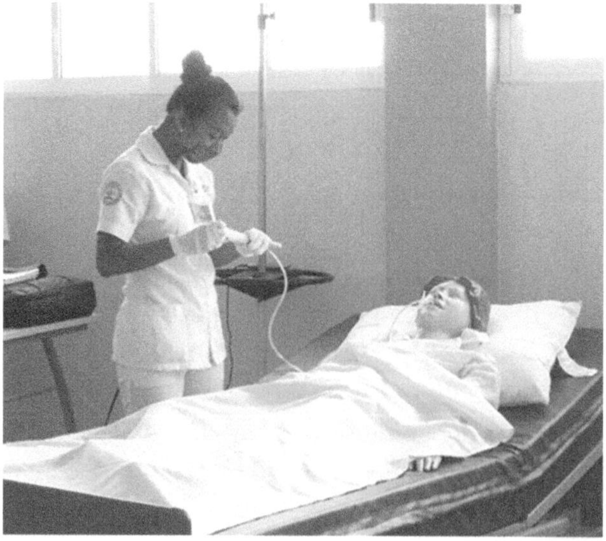

2.4. Vía Cutánea

Es la administración de fármacos en forma de pomada, pastas, cremas, lociones, polvos, nebulizadores o parches a través de la piel.

Es una vía usada por enfermería y las auxiliares de Enfermería.

Material necesario

- Fármaco prescrito: crema, pomada, ungüento, pasta, gel, espuma...
- Gasas.
- Batea.
- Guantes no estériles.

Ejecución

Preparación del personal:

- Asegurar que todo el material necesario esté a mano.
- Higiene de manos.
- Colocación de guantes.

Preparación del paciente:

- Identificación del paciente.
- Informar al paciente y familia del procedimiento a realizar.
- Fomentar la colaboración del paciente según sus posibilidades.
- Preservar la intimidad y confidencialidad.

Procedimiento

- Comprobar: el fármaco prescrito, tipo de medicación tópica, dosis correcta prescrita adecuada para el paciente, momento correcto, vía correcta, identidad del paciente.
- Asegurarse de que no existe contraindicación o alergia al fármaco prescrito.
- Comprobar la caducidad del fármaco.
- No administrar fármacos etiquetados incorrectamente.
- Seleccionar la zona de aplicación y valorar el estado de la piel del paciente.
- Limpiar la piel con agua y jabón neutro y secar cuidadosamente retirando residuos de medicamentos anteriores, si precisa.
- Evitar que el medicamento entre en contacto con los ojos y las mucosas.

Tipos de fármacos

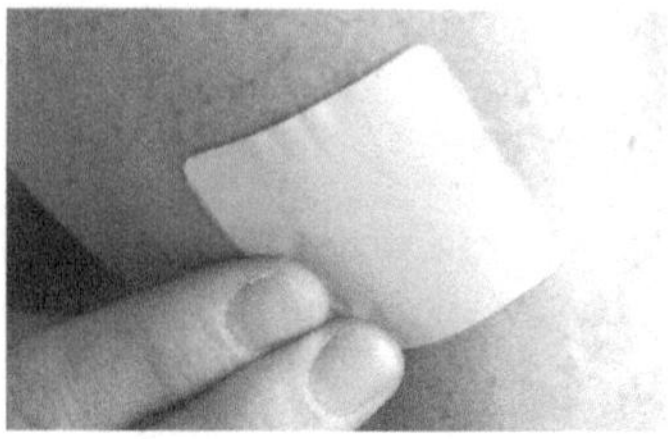

- Parches transdérmicos (nitroglicerina, estrógenos o nicotina).
  - ▹ Rotar la zona de aplicación entre: tronco, parte inferior del abdomen, costado, zona lumbar o nalgas para evitar la irritación local.
  - ▹ No cortar.
  - ▹ Retirar el parche en el momento adecuado plegando hacia dentro el lado que contiene medicación.
- Pomada, pastas, cremas, lociones:
  - ▹ Calentar y ablandar el preparado con las manos enguantadas para facilitar su aplicación y evitar que la piel se enfríe, con movimientos largos.
  - ▹ Aplicar las cremas en la misma dirección del vello, para prevenir la irritación de los folículos pilosos.
- Aerosoles:
  - ▹ Agitar bien para mezclar el contenido.
  - ▹ Pulverizar la zona manteniendo la distancia recomendada en las instrucciones del producto.
  - ▹ Colocar al paciente en posición cómoda.
  - ▹ Retirar todo el material empleado.
  - ▹ Retirar los guantes.
  - ▹ Higiene de manos.

Consideraciones especiales

- Comunicar eventos adversos.
- Si la piel no está íntegra, realizar el procedimiento con técnica estéril.

Registro

Anotar en el registro correspondiente:

- Procedimiento realizado.
- Firma, fecha y hora de administración del medicamento.
- Fármaco administrado, presentación y dosis.

- Cualquier evento adverso del medicamento.
- En caso de no administrar la medicación, motivos por los que no se administra.
- Respuesta del paciente al procedimiento realizado.

2.5. Vía Rectal

Consiste en la administración de fármacos en estado líquido o sólido a través del recto, con fines terapéuticos.

Es una técnica que suelen hacer tanto la enfermera como las auxiliares de Enfermería.

Material necesario

- Fármacos prescritos.
- Batea.
- Guantes no estériles.
- Gasas.
- Vaselina.

Ejecución

Preparación del personal:

- Asegurar que todo el material necesario esté a mano.
- Higiene de manos.
- Colocación de guantes.

Preparación del paciente:

- Identificación del paciente.
- Informar al paciente y familia del procedimiento a realizar.
- Fomentar la colaboración del paciente según sus posibilidades.
- Preservar la intimidad y confidencialidad.
- Colocar al paciente en posición de Sims (sobre el lado izquierdo con la rodilla y el muslo derecho doblados hacia el tórax).

Procedimiento

- Comprobar: el fármaco prescrito, tipo de medicación tópica, dosis correcta prescrita adecuada para el paciente, momento correcto, vía correcta, identidad del paciente.
- Asegurarse de que no existe contraindicación o alergia al fármaco prescrito.
- Comprobar la caducidad del fármaco.
- No administrar fármacos etiquetados incorrectamente.
- Ofrecer al paciente la posibilidad de autoadministrarse la medicación, facilitándole la mayor autonomía y comodidad.
- Separar las nalgas con la mano no dominante.
- Pedir al paciente que realice una inspiración lenta y profunda.
- Administrar el fármaco a partir de la cánula o en forma de supositorio por la parte no cónica.
- Permanecer en la misma posición con las nalgas apretadas durante 10 minutos.
- Retirar todo el material empleado.
- Retirar los guantes.
- Higiene de manos.

Consideraciones especiales

- Comunicar eventos adversos.
- Considerar la alteración en la coloración de las heces que algunos fármacos pueden provocar.

Registro

Anotar en el registro correspondiente:

- Procedimiento realizado.
- Firma, fecha y hora de administración del medicamento.
- Fármaco administrado, presentación y dosis.
- Cualquier evento adverso del medicamento.
- En caso de no administrar la medicación, motivos por los que no se administra.
- Respuesta del paciente al procedimiento.

Cómo insertar un supositorio

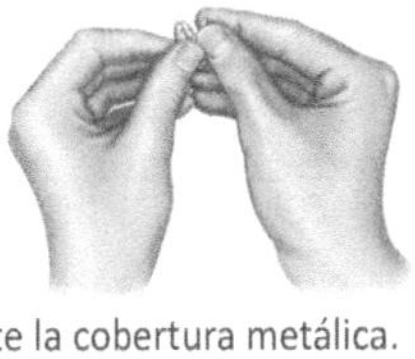

1. Quite la cobertura metálica.

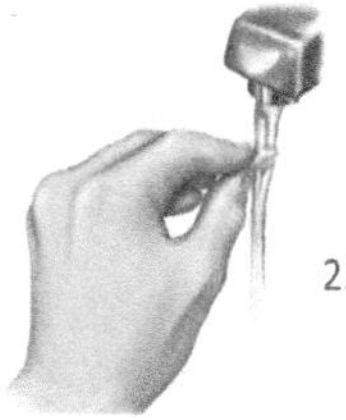

2. Humedezca el supositorio con agua o jalea lubricante a base de agua. Use una jalea lubricante como K-Y.

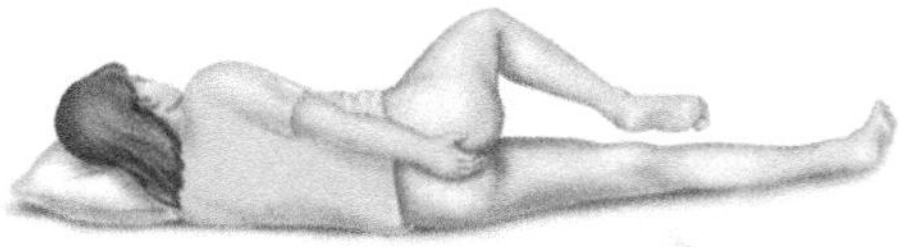

3. Empuje el supositorio lentamente dentro del recto de manera que esté suficientemente profundo para no poder volver a salir.

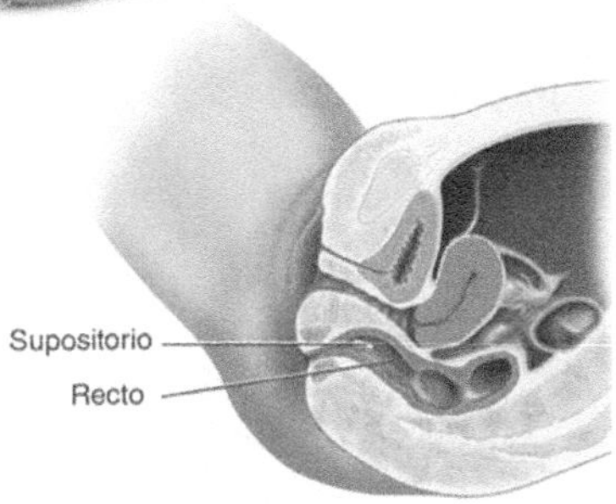

3. ADMINISTRACIÓN DE LOS MEDICAMENTOS: PRECAUCIONES PREVIAS A LA ADMINISTRACIÓN DE UN FÁRMACO

Cuando vamos a administrar un medicamento a un paciente debemos de seguir una serie de pasos para conseguir una correcta administración.

Administrar el fármaco correcto parece bastante sencillo, pero cuando se están realizando varias tareas a la vez, aumenta el riesgo de confundir un medicamento con otro. Además, muchos fármacos tienen nombres similares.

Para evitar errores, hay que tomarse el tiempo necesario para comprobar el nombre de cada fármaco que se administra con las prescripciones. En caso de dudas sobre un medicamento, se deben aclarar.

A continuación debemos identificar al paciente. Es imprescindible siempre comprobar el nombre que figura en la hoja de medicación, la habitación y la cama del enfermo.

A la hora de administrar el fármaco debemos comprobar que es el fármaco concreto y la dosis prescrita en especial con algunos fármacos considerados de alto riesgo.

Se debe administrar el fármaco por la vía correcta y de la forma correcta. Es bastante común que cometamos el error de partir o masticar tabletas con protección entérica o aplastar una tableta o cápsula de acción retardada que ocasiona que se absorba a la vez una elevada cantidad de fármaco que no seria adecuada.

Se deben administrar los fármacos a la hora correcta. Las concentraciones terapéuticas en sangre de muchos medicamentos dependen de la constancia y regularidad de los tiempos de administración.

Es recomendable y beneficioso educar al paciente sobre el fármaco que se le va a administrar, se debe aprovechar cada oportunidad que tenemos para educar al paciente y a su familia sobre la medicación prescrita. Además, conocer los fármacos que toma el paciente puede ayudar a garantizar su seguridad.

Es importante conocer los efectos no deseados que se puedan presentar.

Es fundamental el registro correcto en la historia del paciente.

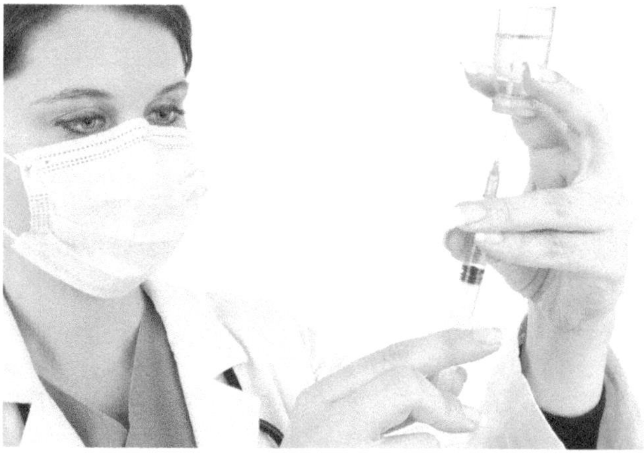

Podemos resumir todas estas normas en los que conocemos como los **cinco correctos:**

- Administrar el fármaco correcto.
- La dosis correcta.
- Al ritmo correcto.
- Por la vía correcta.
- Al paciente correcto.

La realización de estas cinco acciones reduce el riesgo de cometer errores a la hora de administrar la medicación. Si a pesar de todo ello cometemos un error es necesario notificarlo inmediatamente para evitar las consecuencias que pueda ocasionar el error.

Otros aspectos a tener en cuenta a la hora de administrar la medicación deben ser:

- La enfermera o auxiliar de Enfermería que prepara la medicación debe ser la que la administre para evitar confusiones (excepto los preparados especiales de farmacia).
- Si el paciente se niega a tomar la medicación (tiene derecho a ello) hay que registrarlo adecuadamente.
- No se deben dejar en las mesillas de las habitaciones ningún tipo de fármacos, a excepción de inhaladores, pomadas, lociones... que se hayan prescrito a demanda del paciente.
- Si un paciente vomita tras la toma de un fármaco hay que notificarlo y, salvo notificación expresa, no se debe repetir la dosis puesto que desconocemos la cantidad de fármaco que se ha absorbido.

4. CONDICIONES DE CONSERVACIÓN DE LOS MEDICAMENTOS

Dentro de los requisitos de calidad exigibles para un medicamento está su **estabilidad**, es decir, *la capacidad de una formulación particular en un sistema de envase/cierre específico, para mantenerse dentro de sus especificaciones físicas, químicas, microbiológicas, terapéuticas y toxicológicas a lo largo de todo el período en el que está en el mercado.*

Son muchos los factores que inciden en la estabilidad del medicamento desde su fabricación hasta el momento de su utilización, por lo que deficiencias en los sistemas de conservación (rotura de la cadena de frío) o en el tipo de envase pueden ocasionar estragos en su estabilidad. Los productos formados como consecuencia de la degradación de fármacos, aunque, en general, carecen de actividad farmacológica, a veces pueden ser potencialmente tóxicos o dar lugar a alteraciones en las características organolépticas.

Así, la conservación y almacenamiento de medicamentos en los centros de atención primaria y en los hospitales es susceptible de generar riesgos en términos de seguridad, por lo que se deberán elaborar recomendaciones que garanticen su conservación en condiciones adecuadas, contribuyendo con ello al uso seguro de medicamentos dentro de las estructuras sanitarias.

El almacenamiento de medicamentos debe realizarse conforme a un procedimiento que establezca normas de funcionamiento y control para botiquines y carros de parada. El procedimiento debe difundirse de forma activa y actualizarse periódicamente, con el fin de garantizar que es conocido por todos los profesionales con responsabilidad en el proceso de utilización de los medicamentos.

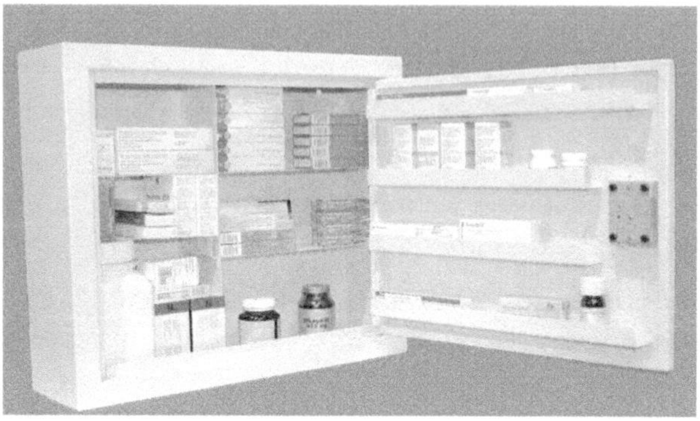

Almacenamiento, conservación y control

I. Condiciones generales

- Los medicamentos deberán estar en condiciones óptimas de temperatura, luz, higiene y seguridad, protegidos de cualquier foco directo de luz o calor (no debe sobrepasar los 25 °C), fácilmente accesibles para el personal autorizado y no muy visible para el público en general.
- Los medicamentos se dispondrán en cajetines que se mantendrán en perfectas condiciones de limpieza, en el exterior de los cajetines figurará una etiqueta con la descripción del medicamento: principio activo, dosis, forma farmacéutica.
- Los medicamentos se colocarán por orden alfabético de principio activo y separados por grupos (Ej.: orales, parenterales, tópicos), a excepción de los que requieran condiciones específicas de conservación.
- No se mezclarán en el mismo cajetín ni medicamentos diferentes, ni distintas dosis del mismo medicamento, ni distintas formas farmacéuticas del mismo.
- Los medicamentos se conservarán en su envase original y, cuando sea preciso extraerlos, se comprobará que en las unidades separadas aparecen de forma perfectamente clara y legible el nombre del medicamento, dosis, lote y fecha de caducidad.

- Cuando un medicamento presente una alteración en su aspecto externo (cambios de color, turbidez o precipitado en formas líquidas, rotura de la cadena del frío, etc.), se procederá a su retirada inmediata del botiquín, y se informará al Servicio de Farmacia.
- Una vez abiertos los medicamentos multidosis, se les colocará una etiqueta indicando la fecha y hora de apertura, y se conservarán en nevera.
- Los representantes de la industria farmacéutica tendrán prohibido distribuir muestras de medicamentos en áreas asistenciales, unidades de cirugía, áreas ambulatorias y de urgencias.
- En el carro de parada se controlarán las existencias y caducidades de los medicamentos, sueros y material fungible. Se revisarán al menos una vez al mes. Es aconsejable precintar los cajones con objeto de tener la seguridad de que está en correctas condiciones y anotar la fecha de la última revisión.

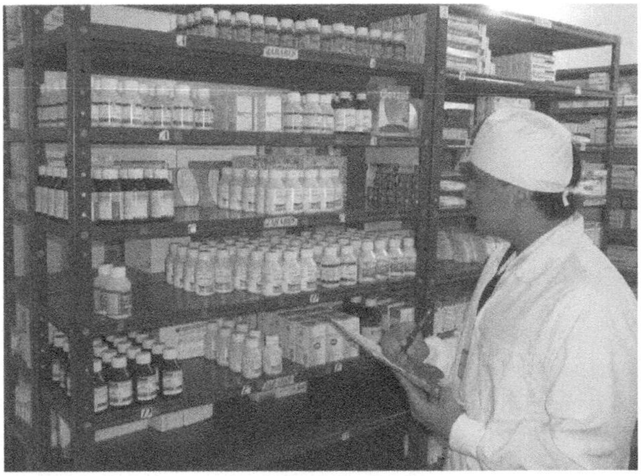

II. Recomendaciones para prevenir errores con medicamentos con nombres parecidos, o etiquetados y envasados confusos o de apariencia similar

- Se revisarán con regularidad el Boletín de Seguridad del ISMP-España y otras publicaciones para identificar los problemas con el etiquetado, envasado y nombres de los medicamentos, y se adoptarán medidas para prevenir errores con estos productos.
- Se establecerá un procedimiento sistemático para evaluar el riesgo de que se produzcan errores debidos a la similitud en el nombre, etiquetado o

envasado de los medicamentos antes de incluir nuevos medicamentos en la guía farmacoterapéutica, y también antes de adquirir nuevas especialidades farmacéuticas de medicamentos ya incluidos en la guía cuando se cambie de proveedor.

- Los medicamentos con nombres o envases similares se almacenarán por separado (no por orden alfabético) o se señalarán con alertas apropiadas.
- Cuando existan productos con etiquetado o envasado de apariencia similar, se recurrirá a adquirirlos a distintos fabricantes para ayudar a diferenciarlos.
- Se utilizarán alertas auxiliares u otros elementos distintivos para diferenciar el etiquetado (por ejemplo el uso de letras mayúsculas para destacar las letras diferentes de los nombres similares) en los envases y en los contenedores, y en las estanterías de almacenamiento de los medicamentos con nombres, envasados o etiquetados proclives a errores.

III. Cadena de frío y almacén de medicamentos termolábiles

La **cadena de frío** es el *conjunto de eslabones de tipo logístico que intervienen en el proceso de almacenamiento, conservación, manejo, transporte y distribución, para mantener a una determinada temperatura los medicamentos que puedan sufrir transformaciones con la variación de la misma, desde que salen de las casas fabricantes hasta que llegan hasta su destino.*

La finalidad de este proceso es asegurar que los medicamentos sean conservados debidamente dentro de rangos de temperatura establecidos, para que mantengan sus propiedades originales.

Durante la conservación de los medicamentos se deben respetar las recomendaciones del laboratorio titular de la autorización con relación a las temperaturas de almacenamiento, habida cuenta de que las condiciones de conservación recogidas en la ficha técnica de cada especialidad farmacéutica han sido aprobadas por la Agencia Española del Medicamento.

La Farmacopea Europea, al igual que la Española, indica que, cuando en un procedimiento analítico se menciona la temperatura sin una indicación numérica, los términos generales que se utilizan tienen el significado siguiente:

- En un congelador: temperatura inferior a –15 °C.
- Refrigerado o en refrigerador: +2 °C a +8 °C.
- Fresco: +8 °C a +15 °C.
- Temperatura ambiente: +15 °C a +25 °C.

IV. Normas generales para el almacenamiento de medicamentos termolábiles

- Se identifican con el símbolo de nieve (*) en el ángulo derecho del envase.
- Precisan conservación entre 2 y 8 °C, debiendo almacenarse en frigorífico y estar perfectamente etiquetados y ordenados.
- Ha de evitarse la congelación, ya que pueden desnaturalizarse o precipitar.

a) Ubicación

Al colocar las especialidades farmacéuticas termolábiles en la cámara, congelador, nevera o frigorífico, deben tenerse en cuenta tres aspectos: la termoestabilidad, la accesibilidad y la caducidad.

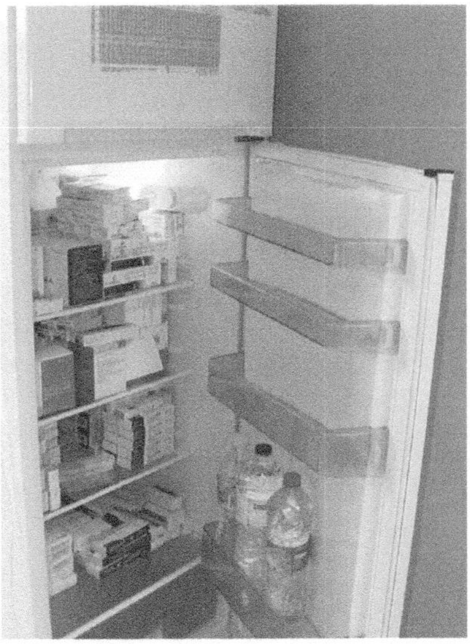

Es conveniente almacenar los medicamentos más termolábiles –los menos resistentes a temperaturas elevadas– en las zonas más frías de la cámara o nevera, reservando las zonas menos frías para los más termoestables.

Por lo que respecta a la accesibilidad, los medicamentos de uso más frecuente deben almacenarse en las zonas o espacios más accesibles, ya que durante el almacenamiento no sólo debe acotarse el número de aperturas, sino también limitar su duración.

Si se almacenan lotes de distinta caducidad, siempre serán los de caducidad más próxima los que tengan prioridad de salida.

b) Señalización

Es aconsejable señalizar en el exterior de la cámara, nevera o frigorífico la ubicación de las distintas especialidades farmacéuticas para facilitar su localización, evitar aperturas innecesarias y limitar su duración.

V. Sistemas de almacenamiento de medicamentos termolábiles

a) Las cámaras frigoríficas

En general se utilizan para el almacenamiento cuando el volumen medio del stock de medicamentos es elevado. Suelen necesitarse en las industrias farmacéuticas, almacenes de distribución y servicios de farmacia hospitalarios. Es conveniente tener en cuenta que:

- Deben estar provistas de luces externas de seguridad y de alarmas sonoras, para asegurar que nadie pueda quedarse encerrado en el interior de la cámara y, en caso de ser posible, deben instalarse teléfonos en el interior de la misma.
- Deben estar dotadas de termostato (entre +2 °C y +8 °C), y de un termómetro o termógrafo.
- La cámara ha de ser de fácil acceso para las personas y vehículos.
- La cámara debe estar instalada en una zona clara, bien iluminada y bien ventilada; además debe disponer de un espacio para el embalaje, la carga y la expedición de medicamentos.

b) El frigorífico

Permite el almacenamiento de stocks más pequeños, suele usarse en unidades clínicas de hospitalización y en farmacias comunitarias. Para asegurar su buen funcionamiento es imprescindible que el aparato reúna una serie de requisitos:

- Estar dotado de termostato (entre +2 °C y +8 °C).
- Estar alejado de toda fuente de calor como radiadores o estufas.
- Se deben respetar una serie de recomendaciones, que resultan fundamentales para su correcto empleo dentro de la cadena de frío:
  - ▷ El frigorífico debe estar situado a unos 15 cm de distancia con respecto a la pared, para permitir que el calor se disperse, e instalado sobre una base debidamente nivelada.
  - ▷ Debe estar conectado a la red general, con toma de tierra, no a derivaciones, para evitar desconexiones accidentales.
  - ▷ La puerta deberá abrirse solamente las veces necesarias.
  - ▷ Es conveniente que se disponga de un enchufe de seguridad para evitar la desconexión fortuita, así como instalar mensajes de advertencia de no desconexión de la red eléctrica bajo ningún concepto.
  - ▷ Colocar en los últimos estantes de la nevera botellas llenas de agua salada o de suero fisiológico, ya que funcionan como acumuladores de

frío y ayudan a estabilizar la temperatura interna del frigorífico; en caso de corte de electricidad pueden mantener el frío durante 6-12 horas, siempre y cuando el frigorífico no se abra en este tiempo.

- No ocupar más de la mitad del espacio disponible y dejar espacios vacíos entre los envases, con el fin de permitir la circulación de frío. Los medicamentos no deberán contactar con las paredes del frigorífico por la posibilidad de congelación (se aconseja una separación mínima de 4 cm. de las paredes internas).
- No colocar nada de peso en la puerta del frigorífico ni en los estantes inferiores, para evitar el desajuste del cierre.
- No colocar bebidas, ni comida, ni otros productos ajenos a los propios de la farmacia. Es conveniente que las puertas del frigorífico sean de cristal, con el fin de visualizar su interior, y de palanca, para que aseguren el cierre.

c) El congelador

En caso de ubicarse dentro de la nevera, su acumulación de escarcha disminuye la capacidad frigorífica. Por tanto, cuando el grosor de la capa de hielo supere los 5 mm, deberá procederse a su descongelación. Hoy en día, por lo general, se ubica con puerta propia fuera de la zona frigorífica.

d) Los acumuladores de frío

Son un elemento imprescindible en el transporte y almacenamiento de especialidades farmacéuticas termolábiles. Están hechos de material plástico y rellenos de un líquido refrigerante no tóxico. Su finalidad es mantener la temperatura adecuada durante el transporte.

VI. Controladores de la temperatura de almacenamiento

En la cadena de frío se utilizan diversos instrumentos para controlar la temperatura a la que se encuentran expuestos los medicamentos termolábiles, tanto durante su transporte como en su almacenamiento. Entre ellos, los más utilizados son los termógrafos, los termómetros y los indicadores de temperatura.

a) Termómetros

Constituyen un elemento importante para la monitorización y el control de la temperatura. En el caso de que deban medir la temperatura de un frigorífico, han de permanecer en el estante intermedio, y no deben retirarse de este lugar, a no ser que sea necesario para efectuar la limpieza y desinfección de la nevera o refrigerador. Se recomiendan los termómetros de máxima y mínima, de los cuales existe una gran variedad en el mercado (digitales, de esfera, etc.). Estos instrumentos permiten conocer en cada intervalo de tiempo transcurrido la temperatura mínima a la que se ha conservado el medicamento y la máxima alcanzada a causa de las aperturas de la puerta, avería eléctrica, etc. El termómetro de máximos y mínimas clásico consta de 2 columnas de mercurio, con las anotaciones de máximos y mínimos y dos escalas graduadas inversas en las que la temperatura actual es igual en las dos.

b) Hoja de registro diario de temperaturas máxima y mínima

Se utiliza para anotar las temperaturas máxima y mínima que refleja el termómetro en cada observación. Se recomienda que se realicen dos anotaciones diarias, una al inicio de la jornada y otra al final.

c) Termógrafos

Dispositivos que registran la temperatura de forma continuada y permiten conocer con exactitud las oscilaciones de temperatura que ha sufrido la nevera.

d) Indicadores de temperatura

Son la cinta, el papel, la tableta o cualquier otro dispositivo utilizado para comprobar si se han alcanzado determinadas temperaturas. Están basados en sustancias que pueden existir en dos o más formas o estructuras, las cuales tienen propiedades fisicoquímicas distintas que se manifiestan en cambios de color (indicadores basados en colores) o en variaciones de la conductividad (indicadores digitales). Estos cambios de estructura se producen en unos intervalos de tiempo/temperatura bien conocidos.

Los indicadores deben ir acompañados de instrucciones claras acerca de su uso y criterio para interpretar los resultados.

Entre los indicadores de temperatura, cabe considerar los siguientes:

- **Indicadores de frío**. Se trata de indicadores de temperatura irreversibles, que muestran si los medicamentos han estado expuestos a temperaturas excesivamente bajas.
- **Indicadores de temperatura máxima**. Alertan sobre la exposición de las especialidades farmacéuticas por encima de la temperatura deseada. Generalmente son etiquetas adhesivas que, fijadas sobre el producto, reve-

lan su exposición a una determinada temperatura sobrepasada la cual se autoactiva y aparece un cambio de color en el indicador.

- **Indicadores de tiempo/temperatura**. Una vez activado, permite un registro de la exposición del producto a determinadas temperaturas durante cierto tiempo.
- **Indicadores para acumuladores de frío**. Se trata de indicadores de temperatura reversibles, destinados a evitar la congelación por contacto con el acumulador.

VII. Medicamentos fotosensibles

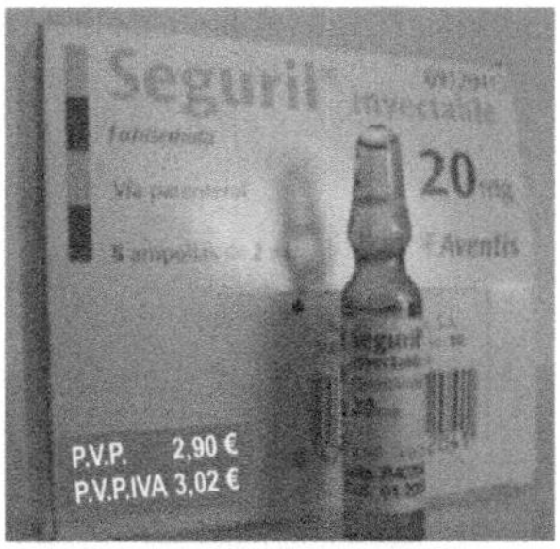

- Precisan conservarse protegidos de la luz natural y artificial para evitar su deterioro.
- Deben estar siempre en su envase original, extrayéndose inmediatamente antes de su utilización.
- Algunas especialidades se presentan en vidrio topacio o en su envase de cartón que los preserva de las radiaciones que comprometen su estabilidad. Aunque permanezcan en el cajetín, hay que protegerlos de la luz.

VIII. Medicamentos estupefacientes y psicotropos

Se consideran estupefacientes las sustancias naturales o sintéticas incluidas en las listas I y II de los anexos al Convenio Único de 1961 de las Naciones Unidas sobre estupefacientes y los demás que adquieran tal consideración en el ámbito internacional y nacional. Tendrán la consideración de artículos prohibidos los estupefacientes incluidos o que se incluyan en la lista IV de los anexos al citado Convenio, que en consecuencia no podrán ser objeto de producción, fabricación, tráfico, posesión o uso, con excepción de cantidades necesarias para investigación médica y científica.

Los psicotropos se regulan por el Convenio de Sustancias Psicotrópicas de Viena de 1971, al que se adhiere España, que en 1977 decreta la regulación de las sustancias y preparados medicinales psicotrópicos, así como la fiscalización e inspección de su fabricación, distribución, prescripción y dispensación.

a) Adquisición

La adquisición de estupefacientes a proveedores (laboratorios o almacenes autorizados) se efectuará por el servicio farmacéutico de las estructuras de Atención Primaria y hospitales, de acuerdo con la legislación vigente, haciendo uso del modelo oficial de petición de medicamentos y de los vales oficiales de adquisición de estupefacientes del Ministerio de Sanidad y Consumo (Agencia Española del Medicamento), consignando las adquisiciones en el Libro Oficial de Contabilidad de Estupefacientes (LOCE) o en programas informáticos de control de estupefacientes oficialmente validados por la administración sanitaria correspondiente.

b) Tenencia-custodia

El servicio de farmacia y el farmacéutico que lo dirige son responsables de la custodia de todos los productos farmacéuticos que guarde la farmacia, en especial los estupefacientes y psicotropos.

Los estupefacientes deben ser custodiados en armario o instalación de seguridad, existiendo la posibilidad de acceso de forma permanente bajo el control del farmacéutico responsable.

Será responsabilidad del coordinador del centro o responsable de botiquín la custodia y conservación de los estupefacientes.

c) Dispensación y utilización

La dispensación de estupefacientes se realizará mediante petición en vales especiales numerados en los que conste el médico solicitante (nombre y número de colegiado), servicio farmacéutico al que se solicita (nombre y dirección), medicamento, fecha, firma del médico y sello de la institución.

La administración requerirá la cumplimentación de un registro acreditativo de la prescripción y administración del medicamento, que se realizará en el libro especial de contabilidad del centro sanitario, en el que se llevará el control de las entradas, salidas y existencias (saldo) de estupefacientes en el centro

d) Reposición de botiquines. Petición de medicamentos

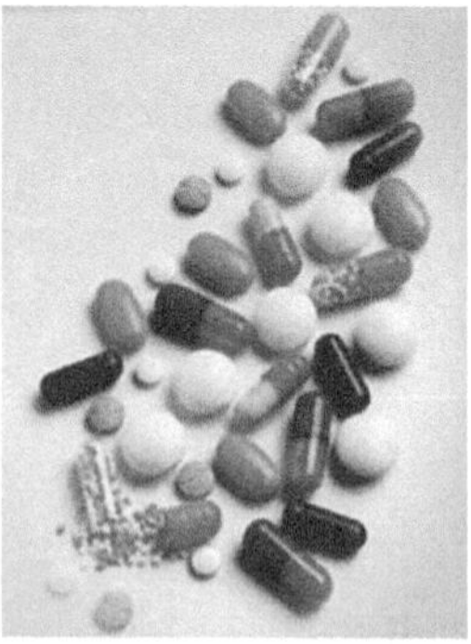

La medicación contenida en cada botiquín será la adecuada en base a las necesidades de cada unidad, pactándose con los responsables los medicamentos y cantidades de las que constará cada botiquín, considerando las necesidades de los pacientes de esa unidad, la capacitación de personal y su experiencia en el uso de los medicamentos, el riesgo de error con dichos medicamentos y la edad y el diagnóstico de los pacientes tratados habitualmente en esa unidad.

Las peticiones de medicamentos deben cumplir los siguientes requisitos:

- Los pedidos se realizarán según una periodicidad establecida.
- En cada botiquín se fijarán unas cantidades mínimas y máximas para cada medicamento, en función de su consumo real, de tal forma que se eviten en lo posible, tanto las carencias de un determinado fármaco como la acumulación innecesaria de medicamentos con bajo índice de rotación, que terminarían por caducar.
- Los medicamentos solicitados deben ajustarse a los incluidos en la Guía Farmacoterapéutica del centro. Siempre que sea posible, la medicación se dispensará en forma de "dosis unitarias".

e) Programa de revisiones. Control de caducidades

Ha de existir un procedimiento para la revisión y control de medicamentos en los botiquines en el que se establezca:

- Periodicidad de las revisiones.
- Impreso de evaluación de botiquines.
- Responsable de la revisión.

Las visitas tendrán como finalidad comprobar las condiciones del botiquín y su correcto funcionamiento, así como recoger las impresiones de los profesionales y evaluar los problemas y carencias que pudieran surgir en cuanto a su utilización. Han de realizarse en presencia del responsable del botiquín y posteriormente se emitirá un informe en el que se refleje el estado del botiquín.

El control de caducidades ha de ser mensual, comprobando que no existen medicamentos caducados, retirando los que hubiera y colocando por delante los de caducidad próxima para priorizar su consumo.

Los medicamentos suelen caducar a los 5 años de su fabricación, a no ser que se especifique en el envase con un símbolo en forma de dos triángulos opuestos, que nos informa de que su caducidad es inferior a 5 años.

Los medicamentos pueden utilizarse hasta el último día del mes al que hace referencia la fecha de caducidad.

Cuando un medicamento presente alguna alteración en su aspecto externo (cambios de color, enturbiamiento o precipitado de formas líquidas, rotura de la cadena del frío en aquellos que lo precisen, etc.), se procederá a su inmovilización y posterior retirada del botiquín; habrá que contactar con farmacia, esté o no caducado.

Por problemas de contaminación del medio ambiente, no tirar directamente a la basura ningún medicamento.

Estas condiciones de conservación deben proporcionarse en todos los lugares donde se almacenen medicamentos, tanto en el ámbito hospitalario como en atención primaria: almacén, botiquín de urgencias, consultas, carro de paradas, maletín de visita domiciliaria.

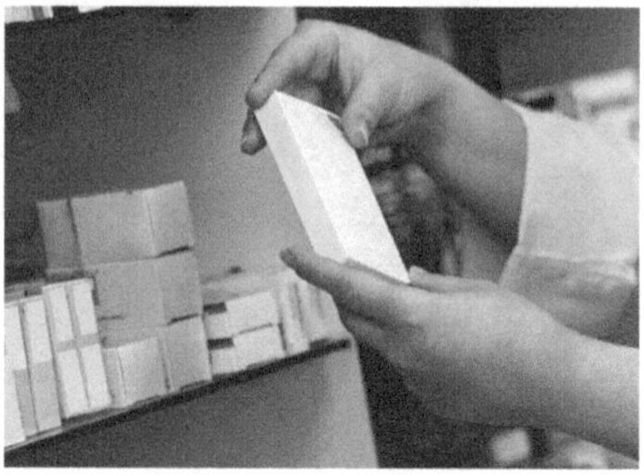

5. CADUCIDADES

La **fecha de caducidad de un medicamento** se basa en la estabilidad del fármaco en su envase o recipiente original, no abierto ni manipulado. La fecha no implica que el fármaco sea inestable más allá de la fecha de caducidad del envase; el significado real de la fecha de caducidad es que, en base a estudios reales o extrapolaciones de estudios de degradación, **el medicamento en su envase original será estable hasta la fecha indicada**. Debemos tener en cuenta que cuando se alcanza la fecha de caducidad, pueden resultar afectadas las propiedades del medicamento, ya sean estas químicas, físicas, terapéuticas, toxicológicas o microbiológicas.

Aunque la mayoría de los estudios afirman que consumir un medicamento que ha caducado hace pocos meses no conlleva un peligro real para nuestra salud, lo más aconsejable es deshacernos de dicho fármaco para evitar posibles efectos adversos.

La estabilidad de un medicamento depende, entre otros factores, de su forma farmacéutica. Por ejemplo, las formas farmacéuticas líquidas, tales como las soluciones, suspensiones o jarabes, no son tan estables como las formas sólidas. En estas últimas debemos fijarnos si hay algún cambio en el color o aspecto físico: aunque suele ser un signo de la degradación del excipiente y no del principio activo, debemos desechar ese fármaco como precaución. Lo mismo ocurriría en el caso de que notáramos cualquier grado de turbiedad, cambios de color o aspecto en una solución inyectable.

No obstante, uno de los factores que más afecta a la conservación de un medicamento es la temperatura. Es por ello que siempre se aconseja almacenarlos en lugares frescos y secos y asegurarse de que no sufren cambios bruscos de temperatura.

Una vez comprobada la caducidad o inestabilidad del fármaco debemos envasarlo adecuadamente, rotularlos con claridad para que no pueda haber dudas y remitirlos a la mayor brevedad posible al servicio de farmacia para su posterior eliminación.

Tema 17

Técnicas de aplicación de termoterapia, crioterapia e hidroterapia. Efectos sobre el organismo. Procedimientos y precauciones

eRodio ediciones

Índice esquemático

1. TERMOTERAPIA

1.1. Concepto

Por termoterapia se entiende a la aplicación del calor como agente terapéutico. El término crioterapia se reserva para las aplicaciones del frío con finalidad terapéutica. Según si el calentamiento se realiza superficialmente o en profundidad, se distinguen dos tipos de termoterapia: superficial y profunda. Por último, la termoterapia puede ser por conducción y convección térmica o por conversión de otras formas de energía en calor, de acuerdo con el mecanismo físico predominante de producción o transmisión de calor en los tejidos.

El ser humano se encuentra expuesto a variaciones, tanto de la temperatura ambiental como interna; al ser un organismo homeotermo, debe mantener su temperatura interna relativamente constante, cercana a los 37 °C. La temperatura corporal no es uniforme. Así, la temperatura cutánea (superficial) es diferente en las diferentes regiones corporales y varía entre 29 y 34 °C. A cierta profundidad de la piel, la temperatura se hace uniforme: temperatura profunda. Esta temperatura, en condiciones normales, es de 37 °C aproximadamente. La temperatura rectal constituye una buena referencia. Al existir una diferencia de 5 a 10 °C entre la temperatura superficial y la profunda, se establece un gradiente de temperatura. La temperatura corporal depende del balance entre dos procesos: la producción de calor por las funciones que tienen lugar en el organismo (termogénesis) y la pérdida de energía térmica del cuerpo hacia el exterior (termólisis). El calor producido en el organismo es eliminado o transferido al ambiente por una serie de mecanismos: conducción, convección, radiación y evaporación. Vamos a comentar algunos aspectos de estos mecanismos, ya que en muchas aplicaciones termoterápicas y crioterápicas constituyen los principales mecanismos de transferencia (calentamiento) o de abstracción (enfriamiento) de energía térmica. Por radiación se produce el 60% de la pérdida calórica total, por conducción y convección el 15% y por evaporación el 25%, aproximadamente, porcentaje que varía con la temperatura ambiental.

1.1.1. Conducción

La conducción térmica es un mecanismo de intercambio de energía interna entre áreas de diferentes temperaturas, en las que el intercambio de energía cinética de partícula a partícula se produce por colisión molecular directa y por desplazamiento de electrones libres en los metales. La energía térmica pasa desde las moléculas con mayor energía (regiones más calientes) a las moléculas con menor energía (regiones más frías), de forma que se produce una aproximación gradual a una temperatura común. Por lo tanto la conducción es un mecanismo de intercambio de energía térmica entre dos superficies en contacto, basado en el traslado de energía por medio del movimiento y la colisión entre átomos en un medio material sin movimiento. La conducción se produce entre los diferentes tejidos del cuerpo o a través de un cuerpo hacia otro en contacto con el primero, sin desplazamiento visible de materia. Uno de los aislantes más importantes es el aire (tiene una conductividad mucho menor que la del agua). Si se interpone aire entre un agente termoterapéutico y la piel, el calor se transmitirá difícilmente. Por ello, cuando se utilizan agentes termoterápicos conductivos, deben estar en contacto con la piel, y hay que procurar utilizar como medios envolventes materiales de buena conductividad térmica.

1.1.2. Convección

La convección consiste en la transferencia de calor que tiene lugar en un líquido (agua, sangre, aire, etc.). Aunque en los líquidos y gases una parte de calor se transfiere por conducción, una mayor cantidad se hace por convección, debido a los gradientes de densidad creados por la temperatura (corrientes de convección) en la masa de líquido. Si el movimiento del líquido se produce por las diferencias de temperatura en sí mismo, el proceso se denomina convección libre o natural; cuando el movimiento se debe a un agente externo (aire, ventilador, agitador, etc.), se habla de convección forzada. La conducción pura se observa infrecuentemente en un líquido, debido a la facilidad con la que incluso pequeñas diferencias de temperatura producen corrientes de convección libre. En el cuerpo humano se produce transporte de calor desde la profundidad hacia la superficie corporal, por conducción y convección. El mecanismo convectivo, en el que desempeña un papel fundamental la circulación sanguínea, como mecanismo refrigerante, y es la causa principal de que a corta distancia de la piel la temperatura central sea prácticamente uniforme.

1.1.3. Radiación térmica

La radiación térmica es la radiación emitida por un cuerpo como consecuencia de su temperatura. Depende de una propiedad llamada emitancia. Todo cuerpo emite radiación hacia su medio ambiente y absorbe radiación de el. La radiación térmica se produce cuando el movimiento de partículas cargadas con átomos se convierten en radiación electromagnética.

La transferencia de calor por radiación se realiza, generalmente, mediante dos formas de aplicación:

- **Exotermia**: con los rayos infrarrojos. Las ondas electromagnéticas chocan sobre la superficie de las células aumentando su movimiento vibratorio y por lo tanto aumentando su temperatura.

- **Endotermia**: con la diatermia. La diatermia es un agente físico que vence la resistencia que el organismo ofrece a su difusión aumentando su temperatura.

1.2. Efectos fisiológicos y terapéuticos

1.2.1. Efectos fisiológicos del calor

a) **Acción sobre la circulación**: es la aplicación más importante. El sistema circulatorio es quien se encarga en mayor proporción a la termorregulación del organismo. Actúa de la siguiente manera:

- Acciones locales: el calor produce inicialmente y de manera breve una vasoconstricción y una contracción de la musculatura lisa de la piel. A continuación se produce una vasodilatación que genera una hiperemia reactiva.
- Acción profunda: hiperemia superficial y profunda. Los vasos sanguíneos lesionados reaccionan de diferente manera. Tienen respuestas espasmódicas a los estímulos y se contraen en vez de dilatarse por lo que se debe evitar aplicar calor sobre vasos sanguíneos enfermos.
- Acción refleja: al aplicar calor sobre una superficie y generar mosidificaciones vasomotoras, se produce otras modificaciones reflejas en otras zonas distantes por un mecanismo reflejo (regla de Dastre-Morat: la vasodilatación periférica produce vasoconstricción interna).
- La hiperemia es la manifestación del fenómeno vasomotor y es el objetivo de la termoterapia. Los efectos de la hiperemia persiguen mejorar la nutrición celular, aumentar la eliminación de productos patológicos, acción bactericida y antiinflamatoria, acción analgésica y activa la restauración tisular.

b) **Acción sobre el corazón**: todas las actuaciones sobre la circulación periférica, actúan sobre el corazón. Este debe adaptarse a las modificaciones que se hacen tras la aplicación de agentes térmicos, variando la frecuencia cardíaca según la temperatura con la que se trabaje.

c) **Acción sobre la sangre**: disminuye la coagulación sanguínea, la glucemia y la viscosidad, ya que aporta linfa de los tejidos.

d) **Acción sobre el aparato digestivo**: las aplicaciones de calor local a nivel del epigastrio, pueden conseguir disminuir las secreciones, mejorar el tono y motilidad, disminuyendo así, el tiempo de vaciado. A nivel del tracto intestinal, incrementa el peristaltismo.

e) **Acción sobre el aparato urinario**: generalmente el calor incrementa la diuresis tanto a nivel de vesical como en la sudoración.

f) **Acción sobre el aparato respiratorio**: aumenta la frecuencia respiratoria después de la aplicación del calor. Al aumentar la frecuencia respiratoria, aumenta también la ventilación pulmonar. El nivel de vapor de agua en el aire expirado aumenta también mejorando el sistema de termorregulación.

g) **Acción sobre el sistema neuromuscular**: como bien se sabe, la aplicación de calor local de corta duración aumenta la sensibilidad mientras que el de larga duración la disminuye. Por ello, el uso de esta técnica puede ser usado para obtener efectos sedantes o analgésicos. El calor también tiene efectos relajantes y antiespasmódicos.

h) **Acción sobre la piel**: en la piel, los efectos del calor son varios, el aumento de la temperatura, las modificaciones circulatorias locales y la sudoración. A nivel de la sensibilidad, se observa disminución táctil e incremento de la sensibilidad térmica.

i) **Acción sobre la temperatura del organismo**: a nivel general se produce una reacción vasomotora, se incrementa la circulación loca, la sangre al circular por el organismo aumenta la temperatura corporal general. Como consecuencia, se producen los procesos de termorregulación como la sudoración que eliminará el exceso de calor.

1.2.2. Efectos terapéuticos del calor

a) **Acción analgésica**: se basa en la teoría de la puerta. La aplicación de calor actúa sobre la sensibilidad y sobretodo sobre la sensibilidad dolorosa. La sensación de calor y el tiempo de aplicación dependen de la percepción de cada paciente.

b) **Acción antiinflamatoria**: se basa en el aumento de la circulación local y por lo tanto del metabolismo local englobándose en la hiperemia.

c) **Acción antiespasmódica**: el calor tiene efectos relajantes. Actúa sobre musculatura con espasmos y contracturas. También actúa sobre la musculatura lisa espasmódica y órganos viscerales.

d) **Acción cauterizante**: esta forma de aplicación es utilizada generalmente en los quirófanos. Se utiliza a temperaturas superiores a la tolerancia cutánea, para destruir tejidos específicos (cauterización).

1.3. Técnicas de aplicación de termoterapia

Si clasificamos la termoterapia según el material que se utilizará para la aplicación del calor, se encontrarán: los sólidos, semilíquidos y gaseosos.

1.3.1. Sólidos

a) **Arena**: esta forma de aplicación se utilizará en la playa de forma parcial o total. La arena se calentará por medio de la radiación solar. Con esta aplicación se consiguen temperaturas hasta de 45°. Para una exposición total del cuerpo, el tiempo de aplicación no debe superar los 30 minutos y para aplicaciones parciales el tiempo de aplicación será de 1 hora a 90 minutos. En cuanto al espesor de la capa que recubre al individuo, se recomienda que no sea menor a 20 centímetros.

b) **Envolturas secas**: esta aplicación consta de envolturas como sábanas o mantas calientes. Se recubre al paciente de tal manera que el calor no se pierda. También se utilizará para tratamientos locales.

c) **Almohadillas y mantas eléctricas**: es la aplicación de calor proveniente de una manta o almohadilla que tiene una resistencia dentro.

d) **Almohadillas químicas**: aplicaciones de calor proveniente de almohadillas llenas de gel que contienen otra bolsa interior cerrada con otra sustancia. Al presionar la bolsa, se producirá una reacción química entre ambas sustancias provocando calor.

e) **Hot-pack, hidrocoloides o hidropoladores**: el calor se consigue calentando las bolsas del gel con silicatos en un horno. Para su aplicación es necesario envolverlos en una toalla. La aplicación dura entre 20 y 30 minutos.

f) **Termóforos**: en esta categoría entran todos los demás cuerpo sólidos que transmiten calor: ladrillos, piedras, botellas, bolsas de agua, etc.

1.3.2. Semilíquidos

a) **Peloides**: los peloides son agentes terapéuticos, después de todo termoterapéuticos, constituidos por un componente sólido más o menos complejo y otro líquido, que puede ser agua mineromedicinal, de mar o de lago salado. El término peloide procede de la palabra griega “Pelòs” (πελδς), es decir, fango. Se designa peloide a los productos naturales consistentes en la mezcla de un agua mineral, comprendidas el agua de mar y la de lagos salados, con materias orgánicas o inorgánicas, resultantes de procesos geológicos o biológicos o a la vez geológicos y biológicos, utilizados en terapéutica en forma de emplastos o baños. Existe una sub-clasificación.

Clasificación de peloides				
Denominación	**Componente sólido**	**Componente líquido**	**Temperatura**	**Maduración**
Fangos y lodos	Mineral	Sulfuradas, sulfatadas, cloruradas.	Hipotermal Hipertermal Mesotermal	In situ En tanques
Limos	Mineral	Agua de mar o lago salado	Hipotermal	In situ
Turbas	Orgánico	Alcalinas, sulfuradas, agua marina	Hipertermal, mesotermal, hipotermal	Aire libre, recinto cerrado
Biogleas	Orgánico	Sulfurada	hipertermal	In situ.

Los peloides se utilizan con temperaturas muy elevadas. La transmisión del calor se da exclusivamente por conducción. Generalmente se realizan aplicaciones en forma de baño (en una bañera llena de peloide) o en camilla. La temperatura debe estar entre 38° y 45° con una duración de 15-20 minutos. Para las aplicaciones locales se pueden realizar envoltorios con una capa gruesa y una tela impermeable para conservar el calor. También se pueden realizar baños en pequeños recipientes con peloide.

b) **Parafina**: la parafina es una herramienta de la termoterapia cuyo punto de fusión es a 52°. Su utilización es local. Se realiza a altas temperaturas (rozando la tolerancia cutánea) por lo cual será necesaria la vigilancia mediante sistemas automáticos o por observación de una fina película en la superficie de la parafina líquida. El paciente sumerge la zona a tratar varias veces hasta conseguir una especie de guante. Una vez conseguido una capa gruesa. Se envolverá para mantener el calor y permanecerá con al parafina por aproximadamente 30 minutos.

c) **Parafangos**: es una combinación de las 2 técnicas anteriores. Se agrega peloides a la parafina con el objetivo de optimizar las propiedades de ambos. Su aplicación es local y se aplican sobre el cuerpo o sobre envolturas.

1.3.3. Gaseosos

a) **Aire seco**: se utiliza como terapia general y local. El paciente recibe el baño de aire caliente en un habitáculo adaptado y permanece por 15 a 60 minutos. El aire caliente también puede aplicarse de forma local en forma de chorro sobre la estructura a tratar.

b) **Vapor de agua**: la aplicación es similar a la anterior. Se debe tomar en cuenta que por el contenido de agua, se debe controlar la temperatura.

1.4. Indicaciones y contraindicaciones

1.4.1. Indicaciones

- Secuelas de traumatismos.
- Artrosis, artritis.
- Contracturas, espasmos musculares, tendinitis, miositis.
- Contusiones musculares y articulares.
- Neuralgias, neuritis y polineuritis, contracturas de origen central, poliomielitis, hemiplejia, estados psicopáticos.
- Arteriosclerosis.
- Nefritis, pielonefritis, cistitis, litiasis.
- Colecistitis, gastralgias, cólicos, hemorroides.
- Broquiectasias, laringitis, pleuritis.
- Obesidad.
- Como terapia de preparación para la reeducación.

1.4.2. Contraindicaciones

- Traumatismo reciente.
- Inflamación aguda.
- Infecciones agudas.
- Insuficiencia cardiopulmonar e hipertensión.
- Perturbaciones venosas y linfáticas.
- Tumores malignos.
- Insuficiencia de inervación sensitiva.
- Alteraciones de la sensibilidad.
- Cuando el nivel de conciencia sea bajo.
- Circulación arteria disminuida.
- Lesiones no cicatrizadas totalmente.

2. CRIOTERAPIA

2.1. Concepto

La crioterapia es un método terapéutico que consiste en la aplicación terapéutica del frío con el objetivo de eliminar calor del cuerpo. Se puede realizar distintos tipos de aplicaciones que se enumeran a continuación:

- Aplicación de hielo con en fin de enfriar.
- Criomasaje.
- Criocinética (frio + ejercicio).
- Baño de agua fría.
- Hipotermia corporal total.
- Tratamiento de puntos gatillo.

La dosificación es diversa ya que hay muchas formas de aplicación, pero el tiempo de exposición al frío oscila entre 10 y 30 minutos.

La dosificación va depender de la zona a tratar, de la patología y del tipo de aplicación.

2.2. Efectos fisiológicos y terapéuticos

2.2.1. Efectos fisiológicos del frío

Los efectos biológicos y fisiológicos son debidos a la reducción en la temperatura de los tejidos, así como a la acción neuromuscular y la relajación de los músculos producida por la aplicación de frío.

El frío incrementa el umbral del dolor, la viscosidad y la deformación plástica de los tejidos, pero disminuye el rendimiento motor.

No se suelen presentar efectos secundarios aunque hay que vigilar la aplicación de hielo para que no se produzcan quemaduras en la piel o daños en el sistema nervioso.

En otros estudios se ha visto que con la aplicación de hielo se produce una reducción significativa en el volumen de sangre local. No se ha observado a posteriori que se produzca una vasodilatación refleja significativa, lo cual demuestra que la aplicación de frío está indicada después de un trauma tisular sin riesgo de aumento de la inflamación reactiva.

Hay una disminución de la temperatura y el metabolismo tisular, esto puede ayudar a reducir el riesgo de hipoxia secundaria en los tejido adyacentes a la lesión. También disminuye la inflamación y el edema.

Disminución del dolor y el espasmo muscular, así como una disminución de la velocidad de conducción de los nervios periféricos.

Estimula la función muscular cuando es aplicado con estímulos de corta duración, disminuye la amplitud de los reflejos osteotendinosos y la frecuencia del clonus, por lo que puede ser considerado dentro de los métodos antiespásticos.

Inicialmente se produce vasoconstricción, tanto enfriamiento directo de la musculatura lisa de los vasos como por excitación refleja de terminaciones adrenérgicas. Se reduce el flujo sanguíneo, se aumenta la viscosidad sanguínea, se reduce la extravasación de líquido hacia el intersticio. Al mantenerse el enfriamiento por más de 10 minutos o en el caso de que la temperatura alcance los 10° C, se produce una vasodilatación seguida de otra vasoconstricción ("respuesta oscilante" de Clarke y Lewis) como esfuerzo del organismo por conservar la temperatura corporal.

Constituye un agente terapéutico de elección en el paciente traumatizado, sobre todo en la fase aguda y subaguda.

a) **Sobre los vasos sanguíneos**: el estímulo es de corta duración pero intenso. Se produce una vasoconstricción inmediata, la piel se vuelve pálida para después (una vez retirado el estimulo) presentar una hiperemia por vasodilatación. Si la exposición es de mayor duración, se obtiene vaso constricción superficial y profunda. Al finalizar la aplicación se producirá una vasodilatación de los vasos superficiales más no de los profundos que seguirán en vasoconstricción con la consiguiente disminución de aporte sanguíneo a los tejidos.

b) **Sobre la circulación**: la frecuencia cardíaca disminuye así como la presión arterial. La reacción inicial produce una vasoconstricción seguida de una disminución del aporte sanguíneo y un aumento de la viscosidad de la sangre. Así la aplicación de frío en una lesión aguda, permitirá controlar la inflamación al disminuir la circulación.

c) **Sobre el músculo**: si se aplica un estímulo de corta duración, se producirá como primera reacción una vasoconstricción con disminución de la temperatura local. Si el estímulo es de larga duración, se producen otros mecanismos. Aumento del metabolismo de los glúcidos y grasas en el hígado y músculos, produciendo una contracción muscular. La estimulación de corta duración produce excitación y favorece a la actividad muscular. Por otra parte, una aplicación larga, disminuye el tono muscular con lo cual disminuye la espasticidad y el espasmo muscular.

Se ha observado que existe una clara mejoría sobre el espasmo muscular, pero son se ha descrito la explicación teórica. Se le dan 3 explicaciones posibles:

- ▷ El frío disminuye el flujo de información sensitiva a los centros reduciendo el espasmo muscular.
- ▷ Provoca una disminución de los reflejos tónicos de estiramiento.
- ▷ Disminuye el espasmo porque corta el circulo dolor-espasmo-dolor.

d) **Sobre el aparato respiratorio**: la primera reacción es una inspiración profunda seguida de una pausa. Posteriormente se observa una gran espiración con movimientos respiratorios acelerados.

e) S**obre el aparato digestivo**: produce relajación de movimientos espasmódicos.

f) **Sobre el aparato urinario**: aumento de la diuresis.

g) **Sobre el sistema nervioso**: la exposición breve produce reacciones de excitación. Si son prolongados, se conseguirá anestesia en la zona de aplicación. Con ello se busca reducir la capacidad nerviosa, disminución de los reflejos cutáneos por modificación en la conductibilidad y la conducción.

h) **Sobre el metabolismo**: aumento del metabolismo basal. El frío reduce las necesidades celulares y por lo tanto el requerimiento de oxígeno. El frío reduce los efectos de la histamina y la colagenasa sinovial.

i) **Sobre la piel**: se obtiene un descenso de la temperatura. A partir de los 25° de disminución de la temperatura, la piel empieza a lesionarse por congelación.

2.2.2. Efectos terapéuticos de la crioterapia

a) Antiinflamatorio, analgésico, antiespasmódico y reabsorción de edemas: Se utiliza en procesos agudos como contusiones o lesiones agudas. Se debe respetar siempre las dosificaciones antes mencionadas. Mientras se reduzca la temperatura del músculo, el frío podrá influir sobre el uso neuromuscular y se reduce el tono. Knuttson (citado por Lehmann) encontró abolido el clono y disminuida la fuerza muscular. El efecto del frío se prolonga en el tiempo debido a que con la vasoconstricción, la capa aislante de tejido subcutáneo retrasa el calentamiento desde el exterior, y por la misma vasoconstricción se retrasa el calentamiento desde el interior. Las temperaturas que reducen la espasticidad no interfieren con el entrenamiento en la destreza, aunque se afecta la conducción nerviosa en los nervios periféricos, por lo cual, el frío, se debe aplicar con criterio.

b) Disminuye el edema y el dolor: está indicado en el tratamiento de fracturas, traumatismos, edemas, etc. Disminuye la tumefacción después de la artroplastia total de rodilla y alivio parcial de la incomodidad después del ejercicio. Es muy útil cuando en nuestros propósitos se encuentran la reducción de la presión interna articular. Se han descrito muy buenos resultados en pacientes con implantes protésicos.

c) Disminuye la toxicidad bacteriana: utilizado en procesos inflamatorios e inflamaciones bacterianas.

2.3. Técnicas de aplicación

El frío tiene una gran variedad de aplicaciones. Al ser estas tan extensas, nos vamos a referir a 2 tipos de aplicaciones según:

1. En función de la zona de tratamiento

a) **Crioterapia general**: la crioterapia puede realizarse a través de baños integrales:

- ▷ Se suelen realizar en una bañera preparada para dicho fin y las temperaturas ideales oscilarán entre 13°-18°.
- ▷ Cabinas de aire frío: ofrece beneficios para la recuperación deportiva y la salud en general. El tratamiento se recibe en criosaunas, unas cabinas heladas que exponen al organismo a muy bajas temperaturas (entre –110 °C y –190°), lo que aporta grandes beneficios físicos. El tiempo de exposición es mínimo (entre 1 y 3 minutos), rozando el límite de la tolerancia. Con ello se busca mejorar nuestros mecanismos de defensa y activar al 100% la circulación sanguínea. Su uso no está muy extendido.

b) **Crioterapia local**: aplicación del frío en zonas específicas:

- ▷ Bolsas de hielo.
- ▷ Masaje con hielo.
- ▷ Baños fríos locales.
- ▷ Toallas de hielo.
- ▷ Sprays.
- ▷ Moldes de plástico o de goma, etc.

2. En función de las vías principales de propagación

a) **Transferencia de frío por conducción**: se produce tras la aplicación de un agente frío exterior:

- ▷ Paquetes o bolsas de hielo: envases de diferentes naturales que contienen hielo triturado o picado al vacío. Su aplicación no debe tener una duración mayor a 30 minutos y bajo vigilancia para evitar quemaduras por enfriamiento.

- Bolsas de hielo añadido: similar al anterior con la diferencia de que al hielo picado se le añade agua y cloruro sódico o etanol. La aplicación de este tipo de bolsa, es más rápida por lo cual el tiempo no debe superar los 10 minutos.
- Paquetes de gel helado o cold packs: técnica de aplicación por medio de geles congelados, mediante de paquetes comerciales que contienen una sustancia gelatinosa dentro de una bolsa de vinilo. Estos paquetes contienen agua, un anticongelante (como la sal común), lo que evita que se endurezca, manteniéndose flexible, y gelatina o papel picado para darle consistencia. El paquete se mantiene en el congelador y se retira de allí en el momento de aplicarlo en el cuerpo. Su uso es mucho más sencillo que hacer paquetes de hielo, y se pueden usar repetidas veces, siempre que el vinilo permanezca intacto y se hayan mantenido previamente 2 ó 3 horas en el congelador, tienen una temperatura menor que los paquetes de hielo (0°) por lo que no pueden aplicarse directamente sobre la piel porque pueden causar quemaduras.
- Paquetes con cubos de hielo artificial: sobres de nylon compuestos de 2 capas formadas por burbujas de vinilo de una mezcla de agua y glicerina. Son muy flexibles y mantienen el frío mas tiempo fuera del congelador.
- Paquetes de frío químico: paquetes que contienen sustancias químicas que al mezclarse producen frío por una reacción endotérmica generada. Su utilización debe estar vigilada por estar fabricada de materiales que pueden generar quemaduras si el envoltorio se rompiese. Son de un solo uso.
- Envolturas frías: paños empapados en agua con hielo picado. Su aplicación dura un minuto y se repite por 20 minutos.
- Masaje con hielo: para la aplicación de frío en zonas pequeñas. La duración del masaje es de 5 a 10 minutos. La forma de aplicación es en círculos. Se consigue un efecto analgésico e hipertérmico.
- Inmersión en agua con hielo: para su utilización se necesita un recipiente de agua con hielo. El paciente sumerge la zona a tratar. Con esta técnica es posible realizar criocinética. Se pueden aplicar de diversas formas, entre ellas:
    - Baños de remolinos fríos: se combina el agua fría con masaje producido por el agitador de agua. La temperatura de aplicación es de 15° a 18°.
    - Baños de contraste: baños de frío y calor alternante. Los baños siempre se terminan con agua caliente.
    - Máquinas enfriadoras: conjunto de máquinas de crioterapia.

b) **Transferencia de frío por evaporación**: tras la aplicación de agentes químicos en aerosoles:

- Crioaeroterapia o chorro de gas frío: aplicación de nitrógeno líquido a una temperatura de -175° C y una presión de 2 atmósferas en forma de vapor. La forma de aplicación dependerá de la zona. Para músculos largos se realizará u barrido lento y regular. Circular para dolores de tipo puntiforme y de abajo a arriba en músculos cortos. El tiempo de aplicación no será menor a 1 minuto ni mayor a 3 minutos.
- Rocíos vasoenfriadores o aerosoles fríos: aplicación en forma de spray líquido volátil. Su rápida evaporación produce un enfriamiento rápido de la zona. Los tipos de aerosol pueden ser: cloruro de etilo, fluormetano, nitrato de amonio (se indica como analgésico en tratamientos de lesiones recientes musculares y tendinosas, dolor y espasmos musculares). El más utilizado es el fluormetano y su aplicación debe respetar los 30 a 45 cm de distancia de la piel los 30° de oblicuidad. Se realizarán 3 barridos de 5 segundos de duración.

2.4. Indicaciones y contraindicaciones

2.4.1. Indicaciones

a) **Generales**:

- Fase aguda. Casos que requieran analgesia, reducción de la inflamación y reducción del espasmo muscular.

b) **Neurología**:

- Disminución de la espasticidad.
- Para relajar músculos espásticos en pacientes con EVC.

c) **Reumatología**:

- Reducción de los estados inflamatorios agudos.
- Artrosis: el hielo anestesia, distiende y facilita la movilización.
- Procesos álgicos periarticulares (bursitis, tendinitis y tenosinovitis).
- Hombro doloroso (periartritis escapulohumeral, bursitis).
- Algias cervicodorsolumbares.
- Esguinces lumbares (en fase temprana).
- Lesiones por efecto de latigazo cervical (en fase temprana).
- Dolor miofascial (técnicas de estiramiento).

2.4.2. Contraindicaciones

a) Contraindicaciones absolutas

- Personas inestables o con poca tolerancia al frío.
- Patologías cardíacas.
- Síndrome de Raynaud.
- Neoplasias.
- Anemia o crioglobulinemia.
- Miogelosis.
- Trastornos vasculares periféricos.
- Afecciones con vasoespasmo.
- Arteriosclerosis.
- Urticaria la frío.
- Tromboangeítis obliterante.

b) Contraindicaciones relativas

- Hipertensos, en zonas extensas con control de tensión arterial.
- Disfunciones vegetativas, estímulo simpático del frío.
- Heridas.
- Procesos que cursan con rigidez de colágeno.
- Zonas con formaciones nerviosas superficiales.
- Aversión al frío por rechazo psicológico.

2.5. Efectos secundarios y precauciones

2.5.1. Efectos secundarios

La crioterapia es una técnica segura, pero puede presentar posibles efectos si no se cumplen las normas básicas. Se pueden producir quemaduras en la piel ó necrosis, si se sobrepasan los límites establecidos. Otras posibles complicaciones son las parálisis (reversibles) sobretodo si la aplicación del frío se combina con presión mediante vendajes compresivos.

2.5.2. Precauciones

- Las sesiones de crioterapia no deben ser superiores a 60 minutos de manera ininterrumpida.
- La aplicación de cold packs no se debe realizar directamente sobre la piel por presentar riesgo de quemadura. Tampoco se deben colocar sobre un vendaje elástico.
- La aplicación en pacientes con enfermedades reumáticas, parálisis o cardíacas debe ser vigilada.
- En traumatismos agudos, una vez culminada la sesión de crioterapia, la actividad debe ser suprimida porque la anestesia producida puede enmascarar la lesión.

Tema 18

Oxigenoterapia: Métodos de administración de oxígeno, precauciones y métodos de limpieza del material

Rodio ediciones

Índice esquemático

1. INTRODUCCIÓN

La respiración, se puede definir como la acción y el efecto de aspirar aire y expelerlo sucesivamente para mantener las funciones vitales de la sangre, de ello se encarga el aparato respiratorio que está constituido por: las vías respiratorias y por los pulmones.

1.1. Anatomía del aparato respiratorio

Anatómicamente distinguimos: las vías respiratorias que están formadas por: las fosas nasales, faringe, laringe, tráquea y bronquios principales; Y, los pulmones que están formados por: los bronquios secundarios y terciarios, los bronquiolos, los conductos alveolares y los alvéolos pulmonares, y, la pleura.

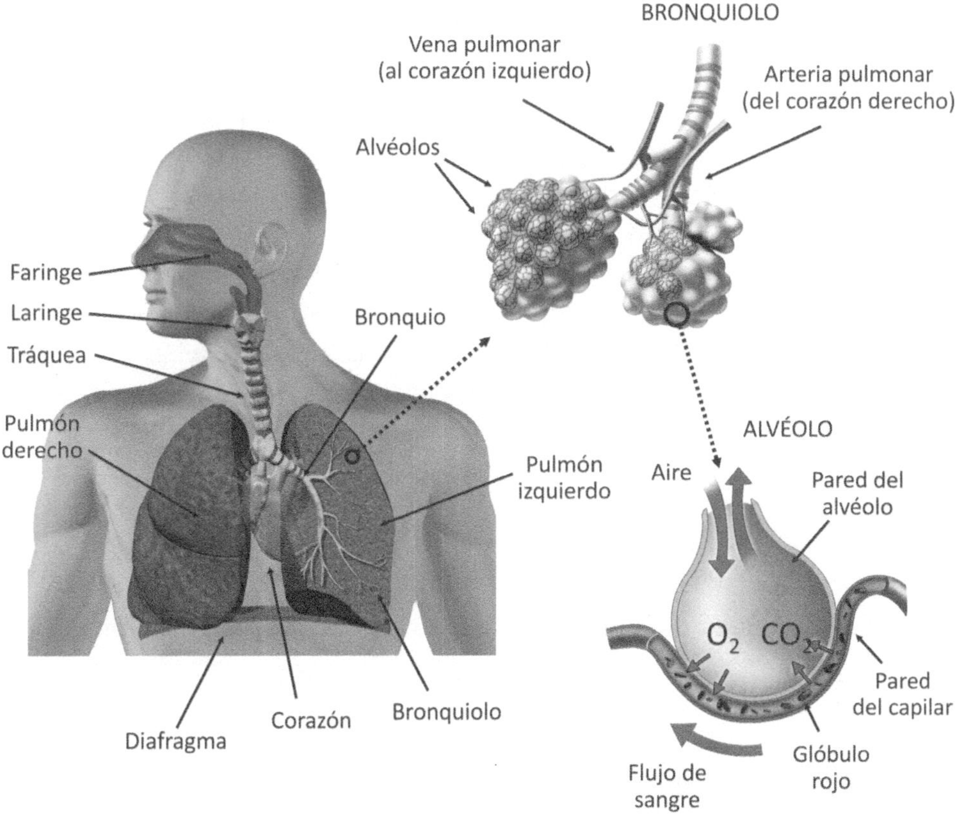

1.1.1. Vías respiratorias

A) Fosas nasales

Son dos cavidades que constituyen el inicio del aparato respiratorio. Se abren al exterior a través de los orificios nasales. Ambas cavidades están separadas entre sí por una lámina ósea llamada **tabique nasal**.

Las fosas nasales desembocan en la parte superior de la faringe, también denominada **rinofaringe**.

B) Faringe

La faringe es un tubo común al aparato digestivo y respiratorio, ya que es vía de paso de alimentos y aire hacia el estómago y pulmones respectivamente.

Por su extremo inferior la faringe se comunica por delante con la laringe y por detrás con el esófago.

Se diferencian tres porciones en la faringe: nasofaringe, orofaringe y laringofaringe.

- La **nasofaringe** es la porción de la faringe que se sitúa inmediatamente por detrás de la nariz y encima del paladar blando. En las paredes laterales de la nasofaringe desembocan las Trompas de Eustaquio, que ponen en comunicación el oído medio con la faringe
- La **orofaringe** se sitúa detrás de la boca y debajo del paladar blando. En las paredes de este fragmento de la faringe se sitúan las amígdalas.
- La **laringofaringe** es la parte o porción más inferior de la faringe. Se continúa con la laringe por delante y con el esófago por detrás.

C) Laringe

Es un órgano hueco localizado en la parte anterior del cuello a la altura de las vértebras C4 a C6, por delante del esófago.

El extremo inferior de la laringe se comunica directamente con la tráquea.

D) Tráquea

La tráquea es una estructura tubular, que representa la continuación de la laringe hasta los bronquios. Situada en la parte anterior del cuello y en la parte superior en el interior de la caja torácica.

Tráquea y bronquios cumplen las **funciones** siguientes:

- Transportar el aire entre el exterior y el interior de los pulmones.
- Calentar y humedecer el aire transportado.
- Depurarlo, retirando las partículas de polvo que puedan penetrar con el aire atmosférico.

E) Bronquios

El extremo inferior de la tráquea da lugar a dos bifurcaciones, una derecha y otra izquierda, llamadas bronquios principales o primarios respectivamente. Esto ocurre en la región del tórax.

Los bronquios están formados por una serie de estructuras tubulares, que van dividiéndose en forma de ramificaciones progresivas, a la manera de las ramas de un árbol, hasta que la luz de los tubos tiene un tamaño prácticamente microscópico. Se habla por tanto de bronquios principales o de primer orden, bronquios secundarios o de segundo orden y bronquiolos (que forman parte del pulmón).

Una vez que los bronquios principales entran en los pulmones se ramifican dando lugar a los bronquios secundarios.

1.1.2. Pulmones

Son dos órganos situados en el interior de la caja torácica, que constituyen el elemento básico y fundamental del aparato respiratorio. Cada pulmón consta de dos caras, a saber, una cara interna, también llamada cara mediastínica, puesto que se halla en contacto con el mediastino que es el espacio situado entre ambos pulmones, y una cara costal o externa que está en contacto con la parrilla costal (caja torácica). La cara mediastínica de cada pulmón presenta el orificio de entrada y salida al pulmón del bronquio, arteria y venas pulmonares. Este orificio se denomina hilio pulmonar. En la cavidad mediastínica se alojan la tráquea, esófago, corazón y grandes vasos sanguíneos.

El pulmón derecho es más grande y está constituido por tres porciones denominadas lóbulos, superior, medio e inferior, delimitadas por surcos o cisuras que se aprecian en la superficie externa del pulmón. El pulmón izquierdo es más pequeño y tiene solamente dos lóbulos, superior e inferior, delimitados por una cisura intermedia.

El tejido interior de los pulmones es esponjoso y está formado por gran número de estructuras denominadas **alvéolos pulmonares**. Los alvéolos se hallan en comunicación con los bronquios, de manera que se hinchan o expanden al llenarse de aire y se deshinchan o colapsan al expulsarlo.

A) **Los bronquios secundarios** se forman debido a la ramificación del bronquio principal, que tiene lugar nada más entrar en el pulmón. Hay tantos bronquios secundarios como lóbulos pulmonares, de manera que se dirige un bronquio secundario a cada lóbulo pulmonar (tres bronquios secundarios en el pulmón derecho y dos en el izquierdo).

B) Cada bronquio secundario se divide después en dos o cuatro **bronquios segmentarios o terciarios** más pequeños. Dentro de cada lóbulo pulmonar el área del mismo que está ventilada por un bronquio terciario se denomina **segmento broncopulmonar**. Cada segmento broncopulmonar se divide a su vez en lobulillos.

C) El árbol bronquial continúa ramificándose en tubos cada vez de menor calibre dando lugar a los bronquiolos. Un bronquiolo entra en un lobulillo ramificándose en **bronquiolos** terminales también llamados bronquiolos respiratorios.

D) Un lobulillo pulmonar, funcionalmente, está formado por un bronquiolo respiratorio, sus conductos alveolares y los alvéolos correspondientes. A partir del bronquiolo respiratorio, y como consecuencia de la pérdida de grosor de la pared, queda una sola membrana que forma el conducto y es capaz de realizar el intercambio de gases con la sangre.

E) **Los alvéolos pulmonares** se asemejan a las celdas de los panales de abeja. Su pared está formada por una capa de células epiteliales llamadas **neumocitos** (membrana alveolar). Hay también células llamadas **macrófagos alveolares** que se encargan de la limpieza y defensa del organismo en los alvéolos. Las paredes de los alvéolos pulmonares, externamente, están rodeadas de capilares sanguíneos, constituyendo conjuntamente con la membrana alveolar la membrana alvéolo-capilar donde se produce el intercambio de gases entre el aire que entra en los pulmones y la sangre capilar. Este intercambio de gases entre los alvéolos y los capilares pulmonares se realiza mediante el fenómeno físico denominado **difusión.**

F) **Pleura.** Es una membrana serosa, fina y lisa que envuelve el pulmón. Consta de una doble hoja o capa, una interna o **pleura visceral** y otra externa o **pleura parietal**. La pleura visceral se encuentra en íntimo contacto con el tejido pulmonar. La pleura parietal se encuentra en contacto con la pared torácica y con el músculo diafragma.

Entre ambas hojas, en condiciones normales, existe una cavidad virtual ya que están en íntimo contacto.

El espacio entre ambas se denomina **cavidad pleural** y contiene una mínima cantidad de líquido llamado **líquido pleural,** el cual, favorece los movimientos respiratorios del pulmón facilitando así la respiración.

1.2. La circulación pulmonar

La circulación pulmonar o circulación menor es aquella que pone en contacto la sangre con el aire atmosférico para que se produzca entre ambos un intercambio de gases.

El ventrículo derecho del corazón, a través de la arteria pulmonar, bombea toda la sangre que le llega hacia los pulmones. La arteria pulmonar, una vez que abandona el ventrículo derecho, se bifurca en dos ramas, derecha e izquierda, que son las arterias pulmonares derecha e izquierda, cada una de las cuales penetra en su respectivo pulmón. A su vez estas arterias se siguen ramificando siguiendo las ramificaciones del árbol bronquial (en vasos cada vez de menor calibre), hasta dar lugar a capilares muy finos, que forman parte de la membrana alvéolo-capilar.

Los capilares de la membrana alvéolo-capilar, una vez que han intercambiado los gases con el aire alveolar se van fusionando de nuevo en vasos cada vez de mayor calibre, siguiendo un proceso inverso al anterior, hasta formar las venas pulmonares, que salen del pulmón por el hilio y van a desembocar a la aurícula izquierda.

La sangre que transportan las arterias pulmonares derecha e izquierda, al haber sido utilizada previamente en los diferentes órganos y tejidos, es pobre en oxígeno y rica en dióxido de carbono. Esta sangre llega al pulmón cargada de dióxido de carbono y empobrecida en oxígeno con la finalidad de desprenderse del primero y volver a enriquecerse de oxígeno. A este intercambio se denomina **hematosis.**

1.3. La fisiología pulmonar

Mecanismo de ventilación pulmonar

La ventilación pulmonar es el mecanismo respiratorio que permite el intercambio de gases entre la sangre y el aire atmosférico.

La hematosis o intercambio de gases entre la sangre que llega al pulmón procedente del corazón derecho y el aire alveolar es posible gracias a un mecanismo de expansión pulmonar con entrada de aire a los alvéolos y otro de colapso y expulsión del aire introducido.

Al primero de los mecanismos citados se le conoce como inspiración pulmonar. Al segundo se le denomina de espiración pulmonar. Ambos se acompañan de movimientos de la caja torácica, que aumentan y disminuyen respectivamente la capacidad interna de la misma.

La **inspiración pulmonar** es un proceso activo, que se produce gracias a la contracción de los músculos diafragma e intercostales. Durante el tiempo que dura una inspiración el aire entra en los pulmones hasta que estos se llenan. El diafragma es el principal músculo respiratorio. La contracción del diafragma lo hace descender de manera que aumenta la capacidad de la cavidad torácica en sentido longitudinal. La contracción de los músculos intercostales externos eleva las costillas aumentando la capacidad de la caja torácica en sentido anteroposterior.

La **espiración pulmonar** es un proceso pasivo que se produce gracias a la relajación de los músculos respiratorios, de manera que el diafragma se eleva y las costillas descienden acortando los ejes longitudinal y anteroposterior de la cavidad torácica. Durante el tiempo que dura una espiración el aire es expulsado del pulmón. En un movimiento espiratorio no se expulsa todo el aire que contienen los pulmones. Durante la espiración el aire sale pasivamente de los pulmones gracias a la compresión que sobre ellos ejerce la pared torácica y el diafragma. Solamente en procesos patológicos de Enfermedad Pulmonar Obstructiva Crónica (EPOC), intervienen músculos espiratorios para ayudar a vencer la resistencia que las vías aéreas ofrecen a la salida pasiva del aire. Son los músculos espiratorios abdominales y los intercostales internos.

Volúmenes y capacidades pulmonares

Se refiere a los volúmenes de aire que entran y salen del pulmón en los movimientos respiratorios así como a los volúmenes de aire que contiene el pulmón en distintos momentos del proceso respiratorio:

- **Frecuencia respiratoria:** es el número de veces que respiramos en un minuto o unidad de tiempo. La frecuencia media en un adulto joven y sano es de 12-15 veces por minuto y es lo que se considera como eupnea. La frecuencia respiratoria es mayor en los niños recién nacidos y en los ancianos.
- **Volumen respiratorio/minuto o Ventilación pulmonar:** es el volumen de aire que entra y sale del aparato respiratorio en un minuto. En una inspiración normal entra en el pulmón 0,5 l de aire.
- **Volumen respiratorio/minuto = 0,5 l × 12 resp/min = 6 l/minuto.**

- **Volumen corriente:** es la cantidad de aire que entra y sale del pulmón, durante una respiración normal en situación de reposo. Se denomina también volumen de ventilación pulmonar (VVP) o basal. Es de 0,5 l.
- **Volumen de reserva espiratorio:** es la cantidad máxima de aire expulsada por los pulmones al final de una espiración normal. Es de 1,5 l, aproximadamente.
- **Volumen residual:** es la cantidad de aire que queda en los pulmones al final de una espiración forzada. Es de 1 l. Gracias al volumen de aire residual al fina de la espiración los pulmones no están totalmente colapsados lo que evita que las cavidades alveolares se arruguen y colapsen como si se tratase de un pergamino.
- **Volumen inspiratorio de reserva:** es la cantidad máxima de aire que se puede introducir en los pulmones al final de una inspiración normal. En condiciones normales es de 2,5 l.
- **Capacidad funcional residual:** es el volumen de aire que queda en los pulmones al final de una espiración normal. Es igual a la suma del volumen residual más el volumen de reserva espiratorio. Vale 2,5 l.
- **Capacidad pulmonar total:** es el volumen de aire que hay en el pulmón al fina de una inspiración forzada. En condiciones normales es de 5,5 l.
- **Capacidad vital:** es la máxima cantidad de aire que se puede expulsar después de haber realizado una inspiración forzada. Se mide a través de un técnica denominada espirometría que mide la capacidad vital no forzada y 1 capacidad vital forzada. Es de 4,5 l.
- **Espacio muerto anatómico**: es el volumen de aire que ocupa las vías respiratorias durante la respiración y que no va a llegar a los alvéolos pulmonares. Por tanto, es el volumen de aire que no participa del intercambio gaseoso. En condiciones normales es de 0,15 l.

Intercambio gaseoso (Hematosis)

Durante la respiración, en la primera fase de la misma o fase inspiratoria, el aire penetra en los pulmones y llega a los alvéolos pulmonares.

El aire alveolar está compuesto por Nitrógeno (N = 75%), Oxígeno (0_2 = 13%), Dióxido de carbono (CO_2 = 6%) y agua (H_20 = 6%).

El volumen de aire fresco que entra en los pulmones durante una respiración es de 0,5 l. Si la frecuencia respiratoria es en condiciones normales de 12 respiraciones/minuto (eupnea) el volumen respiratorio/minuto será de 6 l.

A continuación de la inspiración se produce la difusión de los gases del aire alveolar a través de la membrana alvéolo-capilar pasando a la sangre que circula por los capilares de la misma. La presión parcial de 0_2 es mayor en la luz alveolar que en la luz del capilar sanguíneo y el gas se difunde desde el alvéolo hasta la sangre del capilar hasta que la presión del mismo en ambas partes se iguala.

En el caso del CO_2, la presión parcial es mayor en la sangre del capilar que en el aire alveolar de manera que este gas se difunde pasivamente en sentido inverso al anterior hasta que se igualen en ambos lados.

El CO_2 que ha pasado al aire alveolar es expulsado al exterior a través de la espiración que es la fase siguiente a la inspiración.

El 0_2 que ha pasado a la sangre es transportado a los diferentes tejidos y órganos del cuerpo a través de la sangre.

La **Hemoglobina (Hb)** es una proteína que se halla en las células sanguíneas denominadas hematíes o eritrocitos. Es la proteína transportadora del oxígeno en la sangre. Una molécula de Hb puede unirse como máximo a cuatro moléculas de oxígeno de forma reversible. Cuando la Hb llega a través de la sangre a capilares sanguíneos de otros tejidos y órganos que necesitan oxígeno, se desprende de las moléculas de oxígeno quienes pasan a través de la membrana capilar al espacio intersticial para ser captadas por las células del organismo; a este proceso se le denomina respiración celular.

1.4. Ventiloterapia

Consiste en el empleo de un ventilador o respirador mecánico para mantener la función respiratoria del paciente por un espacio prolongado de tiempo.

Los criterios para la ventilación mecánica son:

- $Pa0_2 < 50$ mmHg con F_iO_2 (fracción de oxígeno inspirado) > 0,60.
- $Pa0_2 > 50$ mm Hg con pH <7,25.
- Capacidad vital < doble del volumen de ventilación pulmonar
- Fuerza inspiratoria negativa < 25 cm de H_20.
- Frecuencia respiratoria > 35

Independientemente de los anteriores, el criterio mayor para la utilización de la ventiloterapia será el de que la situación en que se encuentra el paciente sea reversible, es decir, que el paciente tenga posibilidades de recuperarse. El problema que se plantea con esto es que, cuando estamos atendiendo una urgencia mayor como es la ventilación de un paciente, no siempre se puede predecir qué solución va a tener y si con la ventiloterapia lo único que vamos a conseguir es prolongar su agonía.

En general, a la ventilación mecánica conducen todas aquellas patologías que originan insuficiencia respiratoria grave.

Modalidades de la ventilación

La ventilación mecánica puede realizarse de dos formas:

- **Ventilación controlada**. Es aquella en la que el paciente tiene un papel totalmente pasivo, es decir, es la máquina la que se encarga de controlar tanto la frecuencia respiratoria como el volumen de gas introducido en cada inspiración.
- **Ventilación asistida.** En este sistema el paciente ya tiene un papel activo, es él quien inicia y controla la frecuencia respiratoria. La máquina se encarga de controlar el volumen de gas introducido en cada inspiración.

Tipos de ventiladores

Se clasifican en tres grupos:

- **Ventiladores de presión o manométricos.** Estos ventiladores controlan la presión que debe haber en cada inspiración. Una vez que comienza a entrar aire en los pulmones, y se alcanza la presión preestablecida, se detiene la inspiración y comienza la espiración.
- **Ventiladores de volumen o volumétricos.** Controlan el volumen de gas que se debe introducir en cada inspiración. Una vez alcanzado éste comienza la espiración.
- **Ventiladores cronometrados.** En él se fija el tiempo que ha de durar cada inspiración y, transcurrido el mismo, se detiene ésta y comienza la espiración. Es muy utilizado en neonatos y lactantes.

Los tres tipos de ventiladores se pueden aplicar en forma de ventilación controlada o asistida.

1.5. Aerosolterapia

La aerosolterapia es un tratamiento habitual en los servicios de ORL, pediatría, neumología y alergología, aunque recientemente lo vienen utilizando también los médicos de Atención Primaria. La aerosolterapia es la forma de tratamiento que utiliza aerosoles de manera que éstos son pulverizados para ser empleado por inhalación.

El fármaco más utilizado es el salbutamol, este fármaco en aerosol es utilizado en el tratamiento del asma bronquial y del broncoespasmo asociado a EPOC, bronquilectasia o infecciones pulmonares.

1.6. Patologías respiratorias que pueden requerir oxigenoterapia

EPOC. Enfermedad pulmonar obstructiva crónica

El EPOC se refiere a enfermedades que provocan obstrucción del flujo aéreo e incluyen: asma, bronquitis crónica y enfisema pulmonar. El espectro de la enfermedad asociada con este diagnóstico abarca desde la pura enfermedad obstructiva de vías aéreas con presencia de bronquitis pero no enfisema, pasando por varias combinaciones hasta enfisema grave sin bronquitis.

En el EPOC, la restricción extratorácica implica una alteración de los mecanismos externos de la respiración. Esta restricción es resultado de la alteración neurológica de los músculos respiratorios. También puede ser consecuencia de la inmovilidad o deformidad esquelética como es el caso de las escoliosis. La restricción intrapulmonar implica una alteración en el funcionalismo interno pulmonar; esto ocurre en cuadros que afectan a la elasticidad de los pulmones. También se produce en cuadros que afecten al centro respiratorio, como un traumatismo craneal.

Bronquitis crónica

Se puede definir como la hipersecreción de moco y la tos productiva crónica recurrente durante un mínimo de 3 meses al año durante al menos dos años consecutivos en personas en las que se han descartado otras causas.

Se caracteriza por una hipertrofia e hipersecreción de las glándulas de moco bronquial.

Como resultado de la exposición continuada o frecuente a los irritantes como el tabaco, los contaminantes ambientales y las infecciones respiratorias, las paredes bronquiales se hacen más espesas. La irritación crónica provoca también broncoespasmo, aumento de la producción de moco y disminución de la acción de los cilios que expulsan dicho moco. Todo esto conduce posteriormente a la cicatrización e hinchazón de las paredes bronquiales. Los síntomas característicos son tos productiva al despertarse, jadeo, cianosis y disnea.

Enfisema

El enfisema se define por los cambios destructivos de las paredes alveolares y por el agrandamiento de espacios aéreos distales a los bronquios terminales no respiratorios de forma irreversible. Se caracteriza por un aumento de la adaptabilidad pulmonar, disminución de la capacidad de difusión y aumento de las resistencias de las vías aéreas.

Los síntomas característicos son: disnea cuando se realiza ejercicio. Es lo que se llama disnea de esfuerzo, uso de músculos accesorios para respirar, taquipnea, etc.

Asma bronquial

En el asma, la obstrucción de la vía aérea es intermitente más que continua. Su aparición es brusca y se caracteriza por un aumento de la sensibilidad de la tráquea y los bronquios ante diversos estímulos, con una dificultad respiratoria causada por el estrechamiento de las vías aéreas.

En consecuencia, la persona con un ataque de asma lucha por respirar a través de una vía aérea estrechada que se encuentra en espasmo. Puesto que la respiración es dificultosa (disnea), la persona respira por la boca, lo cual reseca el moco y ocluye todavía más la vía aérea.

Hay dos tipos básicos de asma: asma alérgico y asma no alérgico, aunque algunas personas padecen el llamado asma mixto.

Neumonías

La neumonía es un proceso inflamatorio en el cual existe una condensación originada por la ocupación de los espacios alveolares con exudado. El intercambio gaseoso no puede llevarse a cabo en las áreas concentradas y la sangre se desvía alrededor de los alvéolos no funcionantes. Los síntomas característicos son aparición de tos, fiebre y escalofríos que, según la clase de neumonía, serán de aparición brusca o de aparición gradual.

Tuberculosis

La tuberculosis está causada por el bacilo Mycobacterium tuberculosis o bacilo de Koch.

Cuando una persona con tuberculosis habla, tose, estornuda o canta, caen el suelo gotitas diminutas; las más pequeñas se evaporan dejando los núcleos de gotitas que permanecen suspendidos en el aire indefinidamente y son transportados por las corrientes de aire.

Cuando un individuo sin exposición previa a la tuberculosis inhala un número suficiente de estos bacilos se produce la infección tuberculosa. La reacción del organismo depende de la susceptibilidad del individuo, del tamaño de la dosis y de la virulencia de los bacilos. Se produce una inflamación en el interior de los alvéolos pulmonares y las defensas naturales del cuerpo intentan contrarrestar la infección. El proceso inflamatorio y la reacción celular producen un pequeño y firme nódulo denominado **nódulo blanco**.

El centro del nódulo contiene bacilos tuberculosos. Las células se encuentran alrededor del centro y generalmente la porción externa es fibrosa. Los vasos sanguíneos se comprimen, interfiriéndose con la nutrición del tubérculo y produciéndose la necrosis del centro.

El área se rodea de una muralla de tejido fibrótico y el centro toma gradualmente una consistencia blanda y caseosa. Este último proceso se conoce con el nombre de caseificación.

Este material se puede calcificar o puede licuarse expulsándose con la tos dejando un agujero en el pulmón.

Los síntomas característicos son: aparición de tos, que en casos avanzados contiene sangre en forma de hemoptisis, fiebre (que se incrementa por las tardes), sudoración nocturna, etc.

2. ATENCIÓN DEL AUXILIAR DE ENFERMERÍA AL PACIENTE CON OXIGENOTERAPIA

La Oxigenoterapia consiste en la administración de oxígeno gaseoso (mezcla de aire enriquecida con oxígeno) a un paciente, con la finalidad de establecer la tasa normal de oxígeno en sangre.

El aire atmosférico llega hasta los pulmones y es en los alvéolos donde se produce el intercambio gaseoso entre este aire y la sangre. El oxígeno es transportado por la sangre hacia los tejidos del organismo y es utilizado a nivel celular con la consiguiente creación de dióxido de carbono, que a su vez pasa a la sangre y es transportado por ella hasta los alvéolos, para expulsarse al exterior. El movimiento de gases que se produce a nivel alveolar se produce por el fenómeno físico de la difusión, debido a la diferencia de presiones de los gases.

El oxígeno (0_2) es un gas incoloro, inodoro, explosivo y altamente inflamable, por lo que su manejo requiere importantes medidas de seguridad.

La administración de oxígeno puro mantenida por periodos prolongados, es peligrosa puesto que produce lesiones en el pulmón y cerebro además de ser un irritante de las mucosas. Su uso en estado puro está desaconsejado y muy restringido.

Lo que se utiliza habitualmente es una mezcla gaseosa de aire enriquecido con oxígeno, es decir, con una concentración de 0_2 superior a la normal (cifras superiores al 21% de oxígeno). La riqueza de 0_2 en la mezcla dependerá de la técnica de Oxigenoterapia empleada (catéter, mascarilla, gafas nasales, etc.).

La Oxigenoterapia está indicada en todas aquellas personas que sufren hipoxia, acompañada o no de hipercapnia (retención de anhídrido carbónico):

- Asfixia.
- Elevaciones a grandes alturas donde desciende la Pp de 0_2.
- Intoxicaciones por gases que bloquean la hematosis normal.
- Insuficiencia respiratoria (bronquitis crónica, asma bronquial, EPOC, neumonía, etc.).
- Lesiones del Sistema Nervioso Central que afectan al centro regulador de la respiración (tumores, encefalitis, etc.).
- Alteraciones del transporte de oxígeno en sangre (grandes hemorragias, intoxicaciones por monóxido de carbono, etc.).

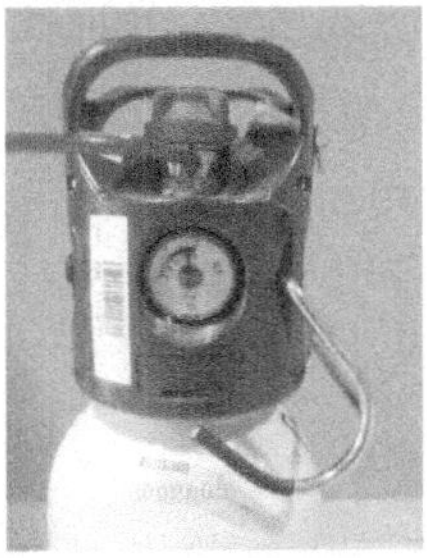

Balas de oxígeno.
La administración de oxígeno prehospitalario procede de las denominadas balas, o bombonas.

Las balas de oxígeno son cilindros de acero que contienen oxígeno a una presión superior a la atmosférica y a temperatura de 21 °C. Hay diferentes tamaños, las mayores contienen 6.000 L, mientras que las pequeñas son de 350, 175 y 150 L. Las unidades en que se expresa la capacidad de una bala puede ser: Litros (L), Atmósferas de Presión, mmHg o kg/cm^3. Todas ellas estén provistas de un manómetro que mide la presión del oxígeno en el interior de la bala. Consta de un reloj con una circunferencia graduada expresada en l, mmHg, atmósferas, etc., y una aguja que expresa en cada momento la presión existente en la bala que ira disminuyendo a medida que se consume el oxígeno, llegando un momento en que se iguala a la presión atmosférica. En ese momento deja de salir oxígeno de la bala y habrá que recargarla.

Caudalímetro o flujómetro

Para poder aplicar oxígeno al paciente es necesario un caudalímetro, que no es otra cosa que una válvula para regular el flujo de salida, lo que nos permitirá controlar la cantidad de oxígeno que sale de la toma por minuto. Se expresa en litros/minuto.

Sistema de humidificación

Para administrar oxígeno a los pacientes hay que proveerlo del grado de humedad adecuado, pues de otra manera sería irritante para la mucosa y podría producir lesiones en pulmón y cerebro. Para ello, se hace pasar el gas por un frasco cerrado que contiene agua destilada.

El oxígeno pasa directamente por un tubo desde la bala hasta el interior del frasco, introduciéndose en el agua, donde se humidifica produciendo un burbujeo constante

La tapa del frasco está perforada por un segundo tubo que está por encima del nivel del agua y recogerá el oxígeno humidificado para llevarlo por diferentes dispositivos, hasta el enfermo.

Es importante vigilar que el frasco humidificador contenga siempre agua destilada para que el oxígeno se administre con cierta humedad al enfermo evitando que las mucosas se sequen e irriten.

3. MÉTODOS DE ADMINISTRACIÓN DE OXÍGENO

Existen diversos métodos para la administración de oxígeno, cada uno con sus características y aplicaciones propias:

Sonda o catéter nasal

Es un tubo de grosor variable, de goma o plástico flexible y transparente (sonda nasofaríngea). Su extremo o punta es roma y presenta uno o varios orificios en los 3 últimos centímetros.

Se introduce por la fosa nasal hasta la orofaringe y se fija exteriormente con esparadrapo hipoalérgico.

Hay que vigilar su correcta posición y debe cambiarse cada 48 horas. En cada cambio se alterna la fosa en que se coloca el catéter. Puede irritar la mucosa nasal y de la orofaringe y es poco usado en la atención prehospitalaria.

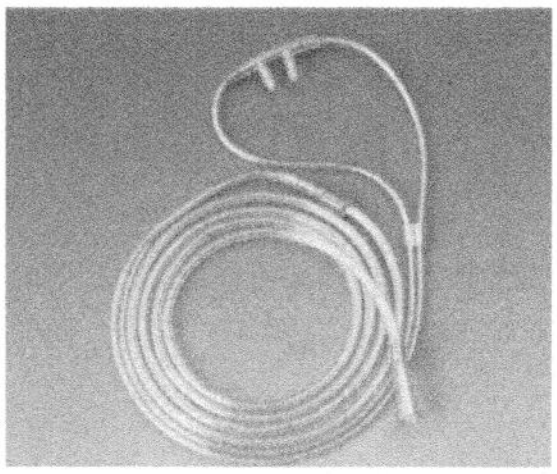

Gafas nasales

Son tubos parecidos a las sondas, pero se adaptan a las dos fosas nasales simultáneamente. El oxígeno se administra al interior de las dos fosas nasales y no a una sola. Tienen el inconveniente de que no llevan dispositivo para regular la concentración de oxígeno y resecan mucho las mucosas. Su ventaja es que son cómodas para el enfermo ya que podrá hablar, comer, beber, etc. Este método se emplea cuando el paciente necesita una concentración de oxígeno baja.

Mascarillas

Son dispositivos de plástico transparente que cubren nariz y boca. Pueden tener varios orificios laterales con la finalidad de que el oxígeno que fluye se mezcle con el aire ambiental que respira el paciente. Las hay de distintos tamaños adaptadas para niños y adultos.

Cada mascarilla está preparada para administrar una concentración de oxígeno determinada que puede modificarse y oscila entre el 24% y 50%. Para conseguir estas concentraciones y dependiendo de cada modelo, habrá que ajustar más o menos litros por minuto en el caudalímetro.

Las concentraciones de oxígeno que se alcanzan son superiores a las conseguidas con la sonda nasal pero, al igual que la anterior, se usan cuando se requiere administrar concentraciones bajas de oxígeno. Plantean dificultades al paciente para hablar, comer, beber, etc. Está contraindicada en pacientes con retención de dióxido de carbono.

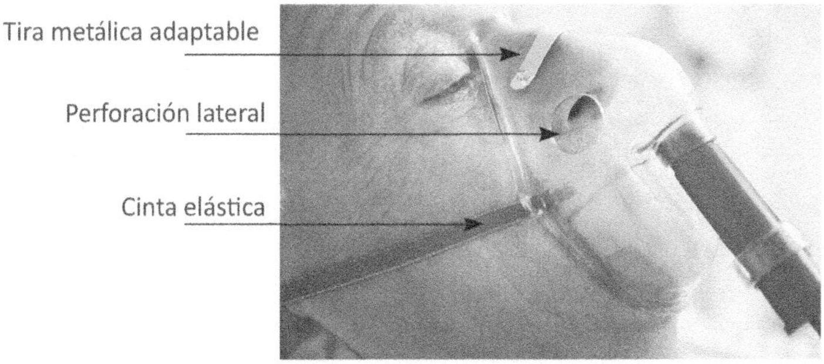

Tienda de oxígeno

Se usa especialmente en niños/as, a los que resulta incómodo y difícil colocarles una mascarilla de oxígeno y cuando se requiere administrar concentraciones de oxígeno elevadas. Son tiendas de plástico transparente tendido de un soporte metálico. El paciente respira dentro de un ambiente aislado. Es un sistema que hace circular aire filtrado y enfriado proporcionando una concentración moderada o baja de oxígeno.

Para montar la tienda:

- Conectar el tubo de salida a un recipiente. Disponer la cubierta de plástico.
- Instalar al enfermo en la posición deseada debajo de la instalación.
- Bajar la parte posterior de la tienda y pasarla por debajo del colchón, con lo que se logra una mayor impermeabilidad.
- Conectar los tubos al manómetro de regulación de salida de la botella. Recubrir y remeter todos los restos de la tienda y regular el débito.

Campana de oxígeno

Se trata de una estructura de plástico o vidrio en la que se introduce la cabeza del paciente en el interior y se ajusta al cuello, por lo que permite un fácil acceso del enfermo. También es más utilizado en niños pequeños.

Tubos endotraqueales

Son probablemente la forma más efectiva de administrar oxígeno al paciente, pero también la más traumática, pues tenemos que insertar un tubo dentro de la tráquea del paciente.

Este método se utiliza en situaciones extremas pues el enfermo debe estar inconsciente o sedado. El tubo endotraqueal, una vez fijado por neumotaponamiento a la tráquea, se puede conectar directamente al caudalímetro interponiendo un filtro o bien se puede ventilar manualmente con un balón de resucitación (ambú®) que a su vez se conecta al caudalímetro, o bien como ultima opción, se puede conectar a ventilación mecánica. El respirador mecánico sustituye en estos casos a las funciones que en condiciones normales realizaría la caja torácica (costillas, músculos respiratorios, etc.) y el diafragma.

VMNI – Ventilación mecánica no invasiva

La intubación endotraqueal está siendo sustituida en gran medida por la ventilación mecánica no invasiva (VMNI) que se realiza mediante mascarillas herméticas que se ajustan a las vías respiratorias del enfermo.

Existen dos modalidades:

- La **presión continua en la vía aérea (CPAP)** que consigue con una válvula espiratoria en la mascarilla el mantenimiento de una presión al final de la espiración (PEEP).
- La **ventilación con presión de soporte (NIPSV)**, que precisa del concurso de un respirador para insuflar aire hasta alcanzar un nivel de presión prefijado. Esta modalidad se denomina BIPAP cuando a la NIPSV se le añade una presión al final de la espiración (PEEP).

La VMNI, en cualquiera de sus variantes, se está demostrando como una alternativa valida sobre todo en el tratamiento de los edemas agudos de pulmón severo, que hasta ahora estaban abocados a la intubación orotraqueal y la conexión a ventilación mecánica, con todos los efectos secundarios que esto producía.

4. PRECAUCIONES EN LA OXIGENOTERAPIA

Hay peligros inherentes a la administración de oxígeno. Aunque el oxígeno en sí no es explosivo, si está sujeto a combustión. Esto quiere decir que ante una alta concentración de oxígeno, puede ocurrir una rápida combustión.

Por lo tanto, es esencial que se tomen medidas preventivas importantes con objeto de evitar chispas o fuego en un ambiente donde se esté usando el oxígeno.

Se enumeran a continuación algunas medidas de precaución:

- Comunicar al enfermo en qué consiste la técnica que se le va a aplicar.
- Si no está contraindicado por la patología del paciente, se le subirá para que adopte la posición de Fowler, ya que esta posición favorece la respiración.
- Informar a las personas que se encuentran en la habitación que el oxígeno es un gas inflamable, por lo que no se permitirá fumar en la habitación ni conectar nada a la red eléctrica próximo a la fuente de oxígeno.
- Poner agua estéril en el humedecedor del caudalímetro.
- Prohibir fumar, así como el manejo de llamas, cerca de la instalación y del paciente.

- Coloque un anuncio visible de no fumar en la puerta del cuarto del paciente, lo que alertará a todas las personas, incluyendo al paciente, a no fumar.
- nspeccione todo el equipo electrónico que se encuentra en las cercanías de paciente, con el objeto de detectar tomas de corrientes defectuosas o alambres expuestos que puedan provocar chispas.
- No permitir que el paciente use rasuradora eléctrica.
- Evite el uso de cobertores de lana, pues suelen causar electricidad estática, que es otra fuente de chispas.
- Las botellas se colocan verticalmente y siempre sobre un portabotellas.
- Comprobar la presión de oxígeno en las balas y tomas de la habitación, etc.
- Comprobar que el frasco humidificador contiene agua destilada hasta la señal indicada.
- Comprobar que no existan fugas en las tomas de las habitaciones.
- Controlar la temperatura de la habitación. Las temperaturas elevadas pueden aumentar la presión.
- Al instalarlo verificar que la concentración de oxígeno, humedad y flujo son adecuados a lo prescrito.
- Vigilar la instalación a menudo.
- Comprobar el estado de la piel del paciente.
- Humedecer la cavidad oral del paciente para evitar resecaciones.
- Vigilar el estado de las fosas nasales.
- Administrar líquidos según prescripción médica.
- Especial vigilancia a los RN y prematuros. Comprobar frecuentemente el estado de las tiendas y campanas de oxígeno.
- Debido a las concentraciones de oxígeno que se presentan con el uso de tiendas de oxígeno, se tomarán precauciones especiales para chispas o fuego. No se peine el cabello ni permita el uso de timbres dentro de una tienda de oxigeno cerrada.

5. MÉTODOS DE LIMPIEZA DEL MATERIAL

En la prestación de los cuidados sanitarios referidos en este tema, la mayoría del material utilizado es de un solo uso, por lo que procede su eliminación.

En cuanto, al material usado que no es desechable, debemos limpiarlo inmediatamente, para ello, nos protegeremos, como mínimo, con guantes y delantal, también, podemos añadir mascarilla y pantalla de protección ocular.

Hay que clasificar el material y desmontar todo aquél que lo permita, se realiza un aclarado con agua fría para eliminar la suciedad más evidente, y, luego, hay que usar el detergente adecuado y seguir paso a paso las indicaciones del protocolo correspondiente facilitado por cada institución, o, en su caso, las recomendadas por los fabricantes.

Haciendo una correcta limpieza se facilita enormemente la posterior desinfección y esterilización del material. La limpieza del material es tan importante como los procesos de esterilización, ya que la mayor parte de los problemas infecciosos relacionados con el material son debidos a deficiencias en el lavado y no a fallos de la esterilización.

A continuación, y, hablando de eliminación, vamos a exponer una serie de indicaciones en relación a la ayuda que debemos prestar al paciente con patología respiratoria, para facilitar la eliminación (expulsión) de las secreciones, cuando no es capaz de eliminarlas adecuadamente por sí solo, y, al final, unas mínimas indicaciones para la limpieza del instrumental.

Drenaje postural

El drenaje postural colabora en la eliminación de las secreciones al facilitar el paso de las mismas desde el lugar donde se encuentran acumuladas hacia los bronquios principales. Para ello, el paciente debe de adoptar la posición más adecuada en relación con el lugar en el que se encuentren acumuladas dichas secreciones. Se trata de un proceso totalmente pasivo.

Cuando el paciente adopte una posición de drenaje postural debe permanecer en esa postura durante al menos 10 minutos. El tiempo va a estar en función de la capacidad del paciente para tolerar una determinada posición y de la prescripción médica.

Material

- Material de almohadillado.
- Material de sujeción, para aquellas posiciones que así lo requieran por mayor seguridad del enfermo.
- Papel de celulosa.
- Recipiente para evacuar las secreciones.

Técnica

- Informar al paciente de qué se trata y por qué se ha de hacer.

- Lavarse las manos.
- Colocar el material cerca del enfermo.
- Ayudar al enfermo a adoptar las posiciones prescritas.
  - ▷ Cuando las secreciones se encuentren acumuladas en los lóbulos pulmonares superiores, la posición que ha de adoptar el paciente es la de sentado o de Fowler elevada (90°).
  - ▷ Cuando las secreciones se encuentren acumuladas en los lóbulos pulmonares inferiores, la posición que ha de adoptar el paciente es la de Trendelenburg.
  - ▷ Cuando las secreciones se encuentren acumuladas en zonas diferentes a las anteriores, se utilizarán variaciones de las posiciones conocidas, colocando almohadas a la altura de los hombros, en la región abdominal y en la zona pedia.
- Cuidar que el enfermo mantenga la posición prescrita durante el período de tiempo indicado.
- Observar las características de las secreciones. Si se encontrase alguna anomalía se pondrá en conocimiento del Diplomado en Enfermería o del médico.
- Una vez finalizado se recogerá el material, y se procederá al lavado de manos y la limpieza del material no desechable.
- Por último se registrará en la hoja de incidencias de Enfermería del enfermo o en la gráfica (si se pudiese), las posiciones de drenajes en las que ha permanecido el paciente, el tiempo empleado y la eficacia del drenaje.

Aspiración de secreciones

Consiste en la eliminación de las secreciones nasofaríngeas y bronquiales del enfermo mediante la introducción de una sonda de aspiración a través de la boca o de las fosas nasales en el aparato respiratorio.

Dicha sonda se encuentra conectada a un sistema de aspiración por vacío, que puede ser el central, que se encuentra ubicado en la pared, o uno móvil que recibe el nombre de "robot de aspiración de secreciones"

Siempre que vayamos a aspirar secreciones, se debe realizar con la mayor asepsia posible.

La aspiración puede ser ejercida de forma continua o intermitente. En la aspiración continua, la sonda de aspiración empleada va conectada directamente al sistema de vacío. En cambio, en la aspiración intermitente, entre la sonda y el sistema de vacío se coloca una conexión en «Y» o en «T». Dicha conexión nos va a permitir controlar el vacío, de forma que cuando la salida que queda libre de la conexión es tapada con nuestro dedo se crea el vacío en el interior de la sonda y cuando la dejamos libre se pierde dicho vacío.

Material

- Sonda de aspiración del tamaño adecuado. Sistema de aspiración (vacío).
- Bolsa de recolección de las secreciones. Debe ser transparente para poder observar y medir las secreciones.
- Conexión en "Y" o en "T". Guantes estériles.
- Recipiente con solución antiséptica, suero fisiológico de lavado o agua.

Técnica

- Explicar al enfermo en qué consiste el procedimiento.
- Verificar la presión negativa y procurar que ésta sea la adecuada. Realizar lavado de manos.
- A continuación colocarse los guantes estériles correctamente.
- Una vez realizada esta operación, otra persona nos abrirá de forma estéril el envase que contiene la sonda. A continuación cogeremos la sonda y la conectaremos al sistema de aspiración.
- Después se introducirá la sonda a través de la boca o de las fosas nasales tan profundamente como sea posible sin llegar a aplicar aspiración.
- Para comenzar la aspiración, tapar la abertura de la conexión en «Y» o en «T» que se esté empleando.
- Cuando se comienza la aspiración, se empieza también a retirar la sonda girándola lentamente.
- La aspiración no debe durar más de 10 segundos.

Repetir los pasos anteriores hasta que se aclaren las vías respiratorias.

Enjuagar la sonda y el sistema de aspiración con la solución desinfectante o con el suero fisiológico de lavado entre una aspiración y la siguiente, si es necesario.

Si durante la aspiración se detecta cualquier tipo de anomalía en las secreciones o en el paciente se avisará al médico.

Una vez que se haya terminado de aspirar, tirar la sonda y los guantes.

Se procederá al lavado de manos y a la limpieza del material no desechable, (aspirador...) Anotar en la hoja de incidencias de Enfermería del enfermo el procedimiento ejecutado y cualquier otra circunstancia de interés que se haya producido.

La limpieza del instrumental debe hacerse lo antes posible, para evitar que las manchas biológicas (sangre, heces, pus, restos de tejidos, etc.) se sequen y adhieran al mismo.

Instrumentos son todos aquellos materiales de los que se vale el personal sanitario para realizar exploraciones, curas e intervenciones quirúrgicas. Normalmente es de acero inoxidable o bien una aleación de metales. Es resistente, no se oxida y el instrumental de corte tiene buen filo.

- El instrumental debe desmontarse para hacer bien su limpieza y si es articulado debe abrirse bien su articulación para garantizar la eliminación de cualquier resto o mancha biológica.
- Se sumergen en una solución antiséptica (que inhibirá o destruirá los microorganismos) con agua fría. No debe hacerse en agua caliente porque el calor coagula los restos orgánicos, haciéndose más gravosa la limpieza.
- Se desmontan o desarticulan. Practicar un cuidadoso cepillado, con especial atención a las juntas y ranuras. Si existen orificios en el instrumental asegurarse de que están permeables y limpios.
- Una vez que se ha comprobado que está bien limpio, hay que sacarlo del medio liquido y secarlo perfectamente para evitar posibles oxidaciones y la proliferación de microorganismos en las juntas o ranuras húmedas.

Además, existen algunos materiales especiales como sondas vesicales, nasogástricas, tubos de aspiración, trocares para punción, cánulas de traqueotomía, cuya limpieza es más difícil. La limpieza se hace igual que en el caso anterior, pero además hay que usar una solución jabonosa, que se inyecta con una jeringa a presión en la luz del tubo, para facilitar el arrastre de restos orgánicos.

Tema 19

Necesidades de higiene en el recién nacido y adulto. Técnica de higiene del paciente encamado: total y parcial. Técnica de baño asistido (ducha y bañera). Atención en las necesidades de eliminación. Manejo de sondajes. Manejo de ostomías. Enemas: preparación y administración

eRodio ediciones

Índice esquemático

1. NECESIDADES DE HIGIENE EN EL RECIÉN NACIDO Y ADULTO

1.1. Los primeros seis meses

1.1.1. Higiene

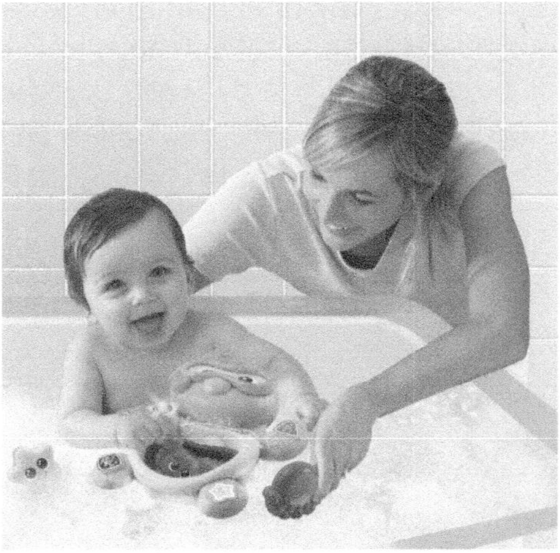

Debe recomendarse el baño diario desde el nacimiento utilizando un jabón o gel suave, neutro o discretamente ácido y no perfumado, en pequeñas cantidades (para no destruir el manto ácido de la piel).

Pueden añadirse aceites al baño. La temperatura del agua debe ser cercana a 36 °C, lo cual debe comprobarse siempre antes de introducir al niño, y la temperatura ambiental en torno a 22-25 °C sin corrientes de aire. La profundidad de la bañera no debe ser superior a 10-15 cm. Hay que tener precaución con los calefactores cercanos a la bañera del niño, o con cualquier aparato eléctrico susceptible de caer en la bañera, pues podría electrocutarse. En las primeras semanas el baño no debe prolongarse demasiado para evitar que el niño se enfríe. Puede realizarse a cualquier hora del día aunque quizás sea recomendable bañarlo por la tarde o noche porque facilita la relajación previa al sueño. Tras el baño hay que secar con suavidad al niño con especial atención a los pliegues (axilas, pabellón auricular, pliegues del cuello, ombligo...). Después hay que aplicar por todo el cuerpo una crema hidratante o aceite, este último sobre todo es recomendable en el primer mes de vida porque se absorben peor las cremas, para que la piel se mantenga bien hidratada. No deben utilizarse los polvos de talco. Bajo ningún concepto se puede dejar al niño sólo en el baño.

1.1.1.1. Cuidados del cordón umbilical y ombligo

No hay inconveniente en bañar al niño aunque el cordón no se haya desprendido. Lo más importante es mantener el cordón limpio y seco diariamente hasta que se desprenda, lo cual ocurre en un tiempo variable entre 3 y 20 días (generalmente entre 7-10 días). Con una gasa humedecida en clorhexidina pueden darse unos toques en el cordón, dejando después una gasa estéril seca enrollada. No deben utilizarse soluciones yodadas (Betadine) por el riesgo de absorción de yodo que podría producir hipotiroidismo. Tampoco debe utilizarse mercurocromo. Al caer el ombligo se debe limpiar y secar muy bien entre los pliegues. Hay que evitar aplicar cremas o aceites en la zona umbilical.

No se deben emplear fajas ni ombligueros. Debe vigilarse que no exista supuración ni mal olor. De todos modos, en la actualidad no está claro cuál es la mejor práctica para cuidar el cordón en los países desarrollados. No hay evidencia de que no hacer nada salvo mantener el cordón limpio y seco cause perjuicios. En niños con alto riesgo de sepsis bacteriana (pretérminos, ingresados en cuidados intensivos...) el uso de antisépticos parece no ser perjudicial.

1.1.1.2. Cuidados de los genitales

Debe lavarse meticulosamente la zona genito-anal del niño con agua y jabón y realizar un cambio de pañal siempre que la zona esté sucia. En las niñas la limpieza se debe hacer desde la vulva hacia el ano y asegurarse de que no quedan residuos de heces en los pliegues de la vulva. En los niños hay que retraer el prepucio sin forzar para su higiene. Hay que secar bien los pliegues para evitar escoceduras en la zona. Las toallitas impregnadas de jabón deben utilizarse lo menos posible porque pueden irritar la piel del niño. No se aconsejan los polvos de talco. Si la piel de esta zona está irritada se puede utilizar una crema más densa (pastas con óxido de zinc...), sin medicamentos en su composición.

Cuanto más seca se encuentre esta zona menos posibilidades tendrá de irritarse. Los pañales deben ser adecuados al tamaño del niño.

1.1.1.3. Cuidados de los ojos

Si existen secreciones se deben limpiar con una gasa empapada en agua hervida o suero fisiológico, nunca con agua de manzanilla por el riesgo de reacciones alérgicas. Se limpiarán en sentido de ángulo interno del ojo hacia el externo y se utilizará una gasa para cada ojo.

1.1.1.4. Cuidados de la nariz

La nariz se obstruye con facilidad aunque la cantidad de moco no sea abundante. Si existen secreciones se deben limpiar las fosas nasales con suero fisiológico, preferentemente antes de las tomas.

1.1.1.5. Cuidados de los oídos

Nunca se deben introducir bastoncillos para retirar el cerumen del oído. Los pabellones auriculares se pueden limpiar con una gasa humedecida.

1.1.1.6. Cuidados de las uñas

Si no es necesario, no se deben cortar hasta los 20-30 días de vida por la dificultad para distinguir el dedo de la uña. Se debe utilizar una tijera limpia de bordes romos o pueden limarse. Las uñas de los pies se cortarán rectas y las de las manos en forma curva procurando en ambos casos no cortar al límite de la piel para evitar que las uñas se claven en el dedo.

1.1.1.7. Normas de higiene para los cuidadores

Se recomienda el lavado de las manos antes de tocar al niño y tras el cambio de pañal.

1.1.2. Ropa

- Debe ser holgada, cómoda, adecuada para el tamaño del niño, de forma que le permita moverse libremente y que sea fácil de poner y quitar. Se recomienda que la ropa sea de fibras naturales, sobre todo en el caso de la ropa interior se recomienda que sea de algodón o de hilo. Evitar aquellas que suelten pelo y pelusa. Los tejidos sintéticos disminuyen la transpiración y pueden provocar reacciones en la piel, sobre todo en niños atópicos. Es preferible evitar costuras, ojales, botones, lazos y cinturones que puedan oprimir al niño.
- Calzado. Hasta el 6°-8° mes se recomienda mantener los pies sin calzado con el fin de aumentar su sensibilidad. Si el ambiente es frío se abrigará con unos patucos o con calcetines. De utilizar algún tipo de calzado habrá de ser del llamado "zapato-guante", absolutamente flexible en todos los sentidos, sin suela ni contrafuertes y de tamaño suficientemente grande para que no presione ninguna de las estructuras del pie.
- La ropa se puede lavar a mano o en la lavadora, pero es preferible separarla de la ropa del resto de la familia. Debe utilizarse un jabón o detergente neutro para ropa delicada sin añadir lejía ni suavizante para evitar irritaciones en la piel del bebé. Debe aclararse muy bien y si es posible tenderla al sol.

- No hay que abrigar en exceso a los niños. La mayoría de los casos de sudamina (lesiones superficiales en la piel por exceso de calor y humedad) son provocados por un exceso de ropa. También hay que evitar el arropamiento excesivo para prevenir el Síndrome de Muerte Súbita del Lactante.

1.1.3. Habitación

- Es conveniente que la habitación del bebé sea luminosa y esté bien ventilada aunque sin corrientes de aire.
- No debe haber objetos que acumulen polvo (peluches, libros...).
- Se recomienda que la habitación sea espaciosa, alegre (con objetos atractivos para favorecer su exploración con la mirada) y con un ambiente tranquilo.
- La temperatura media debe ser constante entre 20-22° C aunque en el primer mes de vida puede ser algo mayor.
- No debe ser húmeda, ya que se favorece el crecimiento de hongos y ácaros aumentando el riesgo de las enfermedades ocasionadas por éstos como el asma. Un ambiente con una humedad entre el 40-60% es más confortable, facilita la respiración, y minimiza tanto la capacidad de infección y supervivencia de los microorganismos como la formación de irritantes respiratorios y dermatológicos para el hombre. Si hay calefacción puede ponerse un recipiente con agua cerca de ella. Si se emplean humidificadores es recomendable complementarlos con un sistema de medición de la humedad (higrómetro o psicrómetro) ya que sólo deben utilizarse cuando las circunstancias lo justifiquen. El uso de los humidificadores como tratamiento sintomático de enfermedades respiratorias queda limitado al resfriado común. Se desaconsejan en niños asmáticos por el riesgo de dispersión de aeroalérgenos y por favorecer el crecimiento de ácaros del polvo y de hongos, desencadenantes de crisis de broncoespasmo. Existen dos tipos de humidificadores, los ultrasónicos y los vaporizadores calientes. Los ultrasónicos producen partículas de agua más pequeñas, que son las que alcanzan más fácilmente las vías respiratorias inferiores; usan agua destilada a temperatura ambiente. Los vaporizadores calientes son más baratos, pueden usar agua del grifo y es menos probable que dispersen alergénos y contaminantes pero al calentar el agua existe el riesgo de quemaduras. Para evitar accidentes y disminuir el riesgo de dispersión de alérgenos y contaminantes es importante seguir las indicaciones del fabricante en cuanto al uso y mantenimiento de los humidificadores domésticos, así como extremar las medidas de higiene.
- La cuna donde duerme el niño debe estar homologada, con barras separadas entre sí menos de 5cm (para impedir que el niño meta la cabeza

entre ellas) y de 60 cm. de altura, sin cantos ni tornillos salientes y sin pintura ni barnices tóxicos. El colchón debe ser de material sintético, no excesivamente blando y separado de los barrotes de la cuna menos de 1 cm. No se debe utilizar almohada. En la ropa de la cama deben evitarse fibras sintéticas. Es importante que el niño no esté aprisionado debajo de la ropa de la cuna y se pueda mover libremente. Para prevenir que la cabeza se deforme (plagiocefalia), deben hacerse cambios posturales.

1.1.4. Sueño

- "Aprender a dormir" es un proceso. Poco a poco el bebé irá adquiriendo la madurez necesaria para establecer sus rutinas de sueño, aprenderá a distinguir el día de la noche, a conciliar el sueño e irá aumentando el número de horas seguidas de sueño. Este aprendizaje será más fácil si el bebé se encuentra acompañado, en un ambiente de seguridad y tranquilidad. La valoración que hagan los padres de este proceso les ayudará a decidir cuando es el momento más oportuno para que el bebé duerma de forma continuada en su propia habitación; aunque se recomienda que duerma en una habitación independiente desde los 4-6 meses. Nunca ha de llevarse al niño a dormir a la cama de los padres. Éstos deben crear un ritual que sistemáticamente preceda al momento de dormir. Su firmeza y coherencia ayudarán al niño a desarrollar un patrón de sueño adecuado.
- El recién nacido duerme una media de 16 a 17 horas al día, aunque existen grandes diferencias individuales. Los ciclos de sueño y despertar son de duración más corta que en el adulto, de unos 45 minutos. Todavía no está establecido el ritmo circadiano, mostrándose indiferente a las claves lumínicas. Lo más práctico es no tener en cuenta el primer mes de vida en lo que se refiere a la "educación" del sueño del bebé e intentar adaptar el descanso del adulto al del niño. Sin embargo es conveniente que ya durante el primer mes de vida se le deje en su cuna para que empiece a aprender a dormir solo tranquilamente.
- Hacia el tercer mes de vida la cantidad total de sueño declina un poco pero los ciclos de sueño y despertar son mayores. A los 3 meses, el 70% de los bebés duermen toda la noche (unas 9 horas de sueño nocturno).
- Aproximadamente a los 4 meses aparece el ritmo circadiano. Hacia los 6 meses, el 85% de los bebés duermen toda la noche. A partir del mes de edad ya se puede comenzar con la profilaxis de los problemas del sueño. Deben iniciarse las rutinas que favorecerán un patrón de sueño correcto. Se puede coger al niño en brazos y mecerle cuando llore sin temor a "malcriarlo" en menores de 3-4 meses. La alimentación no debe emplearse como tranquilizante. Debe evitarse que el niño duerma más de 3 horas seguidas

durante el día y conviene mantenerlo despierto, mediante juegos, especialmente en las horas que precedan a la última toma antes de acostarse los padres. Las tomas nocturnas serán breves, en ambiente tranquilo y con poca luz, de forma que resulten aburridas para el bebé. Es mejor no hablarle ni cantarle para que comprenda poco a poco que la noche es para dormir y no obtenga beneficios por despertarse durante la noche. Conviene colocarlo en su cuna al primer indicio de que se está adormilando o mejor un poco antes porque si se despertara podría reconocer que está en el mismo sitio donde se durmió. No es bueno acostumbrarle a dormir en brazos.

- A partir de los 6 meses comienza la etapa en la que el niño siente miedo ante la separación de los padres y puede ser útil que duerma con un muñeco fetiche y dejarle la habitación en penumbra y con la puerta entreabierta.
- El insomnio precoz refleja siempre una relación inadecuada entre el bebé y su medio. En los casos leves, con frecuencia es debido a condiciones inadecuadas o mal organizadas como rigidez excesiva en los horarios de comida, exceso en la ración alimentaria, exceso de ruidos...
- No hay ningún dato definitivo ni a favor ni en contra del uso del chupete. Se recomienda evitar utilizarlo en los primeros días de vida para no interferir con la instauración de la lactancia materna. Debe lavarse con agua cada vez que se caiga y hervirlo con frecuencia. Hay que cambiarlo por uno nuevo de vez en cuando.

1.1.5. Paseo

El paseo es relajante para el bebé y un estímulo para el desarrollo del niño. Se recomienda desde el primer mes de vida salir a diario a pasear al aire libre, sea cual sea la estación del año, aprovechando las horas de sol.

Durante el buen tiempo debe utilizarse una crema de protección solar, una gorra y sombrilla para protegerle del sol. Es aconsejable evitar calles con mucho tráfico por la contaminación y el ruido.

1.1.6. Juego

El juego es una función importante para desarrollar las potencialidades físicas y psíquicas del niño, aprovechando su motilidad natural de una forma alegre y placentera, lo cual tonifica el sistema nervioso.

Los juguetes son aquellos instrumentos que el niño puede utilizar para amenizar sus juegos. Hacia los 2-3 meses, pueden utilizarse juguetes de colores vivos que el niño pueda tocar y desplazar, a la vez que produzcan algún ruido. El más clásico es el sonajero. Debe ser lo suficientemente grande para que no se lo pueda tragar, que no se rompa con facilidad y que esté coloreado con pinturas no tóxicas. No debe tener aristas ni superficies punzantes, y debe ser fácilmente lavable. A partir de los 4 meses, el niño prefiere objetos que pueda coger con las manos, lo cual facilitará su coordinación motriz.

1.2. Desde 6 meses a 1 año

1.2.1. Higiene

En general las recomendaciones en cuanto a la higiene son similares a las de la etapa anterior:

- Se debe recomendar el baño diario a temperatura adecuada con un jabón adecuado.
- Mantener la piel bien hidratada.
- Cuidados de las uñas.
- Cuidados del área del pañal.
- Retraer el prepucio sin forzar para su higiene.

1.2.2. Ropa

Las recomendaciones en cuanto a la ropa del bebé son similares a la etapa anterior.

Calzado: en la etapa en la que el niño inicia el gateo el calzado deberá proteger del frío y de los posibles traumatismos. En estas edades la suela será flexible, con un grosor de unos tres milímetros. Son útiles las protecciones en talón y puntera (para evitar las lesiones ungueales). Cuando el niño da sus primeros pasos se recomienda un calzado con contrafuerte firme. También debe ser firme la suela hasta la zona del antepié, a nivel de las cabezas de los metatarsianos, donde será muy flexible. La suela tendrá un grosor de alrededor de 4mm y el tacón tendrá una altura de 6 a 9mm. No es preciso usar botas. El tacón debe ser normal.

1.2.3. Sueño

- Hacia los 6 meses, el 85% de los bebés duermen toda la noche. Alrededor del año, la gran mayoría de los bebés han establecido un patrón de sueño y despertar estable con un sueño largo durante la noche y sueños más cortos por la mañana y por la tarde. A los 6 u 8 meses, un cambio en las condiciones externas, la presencia de sintomatología ansiosa o depresiva en la madre, o una alteración en el ritual de acostarse, puede derivar en un aumento de los despertares.

- Se recomienda que a partir de los 6 meses el bebé duerma en una habitación distinta a la de los padres.
- Debe iniciar el sueño sólo y dormir 11-12 horas. Se debe crear una "rutina" previa al sueño: un baño que le divierta y relaje, la cena en la cocina o en el comedor (no en su habitación), seguida de un rato agradable de 5 a 10 minutos juntos y fuera de su habitación cantando o leyendo alguna historia con tranquilidad y suavemente, con el propósito de apaciguarlo. Después se le lleva aún despierto a su cuna donde estará un muñeco, chupete..., que no se moverá de su lado y que el niño encontrará si se despierta por la noche. Se le dicen unas palabras que le resulten familiares ("a dormir", "buenas noches"...) y se sale de la habitación mientras el niño aún está despierto.
- A los 6-7 meses el niño debe tener un ritmo de comida y sueño bien establecido. Debe acostarse sin llanto, contento, y despedirse de los padres con alegría.
- Entre el 6º-9º mes si está sobreexcitado por la noche, no querrá dormirse nunca (el truco de cansarlo hasta que caiga rendido es contraproducente, ya que el paso previo a la somnolencia es la relajación). Habrá que ser más firmes que nunca en la rutina previa a dormir. El ritual previo a la hora de acostarse no debe dejarse de practicar ni en cambios de domicilio, llegada de un hermano, vísperas de fiesta...
- El niño debe acostumbrarse a un horario estable y diferente al resto de la familia. Los padres pueden comprender los deseos del niño de modificar los horarios, de retener la atención de la madre más tiempo de lo debido, o de querer compartir la habitación de los padres, pero con afectividad no deben ceder a tales impulsos ni mostrar inseguridad, ya que una actitud indulgente lleva a nuevas peticiones y a una inestabilidad del niño y de los padres.

1.2.4. Paseo

Se recomienda que sea diario aprovechando las horas de sol.

1.2.5. Juego

Mediante el juego se observa cómo progresa el niño en su intercambio con otras personas y cómo comprende su medio social. Hacia finales del primer año los juguetes pueden ser un poco más complicados que en la etapa anterior, tener sonido y movimiento. También pueden ser de materiales que sean moldeables, pueden introducirse dentro unos de otros...

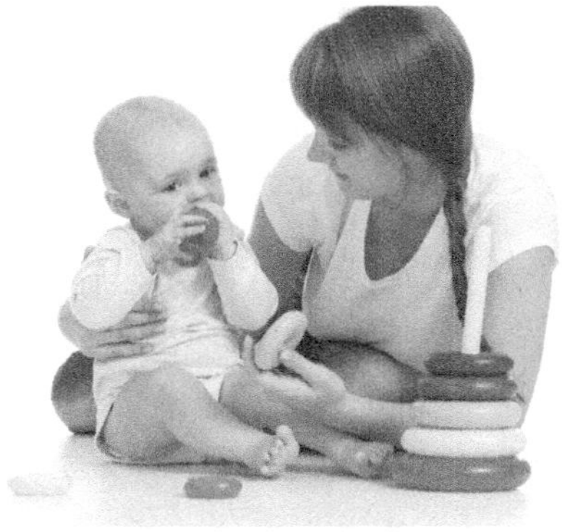

Fuente: http://www.imujer.com/familia/4237/juguetes-para-bebes-de-6-a-9-meses

1.3. Desde 1 a 6 años

1.3.1. Higiene

- Se recomienda la ducha o baño diario, recordando que en los varones debe procederse al lavado diario del pene retrayendo el prepucio sin forzar. En las niñas la limpieza de genitales se efectuará siempre desde la vulva hacia el ano. El cabello es suficiente lavarlo dos veces a la semana.
- Debe mantenerse la piel bien hidratada.
- Cuidados de las uñas: deben mantenerse cortas y limpias.
- Higiene de las manos: se lavarán antes de las comidas y después de usar el retrete. A partir de los 12 a 15 meses se debe educar a todos los niños en el hábito de lavarse las manos antes de cada comida.
- Higiene dental: se iniciará, siempre bajo la supervisión de los adultos, alrededor de los 15 meses en un principio sin pasta dentífrica para evitar que se la traguen. El lavado debe realizarse tres veces al día, después de cada comida, siendo el más importante el lavado después de cenar. El tiempo adecuado para un buen cepillado es de unos tres minutos. El cepillo debe ser con cabezal pequeño, de fibras artificiales de dureza media y terminación redondeada. Las cerdas deben ser finas para penetrar bien en las zonas próximas a la encía y entre los dientes. Al terminar debe enjuagarse la boca, enjuagar el cepillo y guardarlo seco. Se recomienda el cambio de cepillo cada 4 meses o cuando estén dobladas sus puntas.
- Es importante establecer estos hábitos de higiene y permitirle que aprenda a hacerlo él mismo pero siempre bajo la supervisión de los cuidadores.

1.3.2. Vestido

- Es variable la edad a la que el niño aprende a vestirse. Un niño se viste por completo a los tres años, siempre que se le indique cual es el derecho y el revés y el zapato adecuado para cada pie. También necesita ayuda para los botones difíciles. Debe ser capaz de atarse los cordones de los zapatos a los 4 ó 5 años.
- Calzado. Tras comenzar la deambulación, el calzado se adaptará sin oprimir ni alterar los ejes propios del pie, permitiendo el correcto funcionamiento de sus articulaciones. El pie ha de tener la máxima libertad dentro del zapato.

  Las únicas partes que han de ser potentes en el zapato del niño son la puntera (para evitar daños en los dedos) y el contrafuerte del talón (para mantener el talón en actitud vertical, ya que en la mayoría de los niños existe la tendencia a echar el talón hacia fuera "en valgo"). El contrafuerte también debe ser largo por las partes laterales del zapato para cumplir su función y debe estar convenientemente almohadillado para evitar roces. La puntera también ha de ser ancha y alta para permitir la movilidad de los dedos.

  La suela ha de ser flexible en la zona en la que el pie se flexiona al caminar, en el punto donde se articulan las falanges con los metatarsianos. Su adherencia al suelo debe ser moderada.

  La plantilla del zapato, de piel o badana, debe estar libre de añadidos. No es necesaria la existencia de almohadillas que fuercen una falsa bóveda ya que el pie del niño hasta los dos años y medio o tres es plano por naturaleza.

  El resto del zapato ha de ser suave y ligero, amoldándose a la anatomía del pie, con cierres de cordones, velcro o hebillas ajustables que sujeten pero no aprisionen. La parte superior debe estar hecha de material poroso que permita la evaporación de la humedad y la transpiración, evitando maceraciones.

  No debe incluir la articulación del tobillo para poder permitir una buena movilidad de la articulación tibio-peronea-astragalina.

  El zapato ha de ser cómodo de poner y quitar. La distancia entre el extremo de los dedos y el final del zapato debe ser de 1 a 1,5 cm, es decir, discretamente holgados.

  El tacón a la edad en que el niño comienza a andar debe tener una altura de 0,5 a 0,9 cm (es decir debe ser plano) pero lo importante es que sea recto y no lleve alargamientos en su parte interna (tacón de Thomas) que obligan al pie a girar hacia adentro.

Consejos prácticos para los padres

- Los zapatos se llevan para protección. No hay ningún dato que sugiera que los zapatos son necesarios para el soporte de alguna parte del pie normal.
- Los zapatos no ayudan al niño a aprender a caminar antes ni mejor.
- Los zapatos no corregirán las deformidades estructurales del pie.
- Un niño debe ser capaz de caminar libre y naturalmente cuando está calzado.
- En la infancia cuanto más sencillos sean los zapatos, mejor.
- No deben intercambiarse los zapatos con otros niños ni heredarse de los hermanos. Es una prenda muy personal e intransferible.
- Hay que cambiar los zapatos con cierta periodicidad, antes de que los dedos del niño hagan presión contra el frente del zapato. Lo mismo hay que hacer con la talla de los calcetines para que no presionen el pie.
- Es recomendable comprar los zapatos por la tarde, ya que el pie puede llegar a aumentar un 4% de volumen de la mañana a la noche. Deben probarse en el pie más grande y deben ser cómodos desde el primer momento.

1.3.3. Sueño

- Se pasará al niño a la cama cuando la cuna se quede pequeña o haya peligro de que salte la barandilla.
- Pueden colocarse protectores laterales en la cama para evitar caídas.
- En el segundo y tercer año de vida el niño muestra con frecuencia dificultades para quedarse dormido y son comunes los períodos más o menos prolongados de despertares nocturnos. La actitud de los padres ante dichos "despertares" va a tener una especial significación en el mantenimiento de estas conductas. Es muy importante que el niño duerma solo para poder crear sus propios recursos de autocontrol de sus miedos ante la "no presencia de sus padres".
- Las reticencias para acostarse aparecen con frecuencia a partir de los dos años ya que irse a dormir supone abandonar la atención hacia el mundo externo. Los rituales a la hora de dormir y el uso de muñecos, mantas..., pueden suponer una forma de afrontar sus miedos y favorecer el paso al sueño. También puede ser útil contar un cuento, cantar una canción o quedarse un rato con el niño.
- Entre los tres y cuatro años es frecuente que se presente un período difícil en relación con el sueño que tiene que ver con la necesidad del niño de controlar la relación entre sus progenitores y puede reclamar insistente-

mente la presencia de los padres o tratar activamente de conseguir dormir con ellos.

- A los 4-5 años es común que se reduzca la necesidad de dormir la siesta. Suele dormir bien de noche. La reticencia a acostarse y los despertares siguen siendo características a estas edades. A los 5 años debería tener establecidas buenas pautas de sueño.
- A los 6 años se suele normalizar el sueño. Las pesadillas son frecuentes y suelen asociarse a experiencias atemorizantes vividas durante el día (películas...).

1.3.4. Juego

A los 18 meses los juguetes pueden ser móviles (pelotas, carritos...). Son aconsejables juguetes que permitan realizar múltiples fantasías como objetos de distintas formas geométricas o sustancias que puedan adquirir formas distintas.

Después de los 2 años son aconsejables juguetes con movimiento propio y los que producen sonidos provocados de forma voluntaria por el niño (trompetas, flautas...). También son aconsejables los rompecabezas de formas cúbicas y los que representan las diferentes actividades del adulto (cocinar, conducir...). Cuanto menos específico y acabado sea el juguete, más esfuerzo de imaginación requerirá, al ser el mismo niño quien establece el tipo de juego y las funciones del instrumento que tiene entre manos.

A partir de los 3 años el niño es capaz de efectuar ejercicios físicos en forma de juegos con reglas sencillas que favorezcan la observación, la agilidad y el desarrollo psicomotor como el juego del escondite, saltar a la cuerda...

1.3.5. Educación para el control de esfínteres y uso del retrete

- El control de esfínteres viene determinado por la maduración y ocurre generalmente entre el año y los tres años de edad. Se debe iniciar un entrenamiento flexible entre los 18 meses y los dos años.
- El control voluntario no se inicia antes de los 15 a 18 meses. Se usará preferiblemente el orinal o el adaptador de WC. Se recomienda que el niño apoye los pies y que el orinal se coloque en el cuarto de aseo siempre.
- Debe sentarse al niño a hacer la deposición en el momento del día que suela hacerla y no más de 5 a 10 minutos, no se le debe forzar a mantenerse sentado. Es conveniente felicitarle por los logros conseguidos.

- Cuando parezca estar preparado se le quita el pañal sólo durante el día manteniéndolo por la noche y en la siesta. La retirada debe ser firme en todas las circunstancias. A los dos años o dos años y medio el niño es capaz de bajarse la ropa y sentarse solo en el retrete sin ayuda. Es probable que olvide ir al servicio cuando está ocupado con algún juguete o juegos nuevos.
- La mayoría de los niños deben tener control urinario e intestinal durante el día a los tres años o tres años y medio, y nocturno a los cinco o seis años.
- La adquisición del control de esfínteres puede retrasarse por exceso de "educación": obligando al niño a permanecer sentado en el orinal cuando intenta levantarse, castigándole cuando no hace lo que se espera que haga, de manera que su negativismo normal entra en acción. Puede que asocie el orinal a algo desagradable y se condicione en su contra.

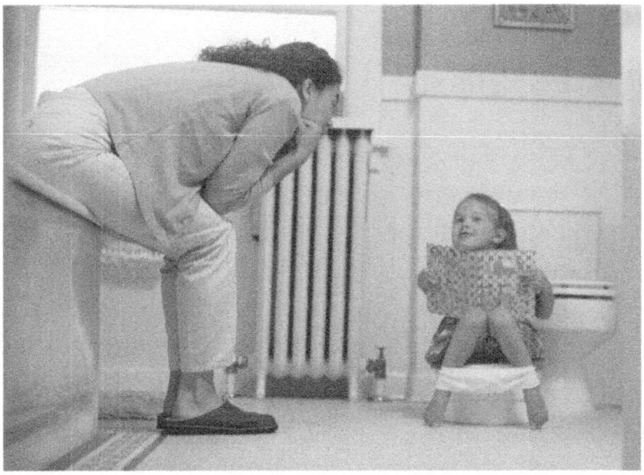

Fuente: http://blog.bebitus.com/tag/reductor-wc/

1.4. A partir de los 6 años

1.4.1. *Higiene*

- Se recomienda la ducha o el baño diario. Deben lavarse los genitales. En los niños hay que retraer el prepucio para la higiene del pene. En las niñas debe limpiarse la zona genital de la vulva hacia el ano. El cabello debe lavarse al menos dos veces por semana.
- La piel debe mantenerse hidratada.
- Cuidados de las uñas. Las uñas de las manos y de los pies deben mantenerse limpias y cortas. Es importante recordar que las uñas de los pies deben cortarse rectas.

- Higiene de las manos. El niño debe saber lavarse bien las manos, sobre todo antes de comer y después de ir al retrete.
- Higiene dental. Los dientes deben limpiarse regularmente después de las tres principales comidas del día utilizando siempre dentífricos fluorados.
- Cuando sea necesario se puede recomendar el uso de productos de uso personal con criterios higiénicos (desodorante...).

1.4.2. Vestido

- El niño debe ir limpio al colegio. Debe saber vestirse y desnudarse solo, dejando la ropa bien colocada. Es importante que utilice la indumentaria adecuada a la temperatura ambiental y a la actividad que realice.
- En cuanto al calzado son válidas las recomendaciones de la etapa anterior.

1.4.3. Sueño

- A los seis años suele normalizarse el sueño. Son frecuentes las pesadillas generalmente asociadas a experiencias atemorizantes vividas durante el día. De los 6 a los 9 años comienzan a surgir temores que tienden a ser más reales y están asociados a situaciones que implican daño físico, miedo al fracaso o a hacer el ridículo. Los miedos a fantasmas o a monstruos empiezan a desaparecer aunque aún permanece el miedo a la oscuridad, a estar solos y a la separación de los padres.
- Se recomienda que como mínimo duerman ocho horas diarias. El horario se aconseja que sea regular.

2. TÉCNICA DE HIGIENE DEL PACIENTE ENCAMADO: TOTAL Y PARCIAL. TÉCNICA DE BAÑO ASISTIDO (DUCHA Y BAÑERA)

2.1. Higiene del paciente

La higiene se define como aquellos procedimientos que tienen la finalidad de mantener limpio todo el cuerpo de una persona. Si esta persona es dependiente parcial o total para desarrollar estas funciones, el papel de la familia, del equipo de enfermería y del auxiliar de enfermería tiene una gran relevancia en el cuidado y mantenimiento de la higiene de los pacientes.

2.1.1. Objetivo de la higiene

- Que la piel se mantenga limpia, sin secreciones.
- Que se encuentre libre de olores.
- Eliminar la proliferación bacteriana.
- Mejorar o estimular la circulación sanguínea.
- Facilitar la observación de la piel.
- Mantener la integridad de la piel.
- Proporcionar al paciente la sensación de bienestar físico mediante la higiene.
- Mejorar su autoestima, ya que el paciente está mejor al sentirse limpio, presentable, sin malos olores, etc.

Es así que la higiene debe realizarse cuantas veces sea necesario, teniendo en cuenta las condiciones particulares de cada paciente.

2.1.2. Generalidades

Hay que tener siempre en consideración el pudor del paciente, porque podría ser incómodo estar expuesto ante otros testigos diferentes de quienes le estén brindando una atención. Algunas recomendaciones son las siguientes:

- Tener preparado el equipo antes de comenzar.
- Antes de iniciar el procedimiento, explicarle al paciente que se le realizará la limpieza, para qué, y solicitar su colaboración, y que manifieste si existe algo, durante el procedimiento, que le incomode o moleste.
- Que la temperatura del medio ambiente sea adecuada, alrededor de los 25°.
- Que la temperatura del agua esté entre los 37 y 40 °C.
- Que no haya corrientes de aire en el cuarto de baño.
- Respetar la privacidad del paciente en el momento del baño (ya sea con cortinas, puertas cerradas, mamparas, etc.), de esta manera disminuimos su ansiedad.
- Usar jabones neutros.
- Solicitar la participación de paciente para fomentar su autonomía.
- Verificar si para el baño se necesitará solo una persona, o dos, como sería el caso de una persona inmovilizada.

- No cansar al paciente, es decir, que no haga movimientos innecesarios y muy de prisa.
- Vigilarlo, si está cansado, si su frecuencia cardíaca está elevada.
- Observar la piel, sus movimientos (actividad física), y conversar con él.

2.2. Lavado en general

Los baños pueden ser parciales o completos en:

a) La cama.
b) La bañera.
c) La ducha.

La técnica que se elija dependerá de las circunstancias de cada paciente, de si es autónomo o parcialmente autónomo, y de las preferencias del paciente. Las residencias tienen horarios ya sea de mañana o tarde. Las personas que tienen trastornos demenciales pueden tener miedo y volverse agresivas, dado que no logran comprender lo que está pasando. Por tanto, hay que moderarse con la voz, de tal forma que ellos se puedan tranquilizar.

Para el baño

Debemos considerar:

- Lavado del cuerpo: por partes, baño, ducha o baño en la cama.
- Lavado y peinado del cabello.
- Cepillado de los dientes.
- Afeitado.
- Cuidado de las uñas.
- Cuidado de las orejas.

Equipo

- Dos toallas de baño y dos de cara, toallas de papel, guantes.
- Jabón recomendado, en pastilla o líquido.
- Colonia o loción relajante, esponjas, paños.
- Manta de baño, para cubrir al paciente.
- Pañuelo desechable.

- Cepillo de dientes y vaso, dentífrico.
- Peine o cepillo para el pelo, loción, talco, desodorante o antitranspirante.
- Tijeras, termómetro de baño.
- Maquinilla de afeitar, tijeras y lima para uñas.
- Camisón, pijamas o ropa limpia y ropa de cama limpia.
- Delantal de plástico y guantes desechables.
- Si el paciente tiene catéteres u otras sondas, tener los equipos necesarios.
- Bolsa de plástico para recoger la ropa sucia.
- Palangana con abundante agua caliente (entre 39 y 40 °C).

Recomendaciones previas

- Preparar todo el material que necesitará (se mencionó antes).
- Identificar que sea el paciente (ya sea por la pulsera y otro medio).
- Explicarle al paciente y obtener su consentimiento y cooperación.
- Respetar su intimidad.

2.2.1. Lavado en cama - Baño completo en la cama

- Recomendaciones previas.
- Ofrecerle la cuña o el orinal protegiendo su intimidad.
- Lavarse las manos.
- Poner los frenos a la cama, para evitar movimientos imprevistos que pongan en riesgo la seguridad del paciente y ajustar la altura para su movilización y manipulación seguras.
- Ajustar la altura de la cama para la movilización y manipulación sean seguros.
- Colocar los utensilios en una mesa auxiliar, de forma que sea de fácil acceso.
- Cerrar puertas y ventanas.
- Retirar todo el exceso de ropa de la cama, de forma que no haya elementos innecesarios y exista un mejor acceso al paciente.
- Verificar que las barandillas estén subidas.
- Retire el avisador.
- Baje la barandilla que está a su lado.
- Colocarse los guantes.
- Coloque sobre el paciente una toalla de baño.

- Baje la cabecera del paciente, teniendo en cuenta sus enfermedades y tolerancia. Deje al menos una almohada.
- Coloque la mesa auxiliar, y sobre ella, coloque toallas de papel.
- Verificar la temperatura de la palangana.
- Ahora suba la barandilla de su lado.
- Llene la palangana hasta las 2/3 partes a una temperatura de 39 a 40°C. Con el termómetro se puede medir la temperatura. También se puede usar el codo para comprobar la temperatura.
- Colocar la palangana sobre la mesa.
- Bajar la barandilla.
- Colocar una toalla sobre el pecho del paciente.
- Hacer una manopla.
- Con agua lavar alrededor de los ojos sin jabón. Se inicia con el ojo más distante, y luego el más próximo. Antes de aplicar jabón en el rostro, preguntar al paciente si desea que se le aplique jabón.
- Lavar, enjuagar y secar el rostro, las orejas y el cuello, y fomentar que nos ayude. Seque con la toalla que está en el pecho, sin fricción, sino con toques para que absorba el agua.
- Retirar el camisón ayudando previamente al paciente a moverse, si lo puede hacer, cerca de usted.
- Colocar una toalla para cubrirlo, por debajo del brazo contrario.
- Sujetar al paciente colocando su palma sobre el codo del paciente, de esta forma, el antebrazo del paciente descansará sobre el del auxiliar.
- Lavar brazo, hombro, axila. Enjuagar y secar con golpecitos.
- Colocar la palangana sobre la toalla, y enseguida colocar la mano del paciente dentro del agua para lavarla. Limpiar uñas; se puede usar la lima. Fomentar la ayuda del paciente si es posible.
- Retirar la palangana y secar bien la mano. Cubrir el brazo con una manta de baño, y repetir el mismo procedimiento con el otro brazo.
- Luego, colocar una toalla de baño cruzada sobre el pecho. Sujetar la toalla y tirar de la manta por debajo hasta la cintura.
- Al levantar la toalla lavar el pecho, enjuagar y secar con toques absorbentes, no hacer fricción.
- Colocar la toalla sobre el pecho, a lo largo, y el abdomen, sin destapar al paciente. La manta se coloca ahora hasta la zona púbica.
- Levantar un poco la toalla y lavar, enjuagar y secar.

- Luego tirar de la manta hasta los hombros, y cubrir ambos, y retirar la toalla.
- Ahora cambiar el agua jabonosa. Al retirarse por más agua, no olvidar subir la barandilla. Al regresar con el agua, tomar la temperatura de la misma.
- Cubrir el área genital y descubrir la pierna más alejada, y colocar por debajo de ella una toalla a lo largo de la pierna.
- Para lavar la pierna, doblar la rodilla (si es posible) y colocar su brazo (del o de la Auxiliar) por debajo de ella y proceder a lavar, enjuagar y secar.
- Si el paciente no tiene contraindicación para doblar la rodilla, doblarla y colocar el pie sobre la palangana (esta tiene que colocarse sobre la toalla).
- Lavar el pie, los dedos y entre los dedos, se puede usar una lima. Enjuagar, retirar la palangana y secar el pie sin fricción, cuidando de que las partes interdigitales queden bien secas.
- Enseguida cubrir la pierna y retirar la toalla que está por debajo de la pierna. Repetir lo mismo con la otra pierna.
- Cambiar nuevamente el agua y medir la temperatura. No olvidar que cada vez que tenga que alejarse de la paciente, hay que subir la barandilla.
- Rotar al paciente de forma que queden frente a usted la espalda y los glúteos del paciente. Colocar sobre la cama una toalla a lo largo de la espalda y las caderas. Ahora lavar la espalda. Iniciar por el cuello y finalizar en los glúteos. Enjuagar y secar y colocarlo en su posición original. Se puede realizar un masaje en la espalda en este paso, o hasta el final del baño.
- Cambiar el agua y medir la temperatura. Proceder con el lavado perineal (se describe más adelante). Valorar un cambio de guantes. El lavado perineal debe ser diario, máxime si el paciente lleva una sonda vesical permanente, o después de la aplicación de un enema, o sencillamente cuando se ensucie.
- Puede realizarle un masaje al paciente.
- Aplicar lociones, desodorantes o aquellos artículos que el paciente suele aplicarse después del baño. En esto consiste la atención personalizada.
- Vestir al paciente, o ayudarlo a vestirse, si él puede colaborar, y cepillar su cabello.
- Hacer la cama.
- Acomodar al paciente, y colocar todo en su lugar.
- Lavarse las manos e informar a la enfermera sus observaciones.

Recordar que mientras realizamos el procedimiento, observar la piel del paciente en busca de alteraciones, como las úlceras de presión.

2.2.2. Baño parcial

- Recomendaciones previas.
- Ayudar al paciente a desplazarse hasta el baño, ya sea que camine, o que necesite silla de ruedas, etc.
- Verificar la temperatura adecuada del agua.
- Ayudarlo a desvestirse, si es que lo necesita.
- Mientras el paciente realiza esta actividad, hay que observarlo.
- Ayudarle a acercarse al baño, con o sin dispositivos mecánicos.
- Ayudarle a que él mismo se lave. Comenzar con el rostro y el cuello, para que en estas regiones utilice agua limpia.
- Luego apoyarlo a lavarse el cabello, si lo necesita.
- Ayudarle a lavarse el cuerpo, si lo necesita.
- Ayudarlo a que salir del baño. Se le ayuda a sentarse sobre una silla, colocando previamente una toalla sobre la silla para evitar que resbale o sufra caídas.
- Ayudarlo a secarse y a vestirse.
- Ayudarlo, si requiere, a la higiene de su boca (dientes, prótesis…).
- Ayudarlo a peinarse, si lo necesita.
- Ayudarlo a que se siente en una silla o sobre la cama. La idea es que después del baño pueda descansar, que se sienta relajado.
- Desechar el equipo adecuadamente.

2.2.3. Duchas

- Recomendaciones previas.
- Para la ducha se utilizan, como ayuda, un banco fijo o una silla móvil.
- Ayudar al paciente a desplazarse al baño, ya sea caminando o con ayuda de dispositivos mecánicos.
- Ayudarlo a desvestirse, si es necesario.
- Ayudarlo a sentarse en una silla de ducha o en un banco, con la finalidad de evitar riesgos de caídas.
- Verificar la temperatura del agua y contar con la aprobación del paciente.
- Ayudarlo a lavarse, de forma que disfrute el lavado de su cuerpo.
- Ayudarlo a lavarse el cabello, si lo necesita, y ayudarlo a secarse.
- Seguir con la normativa ya comentada.

2.2.4. Técnicas por zonas

2.2.4.1. Higiene bucal

Con el lavado se pretende que los dientes estén limpios, evitar la halitosis y prevenir caries e infecciones. Por otro lado, proporcionarle al paciente la sensación de bienestar. Un paciente con una adecuada higiene también saborea mejor los alimentos. Existen algunos alimentos que producen mal sabor de boca; otros producen una capa blanquecina en la lengua y en los carrillos. También hay factores externos que influyen en la sequedad de la boca, como el tabaco, el oxígeno, una pobre ingesta de líquidos.

La higiene bucal debe hacerse cuando el paciente se despierta, cuando termina de comer y antes de irse a la cama. Las cerdas deben ser suaves. Es preciso detectar alteraciones a nivel bucal, a veces el paciente tiene los labios con grietas, deshidratados, inflamados o con vesículas, o llagas, placas blanquecinas (en la boca o en la lengua), hemorragia que se presenta con el cepillado, dientes sueltos, etc.

A) Paciente consciente

- Recomendaciones previas.
- Reunir el material: cepillo de dientes, vaso, pajita, batea, toalla para la cara, toallas de papel, guantes. Las toallas de papel servirán para colocar lo que va a utilizar.
- Elevar la cama para ayudar a la higiene postural. Asegurarse de que las barandillas estén subidas.
- Luego, ya para iniciar, bajar la barandilla.
- Ayudarle a incorporarse para que pueda sentarse.
- Colocar una toalla sobre su pecho.
- Colocar la mesa auxiliar y ajustarla para que quede próxima a él.
- Colocarse los guantes.
- Tomar el cepillo y colocar sobre las cerdas la pasta dental.
- Colocar debajo del cepillo la batea, y aplicar agua sobre el cepillo.
- Cepillar los dientes gentilmente. Si el paciente está consciente y puede lavárselos él mismo, puede ayudarlo. Puede ser el caso de que esté consciente, pero no pueda realizarse la higiene bucal, por lo que el auxiliar de enfermería tendrá que cepillarle los dientes.
- Cepillar la lengua, si lo requiere.

- Que la persona se enjuague la boca con agua, mientras la batea la coloca por debajo de su barbilla. Este paso puede repetirlo.
- Darle enjuague bucal con solución sosteniendo mientras tanto la batea debajo de su barbilla.
- Una vez que haya terminado, retirar la toalla, quitarse los guantes y desecharlos.
- Acomodar al paciente.
- Retire los utensilio, colóquelos en su sitio, limpie los equipos y la mesa.
- Lávese las manos y reporte a enfermería sus observaciones.

El cepillado consiste en colocar el cepillo en un ángulo de 45 grados. Para la parte superior externa, se colocan las cerdas en el nacimiento del diente y se desplaza de arriba hacia abajo, los movimientos son se arriba hacia abajo. Luego vamos con la parte interna, e igualmente es de arriba hacia abajo. Con la parte inferior, se colocan las cerdas en la raíz del diente y se desplaza el cepillo de abajo hacia arriba. Posteriormente cepillamos en forma horizontal con movimientos de atrás hacia adelante sobre las muelas superiores e inferiores. Terminamos con la lengua. Colocamos el cepillo en la base y los desplazamos hacia adelante, de adentro hacia afuera, haciendo una especie de barrido sobre toda la lengua.

B) Paciente inconsciente

Un paciente inconsciente no puede hablar, puede tener mascarilla de oxígeno, o estar intubado. Estos pacientes no pueden ingerir alimentos sólidos ni líquidos, y su boca tiende a estar seca debido a que la mantienen abierta, o reciben oxígeno. Dado que no pueden deglutir, hay que evitar que, al realizar la higiene bucal, el líquido sea aspirado por el paciente. Para ello hay que colocar su cabeza de lado, haciendo girar su cabeza. De esta forma, el exceso de líquido podrá salir de la boca. En un paciente inconsciente, lo mejor es utilizar la mínima cantidad de líquido para realizar la higiene, para disminuir el riesgo de aspiración. Para mantener la boca abierta, se utiliza un depresor lingual almohadillado. Tenga cuidado de introducir sus dedos, ya que podría sufrir una mordedura. Recuerde que independientemente de que el paciente pueda escucharla o no, explíquele lo que le va a realizar y para qué.

Pasos

- Lavado de manos.
- Reunir todo el equipo que necesitará: torundas de algodón, producto de limpieza indicado para ese paciente, depresor lingual almohadillado, una batea, lubricante para labios, toalla para el rostro, toallas de papel, guantes.

- Sobre las toallas de papel, que están sobre la mesa auxiliar, colocará lo que va a utilizar.
- Corroborar la identificación del paciente con su pulsera.
- Explíquele el procedimiento y el motivo.
- Conserve su privacidad.
- Eleve la cama para ayudar a su higiene postural, y cerciórese de que las barandillas estén subidas.
- Cuando vaya a comenzar, baje la barandilla del lado.
- Colocarse los guantes.
- Debe colocar al paciente de lado, cerca de usted, girando su cabeza.
- Colocar la toalla debajo de la cara del paciente.
- La batea se coloca por debajo de su barbilla.
- Acomodar la mesa auxiliar, de tal forma que pueda alcanzar sin esfuerzo los utensilios.
- Con el depresor con almohadilla separe las mandíbulas, sin usar la fuerza. Si no puede, solicite ayuda.
- Proceder a limpiar la boca con torundas de esponja humedecidas con el producto indicado para el paciente. Se limpia primero la parte superior-interna de los dientes, luego la parte externa, el cielo de la boca, la parte interna de los carrillos y los labios, y lengua. Después con una torunda húmeda (con agua) se procede a limpiar la boca enjuagando. Las torundas, una vez utilizadas, hay que colocarlas en la batea.
- Colocar lubricante en los labios.
- Retirar la toalla.
- Quitarse los guantes y desecharlos.
- Proceder a explicarle al paciente que ha terminado y que lo va a acomodar.
- Colocar al paciente en su posición original.
- Subir la barandilla y colocar el avisador a mano.
- Limpiar y colocar los utensilios y la ropa sucia donde corresponda.
- Despedirse del paciente.
- Lavarse las manos.
- Informe a la enfermera sus observaciones.

Cuidado de la dentadura postiza

- Recordar que primero hay que llamar a la puerta.
- Explicar al paciente el procedimiento.
- Reunir el material: cepillo para la dentadura postiza con cerdas blandas, la caja de la dentadura (que tenga los datos paciente), el producto limpiador, vaso con agua fría, pajita, enjuague bucal, batea, toalla para la cara, toallas de papel, guantes.
- Identificar al paciente con la pulsera.
- Mantener la intimidad.
- Bajar la barandilla.
- Colocar una toalla sobre el pecho del paciente.
- Colocarse los guantes.
- Pedirle que se retire la dentadura; si no puede, retíresela usted con gasas para evitar que resbale: sujete la dentadura superior con el pulgar y el índice. Haga movimientos de arriba hacia abajo, una vez liberada, sáquela despacio. Luego tome la dentadura inferior con los dedos pulgar e índice, y con movimientos giratorios, retírela.
- Colocarla en la batea.
- Si tiene barandillas, asegúrelas.
- Tome la batea, la caja de la dentadura, el cepillo y el producto limpiador y llévelos al baño.
- Recubra el lavabo con una toalla.
- Llene el lavabo de agua.
- Enjuagar la dentadura bajo el chorro de agua templada o fría, luego la coloca en la caja.
- Coloque el producto de limpieza sobre el cepillo y cepille las dentaduras.
- Enjuague las dentaduras bajo el chorro de agua (mirar las instrucciones del fabricante respecto a la temperatura del agua).
- Colocarlas en la caja y las cubrimos con agua fría hasta cubrirlas.
- Lavar la batea
- Llevar la caja de la dentadura y la batea a la mesa auxiliar.
- Bajar la barandilla.
- Colocar en posición al paciente para realizar la limpieza bucal.
- Darle el enjuague bucal y coloque la batea debajo de la barbilla.
- Luego pídale que se coloque la dentadura y, si no puede, la auxiliar debe hacerlo.

- Tomar la dentadura superior con el pulgar y el índice, mientras que con la otra mano suba el labio superior. Ahora presione con sus índices hasta colocarla. El mismo procedimiento para la dentadura inferior, sujétela con los dedos índice y pulgar mientras tira suavemente del labio inferior para insertar la dentadura, presionando hacia abajo.
- Colocar la caja de la dentadura en el cajón de arriba de la mesa de noche.
- Retirar la toalla
- Quitarse los guantes y desecharlos.
- Acomodar al paciente y acercarle el avisador.
- Subir las barandillas, de acuerdo al plan asistencial del paciente.
- Limpiar los utensilios y colocarlos en su sitio. Seguir normas hospitalarias estipuladas.
- Lavarse las manos.
- Reportar las observaciones.

2.2.4.2. El lavado de las manos

El paciente debe lavarse las manos con frecuencia, como antes de comer o después de ir al baño. Para ello, se le puede acercar una silla para sentarse y lavarse las manos, o sentarlo al borde de la cama y acercarle un barreño con agua tibia sobre una mesita auxiliar. Si no puede levantarse, se sube la cama a la posición de Fowler y se le acerca el barreño.

2.2.4.3. El afeitado en la cara

Es importante conocer el grado de autonomía del paciente, ya que esto nos permite darnos cuenta si puede colaborar con nosotros. Asimismo saber su estado de salud, como si toma anticoagulantes, y sus hábitos personales.

- Lavarse las manos y colocarse guantes.
- Material: espejo, toalla, palangana con agua tibia, pañuelos de papel, loción para después del afeitado (si la usa), rasuradora eléctrica o navaja de rasurar, crema de afeitar.
- Explicar al paciente lo que realizará y para qué, y obtener su consentimiento y colaboración, si es que puede ofrecerla.
- Colocar al paciente en posición adecuada. Si está inconsciente, en decúbito supino y la cabeza un poco elevada. Si está consciente, en sedestación.

- Mantener su privacidad.
- Colocar sobre el tórax una toalla.

a) Afeitado con rasuradora eléctrica

- Conectar la rasuradora, ajustar el cabezal.
- Efectuar movimientos circulares.
- Preguntar al paciente si se le aplica loción o masaje.

b) Con navaja de rasurar

- Humedecer una toalla en agua caliente y colocarla sobre la barba (de tal forma que no sufra quemaduras) durante por lo menos 1 minuto.
- Colocar crema de afeitar sobre la barba. En caso de que utilice jabón, frotar hasta hacer espuma.
- Comenzar a afeitar con la navaja, sujetando la navaja con su mano dominante, y con la otra, la piel.
- Inicie con las patillas, luego el mentón, en el sentido del crecimiento del pelo. Seguir en cuello, luego nariz y boca con movimientos cortos y suaves.
- Enjuagar la navaja con frecuencia, y si se seca el jabón, aplicar más.
- Lavar y secar la cara al paciente.
- Aplicar loción o masaje sin frotar el rostro, si el paciente lo desea (preguntar al paciente).
- Recoger e informar a enfermería.

2.2.4.4. El lavado del cabello

Dependiendo de las condiciones del paciente, valorar si el lavado de cabello lo realiza en su cama o en una silla, para ello debe conocer la edad del paciente, su grado de autonomía, su estado de salud, el tratamiento que recibe, su estado emocional y mental, sus hábitos personales, su tipo de cabello, etc. El lavador puede ser en la cama o en la silla.

- Explicar al paciente lo que se le va a realizar, y pedir su consentimiento y colaboración, si es que la puede proporcionar. Si el paciente está inconsciente, de igual forma, hay que explicarle el procedimiento que le realizará.
- Lavarse las manos y colocarse guantes.
- Reunir el material: silla, palangana para el agua, dos jarras con agua caliente a 37 °C y verificar la temperatura; champú, acondicionador, toallas,

peine (personal), secador, hules de plástico, algodón. Si el paciente estará sentado en una silla, no necesitará palangana ni hules de plástico.

- Colocar al paciente en posición adecuada: si es en la cama: en decúbito supino y colocar su cabeza en el borde superior de la cama. Si es en la silla: sedestación con hiperextensión cervical.
- Procurar que la temperatura del medio ambiente sea de 25 °C.
- Cerrar puertas y ventanas para que no entren corrientes de aire.
- Mantener la intimidad del paciente.
- Si el paciente está consciente, valorar si puede ir al baño, en caso contrario, se realizará el lavado en la misma habitación.

a) En la cama

- Lavarse manos y colocarse guantes.
- Colocar el cabezal de la cama en un plano horizontal y retirar la almohada.
- Acercar el paciente al borde superior de la cama.
- En una silla, hay que colocar la palangana para recoger el agua del lavado.
- Colocar hules debajo de la cabeza y los hombros, y sobre los hules se coloca una toalla.
- Con el hule se hace un túnel dirigido a la palangana para que se deposite el exceso de agua.
- Retirar los accesorios que haya en el cabello (cintas, etc.), peine o cepille y desenrede.
- Colocar la toalla en torno al cuello y hombros del paciente.
- Colocar una almohada por debajo de los hombros.
- Se puede colocar algodón en los oídos, hay que preguntarle al paciente, siempre que no esté contraindicado.
- Mojar el cabello y aplicar champú y masajear con movimientos suaves con las yemas de los dedos en todo el cuerpo cabelludo.
- Enjuagar y volver a aplicar champú, masajear y enjuagar y aplicar suavizante.
- Escurra toda el agua con las manos.
- Secar con la toalla, frotando suavemente, y peinar, desenredar, y luego secar con el secador a temperatura intermedia y cambiar las zonas para evitar exceso de calor. Peinar como desee el paciente.

b) En la silla

- Lavarse las manos, colocarse una bata, y colocarse los guantes no estériles.
- Colocar el respaldo de la silla frente al lavabo y pedirle al paciente que tome asiento.
- Retire cintas, horquillas, etc., del cabello.
- Colocar una toalla sobre el cuello y los hombros.
- Ofrecer algodón al paciente, si no existe contraindicación.
- Pedirle al paciente que hiperextienda el cuello, si no hay contraindicación.
- Y, como se dijo antes, humedecer, aplicar shampú, masajear, enjuagar, champú, enjuagar, y luego suavizante etc.
- Deje al paciente cómodo.
- Recoger el material e informar.

4.2.4.5. El lavado del perineo

Aseo perineal femenino

- Explicarle al paciente lo que se le realizará y solicitar su colaboración y consentimiento y proteger su intimidad.
- Lavarse las manos.
- Reunir el material: jabón, manoplas, toalla de baño, manta de baño, termómetro para el agua, almohadilla impermeable, guantes, toallas de papel. Todo esto se coloca en la mesita auxiliar.
- Colocar a la paciente en fowler.
- Desvestir a la paciente, y si ella puede hacerlo, que colabore para fomentar su autonomía.
- Colocar sobre la paciente una toalla para proteger su intimidad y mantenerla con calor.
- Si la paciente puede lavarse a sí misma, dejar que lo haga, en caso contrario: colocarla en decúbito dorsal. Cubrirla con una toalla o manta.
- Llenar la palangana con agua y medir la temperatura.
- Doblar las rodillas de la paciente, si no existe contraindicación, y separar las piernas, o que solo las separe sin doblar las rodillas.
- Colocarse los guantes.
- La almohadilla impermeable se coloca por debajo de los glúteos.
- Descubrir el área hasta el abdomen, humedecer la manopla , escurrirla y aplicar jabón (si no fuera jabonosa).

- Separar los labios mayores y lavar de una sola vez, de arriba hacia abajo, y de delante hacia atrás. Este procedimiento puede repetirlo hasta que la zona esté limpia, y utilizar más manoplas o esponjas.
- Enjuagar el perineo con una esponja limpia. Ahora, separar nuevamente los labios, y limpiar de arriba hacia abajo, de delante hacia atrás. En cada zona se debe utilizar una parte limpia de la manopla, por lo que se necesitará otras más.
- Secar sin fricción.
- Bajar la manta o la toalla para volverla a cubrir y dejarla en decúbito dorsal con las piernas extendidas, sin flexionar las rodillas.
- Girarla hacia el lado contrario suyo.
- Aplicar jabón en la manopla o esponja y limpiar la zona anal, desde la vagina hacia el ano hasta que quede limpia. La parte de la manopla que se utilice debe estar limpia, por lo que se necesitarán otras más.
- Enjuagar con una manopla limpia, desde la vagina hacia el ano hasta que quede limpia. Se necesitarán más manoplas. Luego secar con suavidad, sin fricción.
- Retírese los guantes y desecharlos.
- Colocar al paciente en su posición y retirar todo lo que se ha utilizado: almohadilla, toalla, etc. Lavarse las manos, y notificar a enfermería sus observaciones.

Aseo perineal masculino

Los primeros pasos es como el anterior.

- Replegar el prepucio, sujetar el pene y limpiar la punta con un movimiento circular. Comenzar desde la uretra hacia la parte externa. Repetir hasta que esté limpio y cada vez con una manopla limpia.
- Enjuagar y colocar el prepucio en su posición normal.
- Lavar el pene hacia abajo, enjuagar.
- Pedir al paciente que doble las rodillas, si puede, o ayudarlo a que lo haga si no está contraindicado.
- Separar sus rodillas.
- Lavar el escroto, enjuagar y secar suavemente. Bajar sus rodillas y cubrir al paciente.
- Girarlo al lado contrario al suyo.
- Limpiar la zona anal igual que se explicó antes en el aseo perineal femenino.
- Quitarse los guantes y desecharlos.

3. ATENCIÓN EN LAS NECESIDADES DE ELIMINACIÓN. MANEJO DE SONDAJES. MANEJO DE OSTOMÍAS. ENEMAS: PREPARACIÓN Y ADMINISTRACIÓN

3.1. Atención de los Auxiliares de Enfermería en las necesidades de eliminación: generalidades

3.1.1. Introducción

Las eliminaciones del enfermo son productos elaborados por el organismo del propio individuo que son expulsados al exterior.

El enfermo con sus eliminaciones por vías naturales nos aporta datos útiles para conocer el estado de su enfermedad, así como la efectividad del tratamiento. Se conocen como emuntorios naturales a la orina, las heces y los esputos.

Las eliminaciones deben ser observadas cuidadosamente; en caso de aparecer signos anormales, se debe informar a la mayor brevedad posible al médico o a la enfermera.

Las historias clínicas disponen de una gráfica donde se reflejan los siguientes datos:

- Orina: Color, número de micciones, cantidad eliminada, disuria, enuresis nocturna, etc.
- Heces: Cantidad, color, número de veces, diarrea, estreñimiento, etc. Esputos: Cantidad, tipo, color, aspecto, etc.

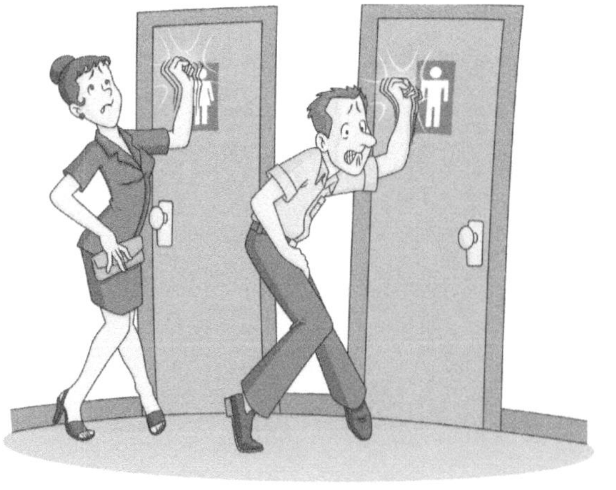

Fuente: http://cuidadosenelanciano.blogspot.com.es/

3.1.2. Tipos de eliminación

3.1.2.1. Diuresis

La orina es un líquido amarillento traslúcido, que, procedente de los riñones, y a través de los uréteres, llega a la vejiga y de ésta, pasa a la uretra, para ser expulsada al exterior por el meato urinario. Es el resultado final del filtrado sanguíneo.

La cantidad de orina (diuresis) emitida por un individuo de unos 75 kg. de peso es de 1200 a 1500 ml/día, en condiciones normales.

Hay causas fisiológicas y/o causas patológicas que varían estos parámetros. Así hablaríamos de:

- Poliuria: Diuresis superior a 1200-1500 ml/día.
- Oliguria: Diuresis inferior a 1200-1500 ml/día.
- Anuria: Volumen de diuresis inferior a 200 ml/día.
- Polaquiuria: Aumento del número de micciones.

Entre las medidas para facilitar la micción al paciente ante una posible retención urinaria están:

- Colocar al paciente en la posición adecuada.
- Llevarle al baño, cuando el estado del paciente lo permita.
- Facilitarle intimidad y esperar un tiempo prudencial.
- Agotados todos los medios por el auxiliar de clínica, se comunicará la retención urinaria a la enfermera, por si procede el cateterismo vesical.

Si el paciente permanece en la cama, se le facilitará la colocación de cuñas y botellas:

a) Cuña

- Aislar al paciente en la medida que se pueda, para salvaguardar su pudor.
- El auxiliar deberá colocarse guantes desechables y asegurarse de la limpieza de la cuña.
- Colocar papel higiénico en la cuña, para facilitar su limpieza posterior.
- Ayudar al paciente a doblar las rodillas y elevar las caderas para poder colocar la cuña bajo los genitales y no manchar la cama.
- Cubrir al enfermo con la sábana encimera y esperar con discreción hasta que nos avise para retirarla.

- Lavar los genitales y revisar si se ha manchado la sábana, cambiándola si es preciso.
- Airear la habitación y anotar en la historia la hora y las observaciones correspondientes. (Color, cantidad, etc.).
- Lavarse las manos y en caso necesario, las del enfermo.

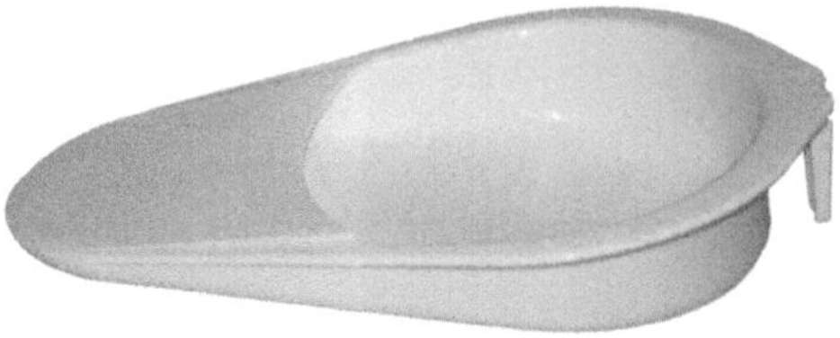

Fuente: www.ortopediahospitalet.com

b) Botella masculina

- Utilizar siempre guantes desechables.
- Colocar el pene en el orificio de la botella, para facilitar la evacuación.
- Finalizada la micción, se limpiará el meato con una gasa y se retirará la botella.

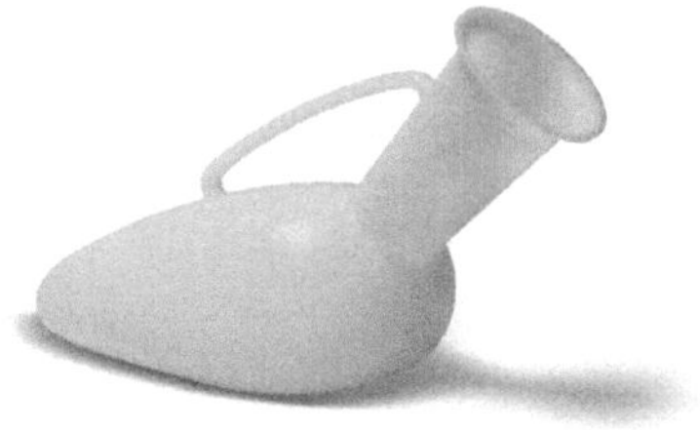

3.1.2.2. Deposiciones

Productos de desecho del organismo que son expulsados al exterior por vía rectal, mediante movimientos peristálticos del colon. El número varía dependiendo de la situación del enfermo y de su patología.

La coloración es importante y nos proporciona información de la situación clínica del paciente. Así, cuando hay alteraciones en la vía biliar, las deposiciones son blanquecinas y hablamos de deposiciones acólicas. Si encontramos restos de sangre hablamos de rectorragia, aunque la sangre puede proceder de sitios diferentes, bien por inflamación de venas hemorroidales o puede proceder también de partes altas del tubo digestivo (melenas).

El auxiliar de enfermería deberá proporcionar a la enfermera la información (características y número de las deposiciones), así como registrarlo en la gráfica de enfermería (según protocolo del centro).

3.1.2.3. Esputos

Productos acumulados en el árbol pulmonar y que se expulsan acompañados de tos. La cantidad en 24 horas es grande en caso como bronquiectasias, tuberculosis, edemas pulmonares, etc.

Pueden ser claros u opacos, según las células que contenga, y más mucoso, espumoso, purulento, sanguinolento, etc., según el estado del tacto respiratorio afectado. En ocasiones son masas sólidas en forma de tapones (de Dittrich) o en forma acaracolada (de Curschmann). Para poder conocer las características, se puede comprobar echándolo en un vaso con agua.

El color depende de la cantidad de supuración que contenga, pasando del blanco al amarillento, al grisáceo-purulento. Es inodoro, pero ocasionalmente desprende un olor fétido por infección pulmonar.

3.2. Recogida de muestras

Diuresis de 24h

El auxiliar de enfermería debe obtener del enfermo una colaboración perfecta.

Se despreciará la primera micción de por la mañana.

- A partir de este momento, toda la orina debe recogerse en un recipiente especial.
- Al día siguiente, por la mañana, a la misma hora que el día anterior, el enfermo debe orinar en el recipiente previamente etiquetado.

Diuresis fraccionada

Se hace un cierto número de exámenes sobre las muestras de orina recopilada en dos horas, en seis horas, o en más fracciones horarias. Es esencial anotar en los frascos las horas correspondientes a la recogida, el volumen urinario y el nombre del enfermo.

Recogida para análisis de orina

- De la primera orina de la mañana se recogerá de 150 a 200 cc.
- Se obtendrá del punto medio de la micción, nunca del comienzo, y se recogerá en un bote aséptico, previamente esterilizado, en los que debe

figurar los datos personales del enfermo. Una vez depositada en el bote, se cerrará herméticamente.

- Si se requiere una mayor precisión, se realizará con sonda uretral.
- Si se encuentran elementos sólidos en la orina, deberán ser conservados.

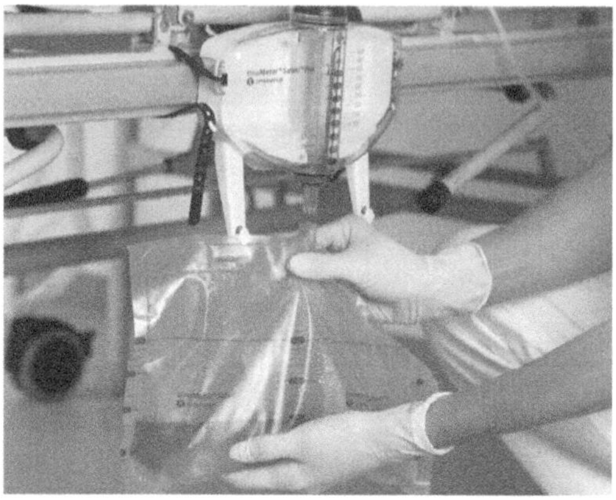

3.3. Sondajes

3.3.1. Tipos de sondajes

3.3.1.1. Sondaje vesical

Es una maniobra delicada que sólo se realiza por prescripción facultativa y el auxiliar deberá ser el que se ocupe de preparar el material necesario, vigilar su buen drenaje y mantener una higiene adecuada de los genitales del enfermo.

Consiste en la introducción de una sonda en la vejiga. Este puede ser:

- Temporal: sonda ordinaria o recta para intubación temporal.
- Permanente: sonda con punta o globo para intubación duradera o drenaje continuo.

Indicaciones:

- Facilitar la evacuación de la orina.
- Obtener una muestra estéril de orina.
- Controlar el flujo de orina.
- Irrigar la vejiga.
- Introducir medicamentos.

- Determinar la cantidad de orina residual.
- Prevenir la tensión en la pelvis o heridas abdominales por la vejiga distendida.

Material necesario para el sondaje:

- Sonda vesical. Tubo semirrígido y de distintos materiales (látex, silicona) y diámetros (12, 14, 16...). El final de la sonda está perforado y es por donde se recolectará la orina directamente de la vejiga. El otro extremo es la que se conectará a la bolsa de diuresis o bolsa recolectora.
- Bolsa recolectora, destinada a recoger orina. Está compuesta por un tubo de plástico que se une a la sonda. Debe vaciarse periódicamente y cambiarla una vez al día como mínimo, según esté prescrito y dependiendo de la patología del enfermo.

Tipos de sondas

Las sondas son tubos de distinto calibre, fabricados con diferentes materiales (caucho blando o duro, silicona, metal y plástico). El calibre se mide por el diámetro de la luz, que se gradúa según una escala numérica. Las más usadas son:

Robinson

Sonda rígida de una sola luz, con punta redondeada o acodada, en cuya proximidad hay uno o más orificios. Se usa en sondajes temporales.

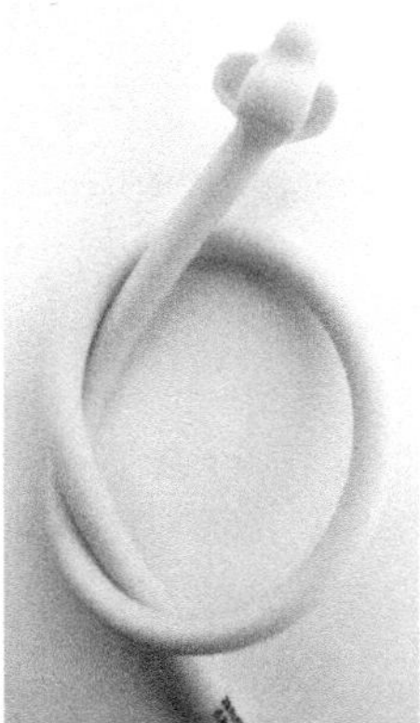

Pezzer

Sonda semirrígida y recta de una sola luz, con punta fungiforme, que puede tener dos o más orificios. Se inserta quirúrgicamente (sondaje permanente) y requiere una sutura en la piel para inmovilizarla. Se emplea en el drenaje vesical, en el suprapúbico y en el renal.

Malecot

Sonda semirrígida de una sola luz, con una punta similar a la de Pezzer, pero de orificios más grandes. Se inserta quirúrgicamente, y no se introduce en la uretra.

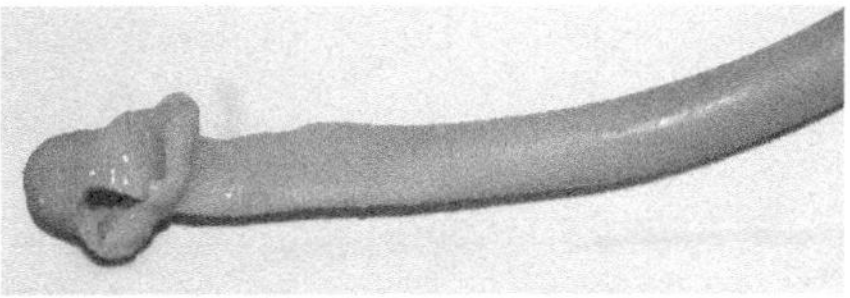

Foley

Sonda flexible que presenta una punta redondeada o acodada, con dos o tres luces en su interior. Una de ellas sirve para drenar la orina, otra para llenar el balón hinchable, situado en el extremo de la sonda, con agua o suero fisiológico, que permite el anclaje dentro de la vejiga, y la tercera (sonda de tres luces), se utiliza para la irrigación de la vejiga.

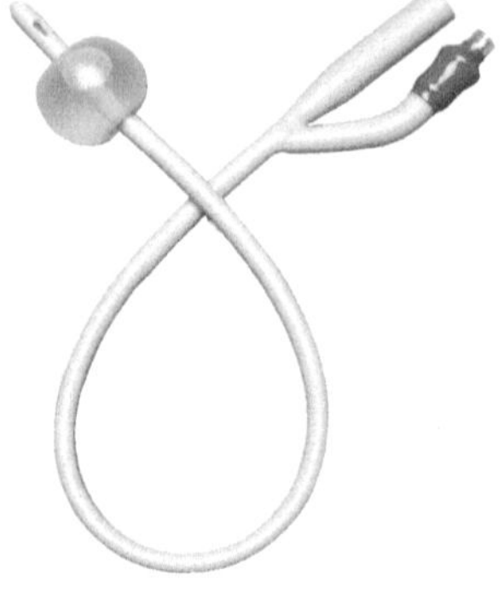

Cuidados del Técnico en Cuidados Auxiliares de Enfermería en el sondaje vesical

El sondaje vesical lo realizan las enfermeras. El auxiliar de enfermería puede ayudar preparando el equipo necesario y colaborando durante la realización del procedimiento:

- Mantener preparado todo el material y proporcionárselo a la enfermera cuando lo precise: Equipo para realizar el higiene genital (palangana con agua caliente, jabón, esponja y toalla), guantes desechables, guantes estériles, antiséptico, gasas estériles, paños estériles (uno fenestrado), pinza de disección, lubricante urológico anestésico, jeringa de 10 cc., Agua estéril o suero fisiológico, sonda vesical, bolsa de diuresis y soporte, batea, bolsa de basura, cinta adhesiva (para fijar al muslo), recipiente para toma de muestra (si es necesario), y bata y mascarilla opcional.
- Mantenimiento de la bolsa recolectora en las mejores condiciones de asepsia con el fin de prevenir la infección y facilitar el drenaje: comprobar que se encuentra por debajo del nivel de la vejiga en su soporte correspondiente y nunca en el suelo.
- Cambio de la bolsa recolectora o bolsa de diuresis cada vez que precise o dependiendo del protocolo del centro. Ésta se cambiará de la siguiente manera:
  - ▹ Se pinza la sonda con una pinza de Kocher, se pinza la bolsa y se desconecta.
  - ▹ Se debe colocar una gasa para apoyar la sonda. A continuación, se retira el tubo de la nueva bolsa y se conecta a la sonda vesical.
- Evitar acodos u obstrucciones en el tubo de drenaje.
- Lavar la zona perineal-genital la zona de contacto de la sonda, al menos dos veces al día, y utilizar después un antiséptico.

- Revisar periódicamente la sonda, para detectar obstrucciones y exudados.
- Registrar la ingestión y la eliminación.

3.3.1.2. Sondaje del aparato digestivo

Las sondas son tubos largos y huecos, de diferentes diámetros, que pueden ser rígidas, semirrígidas y flexibles. En su interior presentan una o más luces. El extremo distal tiene uno o más orificios y es el que queda dentro del aparato digestivo del paciente; el extremo proximal puede ser de diferentes colores, es el que queda en el exterior y el que manipulamos al prestar los cuidados que el paciente requiere.

Cada tipo de sonda tiene distinto calibre, lo que se identifica de manera general por un número que equivale a las unidades French o unidades francesas.

La elección de la sonda se hace en función del objetivo asistencial, la alimentación, los lavados, la administración de fármacos, la aspiración, el drenaje, etc., que se pretenda lograr y de las características fisiopatológicas del paciente.

Algunas de las sondas más empleadas en el sondaje del aparato digestivo son:

Sondas nasogástricas

Se introducen a través de la nariz o la boca hasta el estómago. Estas sondas son de goma o plástico y suelen medir de 76 a 125 cm de longitud.

- **Sonda de Levin**: es la más empleada. Es un tubo flexible, de goma o plástico, de una sola luz interior. Cuenta con un único orificio proximal o exterior, que suele estar reforzado con una conexión de diferentes colores (naranja, verde), específica del calibre, con un orificio central en la zona distal, o de inserción de la sonda, y varios orificios laterales. Se suele emplear en nutrición enteral, en lavados, en drenaje y en la recogida de muestras del contenido gástrico. En nutrición enteral cada vez se usa menos, dado que se está sustituyendo por sondas más finas y flexibles, por resultar menos traumáticas.
- **Sonda de Salem**: es una sonda nasogástrica de doble luz interior. Una de las luces permite la entrada de líquidos o la salida del contenido gástrico, y la otra (más fina) permite la entrada de aire para impedir que la sonda se pegue a la mucosa y la lesione. Se utiliza principalmente en el drenaje del contenido gástrico.
- **Sonda de Sengstaken-Blakemore**: es una sonda de material flexible que consta de dos balones (esofágico y gástrico). La más frecuente dispone de tres luces o vías: una para el llenado del balón esofágico, otra para el llenado del balón gástrico y la tercera luz es el conducto principal de la sonda gástrica. Cada luz tiene su propio color y su identificación. El balón esofágico se

llena con aire y tiene como misión comprimir las varices esofágicas. El balón gástrico se llena con aire o agua y permite comprimir las varices gástricas y mejorar el anclaje e inserción de la sonda. La luz que corresponde a la sonda gástrica es la mayor y permite eliminar o introducir sustancias del estómago.

Se emplea en pacientes que sangran activamente por varices esofágicas o gástricas (lo que se determina por endoscopia). Puede introducirse a través de la boca o de la nariz. Para esta misma aplicación terapéutica puede emplearse también la sonda de Linton-Nachlas.

Sondas nasoentéricas

Se introducen por la nariz hasta el intestino delgado (duodeno, yeyuno). Estas sondas son más largas, finas y flexibles que las nasogástricas, por lo que resultan menos irritantes. Suelen medir de 91 a 300 cm.

- **Sonda de Miller-Abbott**: es una sonda de doble luz o doble abertura, que en el extremo distal tiene varios orificios y un globo, y en el extremo proximal dos aberturas (una para hinchar y deshinchar el globo, y la otra para realizar el drenaje de las secreciones intestinales). Suele emplearse para recoger mues- tras, hacer irrigaciones y para drenaje de secreciones.
- **Sonda Nutrisoft**: es una sonda de una luz, provista de un lastre en el extremo distal (para facilitar su introducción) y varios orificios, y de un fiador metálico que facilita su inserción. Es flexible y de pequeño calibre. Suele emplearse en nutrición enteral.

Sondas rectales

Se introducen a través del ano hasta el intestino grueso (recto y colon). Suelen medir 30 cm y son de látex o de plástico.

Es un tubo más corto que las sondas anteriores, hueco y flexible o semirrígido, con un orificio distal grande y un único orificio proximal. Se emplea para la administración de enemas y para facilitar la evacuación de gases y de heces.

Existe otro tipo de sondas rectales que incorporan un balón distal y que se utilizan en la administración de enemas: de limpieza en un paciente inconsciente y de retención en radiodiagnóstico.

Procedimiento del sondaje nasogástrico

Consiste en la introducción de una sonda, a través de las fosas nasales o de la cavidad bucal, hasta el estómago con los siguientes fines:

- Alimentación: consiste en la introducción, a través de la sonda, de líquidos hasta el estómago mediante una jeringa u otro sistema de infusión. Este procedimiento se alterna con lavados intermitentes.

- Administrar medicación.
- Aspiración gástrica: el objetivo es vaciar el contenido del estómago u obtener muestras, conectando la sonda a un aparato de aspiración intermitente o continua. Suele hacerse en situaciones de postoperatorio.
- Irrigación y lavado de estómago: La irrigación consiste en introducir lentamente una solución salina en la sonda (30 ml), mediante una jeringa, lo que permite comprobar su permeabilidad. En caso de lavado, se inyectan aproximadamente 500 ml de solución de lavado o antídoto prescrito a través de la sonda, para limpiar o neutralizar el contenido gástrico. Puede hacerse tanto para situaciones de sangrado como de ingestión de sobredosis de fármacos.

El procedimiento de sondaje nasogástrico lo realiza la enfermera, con la ayuda del auxiliar de enfermería.

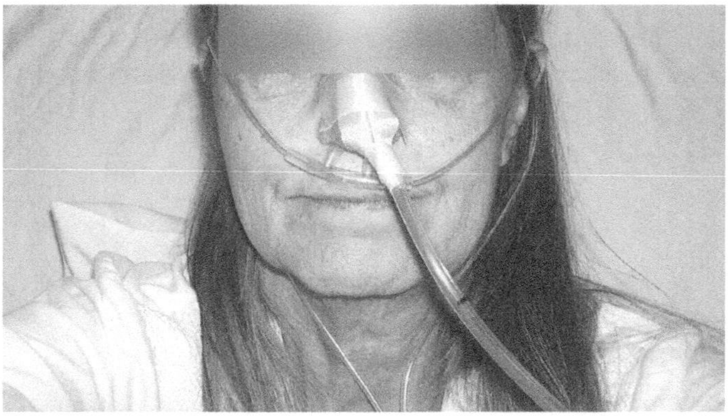

Materiales

- Guantes.
- Sonda digestiva del calibre adecuado (nasogástrica o nasoentérica). Si se trata de una sonda lastrada (nasoentérica), requerirá control radiológico.
- Lubricante hidrosoluble.
- Vaso de agua.
- Jeringa de 50 a 100 ml.
- Batea.
- Bolsa colectora terminal o sistema de aspiración.
- Esparadrapo hipoalérgico.
- Fonendoscopio.
- Depresor lingual.
- Tapón de sellado.

Procedimiento

- Lavarse las manos.
- Explicar al paciente lo que se va a hacer, pidiéndole su colaboración. Es importante conseguir su colaboración, pues así será menos traumático el procedimiento.
- Colocar al paciente en posición de Fowler alta si no hay contraindicación.
- Retirar las prótesis dentales si las tuviera.
- Ponerse los guantes.
- Calcular aproximadamente la longitud de sonda necesaria para llegar al estómago. Se realiza midiendo desde la punta de la nariz al lóbulo de la oreja, y desde aquí hasta el apéndice xifoides del esternón (NOX). Generalmente, las sondas poseen marcas orientadoras a los 45 y 55 cm.
- Lubricar el extremo distal de la sonda y colocar al paciente con la cabeza en hiperextensión para facilitar la introducción hacia la nasofaringe.
- Sujetar la sonda a unos 7,5 cm del extremo e introducirla en la fosa nasal con ayuda de la otra mano, empujando el tubo suavemente hacia adelante y hacia abajo, procurando evitar la lesión de los cornetes, por ser zonas muy vascularizadas.
- Coordinar la maniobra de introducción de la sonda con los movimientos de deglución del paciente; si éste colabora, darle pequeños sorbos de agua (ayudándose de una pajita): facilitará la progresión de la sonda.
- Si el paciente estuviera inconsciente, se ayuda la progresión con el laringoscopio y las pinzas de Magill. También puede ayudar flexionarle la cabeza hacia el pecho.
- Hacer avanzar la sonda al mismo tiempo que el paciente traga (son muy útiles los movimientos giratorios). Si se encuentra resistencia, tirar un poco del tubo e introducirlo cuidadosamente hacia abajo. Si en el nuevo intento la sonda continúa sin avanzar, será necesario consultar al médico.
- Comprobar la colocación de la sonda:
  - ▹ Colocar el extremo de la sonda en el interior de un vaso con agua y comprobar si burbujea. Esto indica su inserción en el aparato respiratorio.
  - ▹ Insuflar aire a través de la sonda y comprobar su entrada en el estómago mediante auscultación en el epigastrio al introducir 30 cm3, aproximadamente, de aire en embolada.
  - ▹ Aspirar con una jeringa una pequeña cantidad de contenido gástrico.
- Radiografía de tórax. Es el método más seguro, aunque no se suele utilizar.
- Fijar la sonda con esparadrapo hipoalérgico para evitar lesiones (úlceras por presión en el ala de la nariz).

- Según la finalidad del sondaje, dejar la sonda tapada o conectada a una bolsa colectora o de aspiración, o al sistema de nutrición.
- Acomodar al paciente.
- Recoger todo el material y ordenar la habitación.
- Lavarse las manos.
- Registrar la realización de la técnica en la historia de enfermería.

Procedimiento del sondaje rectal

Consiste en la introducción de una sonda a través del recto, con fines terapéuticos para eliminar gases acumulados, drenar el contenido líquido o semilíquido y administrar enemas, a veces con fines diagnósticos.

Materiales

- Guantes.
- Cuña.
- Toallas y papel higiénico.
- Sonda rectal.
- Lubricante hidrosoluble.
- Cinta adhesiva hipoalérgica.
- Hule o protector.
- Bolsa colectora o enema.
- Preparar el equipo y lavarse las manos.

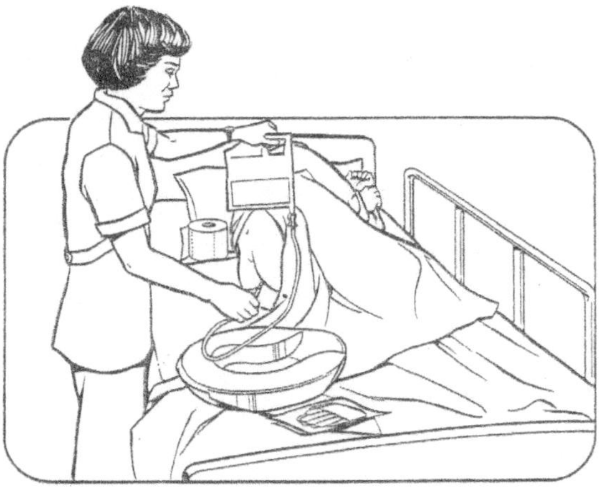

http://lofundamentaldeenfermeria.blogspot.com.es/2013/12/enemas.html

- Explicar al paciente lo que se va a hacer, pidiéndole que se relaje y respire tranquila y profundamente, lo que facilitará el procedimiento al relajar el esfínter anal.
- Ponerse los guantes.
- Proteger la cama y colocar al paciente en decúbito lateral izquierdo o Sims, con una pierna (la superior) ligeramente flexionada.
- Lubricar el extremo de la sonda.
- Con la mano izquierda (personas diestras) separar los glúteos del paciente y pedirle que inspire profundamente al tiempo que se introduce la sonda (de 7 a 10 cm) con movimientos circulares.
- Fijar la sonda al muslo del paciente con esparadrapo hipoalérgico.
- Poner el extremo exterior de la sonda en agua para comprobar si se forman burbujas por la eliminación del gas, en cuyo caso se conecta a una bolsa colectora de gases si ésta es su indicación. Si se ha insertado para introducir un enema, realizar esta técnica a continuación.
- Finalizado el procedimiento, retirar la sonda, recoger el material y realizar el lavado perineal, si se precisa.
- Ordenar la habitación y lavarse las manos.
- Registrar la técnica en la historia de enfermería. En el drenaje de contenido fecal anotar su cantidad y características.

3.4. Ostomías

Se entiende por ostomía cualquier intervención quirúrgica por la que se abre un orificio artificialmente de forma que se pone en contacto una víscera, órgano, etc. con el exterior.

El estoma es el orificio en sí, el orificio producto de una ostomía. El objetivo de las ostomías puede ser:

- Nutrir al paciente.
- Permitir su respiración.
- Recuperar la función eliminatoria (vesical, intestinal, etc.).

Las ostomías toman el nombre de las zonas del cuerpo en las que se localizan (gastrostomía, yeyunostomía, etc.), pero a parte de ello, las ostomías pueden ser:

- **Temporales**: Como la propia palabra lo dice, tienen una duración limitada y determinada, la mayoría de veces en espera que se recupere un órgano afectado generalmente por una intervención quirúrgica.

- **Permanentes o definitivos**: Cuando la enfermedad o afectación del órgano es tan grave que no se va a solucionar con una intervención quirúrgica o, ésta no es factible o viable.

3.4.1. Tipos de ostomías

Ostomías gastrointestinales

- Estomas de nutrición: Esofagostomía, Gastrostomía, Yeyunostomía.
- Estomas de eliminación: Ileostomía continente (Bolsa de Kocke), Ileostomía incontinente (de Brooke), Cecostomía, Colostomía, Sigmoidostomía.

Ostomías urológicas

A través de ellas derivamos la orina desde la zona donde se encuentre insertada hacia la pared abdominal.

Clasificación de las urostomías:

- Nefrostomías (Comunicación directa del riñón con la piel).
- Ureterostomías (los uréteres se abocan al exterior de la pared abdominal o a los laterales del abdomen). Estas estomas suelen ser pequeños y tener un flujo continuo; además de ello pueden ser unilaterales (que se aboque un solo uréter) o bilaterales (que se aboquen ambos).
- Transuretero-Ureterostomía en Y (Se hace una Y con ambos uréteres de forma que ambos desemboquen en un solo conducto).
- Ureteroileostomía o Bricker.

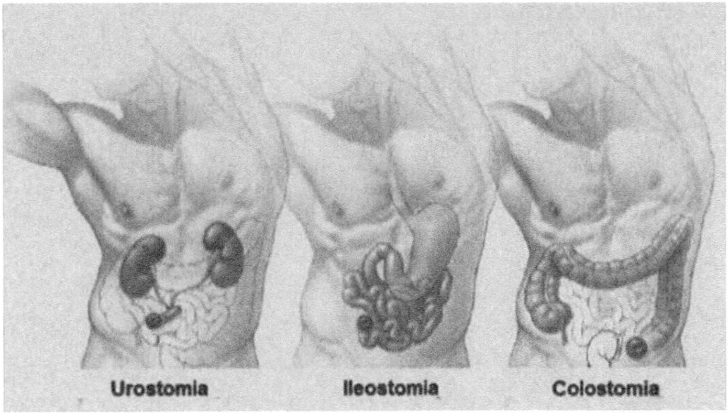

Ostomías de alimentación

- Gastrostomía: Exteriorización del estómago a la pared abdominal. Utilizado en pediatría.
- Yeyunostomía: Exteriorización a nivel del intestino delgado. Puede ser de dos tipos: exteriorización bajo sonda con función de alimentación (con ubicación similar a una gastrostomía de alimentación); o salida directa a piel, cuando se da en situaciones debidas a dehiscencias de anastomosis.

3.4.2. Cuidados de las ostomías

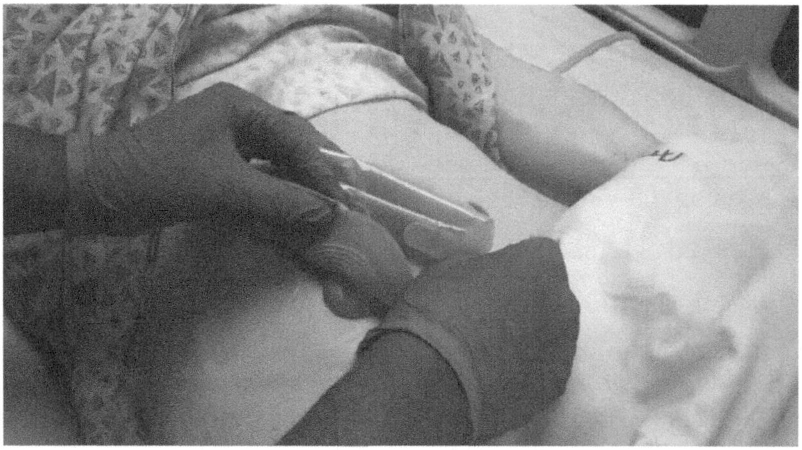

a) Objetivo

Mantener la integridad del estoma y de la piel periestomal en condiciones de higiene en el paciente ostomizado.

b) Material

- Bolsas para drenaje de ostomía.
- Bolsa para residuos.
- Empapador-cubrecamas.
- Gasas.
- Guantes estériles y no estériles.
- Jabón neutro.

- Batea.
- Carro de curas.
- Palangana.
- Tijeras.
- Toalla.
- Registros de Enfermería.

c) Procedimiento

- Realizar el lavado de manos.
- Preparar el material.
- Preservar la intimidad del paciente.
- Informar al paciente.
- Colocar al paciente en posición de decúbito supino con el abdomen descubierto.
- Colocarse los guantes.
- Proteger la ropa de la cama con un salvacamas.
- Retirar de forma suave la bolsa usada sin realizar tracciones de la piel, desde la parte superior a la inferior, para evitar que se derrame el contenido de ésta.
- Retirar los restos de heces con una gasa humedecida con agua.
- Limpiar el estoma y la zona circundante con agua templada y si es necesario, utilizar un jabón neutro suave.
- Secar bien el estoma y la piel circundante.
- Observar el aspecto del estoma y la zona de alrededor, que debe tener un aspecto sonrosado y húmedo.
- Seleccionar la bolsa adecuada a las características de la ostomía (abiertas, cerradas, de dos piezas, etc.).
- Dejar 2 ó 3 mm entre la barra del estoma y la bolsa.
- Pegar la bolsa pegando el adhesivo desde la parte inferior a la superior.
- Desechar los guantes.
- Dejar al paciente en posición cómoda y adecuada permitiendo el fácil acceso al timbre y objetos personales.
- Retirar al material.
- Anotar en los registros: cantidad, aspecto, textura, color de las heces y aspecto del estoma.

d) Observaciones

- Si la bolsa hay que cambiarla con frecuencia, se aconseja utilizar sistemas de doble pieza, que están compuestos por la placa aro-bolsa colectora o por un dispositivo de una pieza abierta con pinza, para así evitar la dermatitis de la piel circundante.
- En la ileostomía se tendrá especial cuidado de la piel circundante. Se podrá utilizar pomada protectora.
- Las bolsas se cambiarán cuantas veces sean necesarias si presentan fugas.

3.4.3. Complicaciones

a) Inmediatas

Necrosis, hemorragia, dehiscencia, edema, infecciones periestomales, oclusión, perforación y/o fistulización y evisceración.

b) Tardías

Prolapso, estenosis, granuloma, retracción, hiperplasia epitelial, lesiones iatrogénicas y dermatitis periestomal.

3.5. Enemas

Se define como enema la introducción de una disolución en el recto o en la parte inferior del colon. Pueden utilizarse para limpiar, extraer sólidos o gases de la parte inferior del intestino y administrar soluciones que deban ser retenidas. Según la finalidad con la que se apliquen, se pueden clasificar en enemas evacuadores o de limpieza y enemas de retención.

- **Enema de limpieza**: Se administrarán para favorecer la eliminación de las heces. Producen un estímulo sobre la pared intestinal favoreciendo el aumento del peristaltismo. Se prescriben para el estreñimiento, para limpieza para prueba radiológica, previa a la realización de una endoscopia o de una intervención quirúrgica. Existen varios tipos: de agua jabonosa; de suero salino; comerciales desechables.
- **Enema de retención**: Este tipo de enema deben retenerse el tiempo necesario pautado por el médico (generalmente 30 min.).

Consideraciones

- Al administrar medicación por esta vía hay que recordar que su absorción es muy rápida.
- Las sondas rectales deben ser suaves y flexibles con una o dos aberturas al final, a través de las cuales salga la solución.
- La cantidad de solución dependerá de la clase de enema, de la edad y del tamaño de la persona (bebés 250 ml. o menos; en niños 300-500 ml.; adultos 750-1000 ml).
- La temperatura de la solución será de unos 37 °C. (Sólo en los casos en que hay que bajar la temperatura se pondrá a 35 °C).

Procedimiento

Preparar al paciente

- Es necesaria la colaboración del paciente, por ello, explicaremos en que va a consistir el procedimiento.
- Colocaremos al paciente en decúbito lateral izquierdo, con la pierna derecha flexionada.

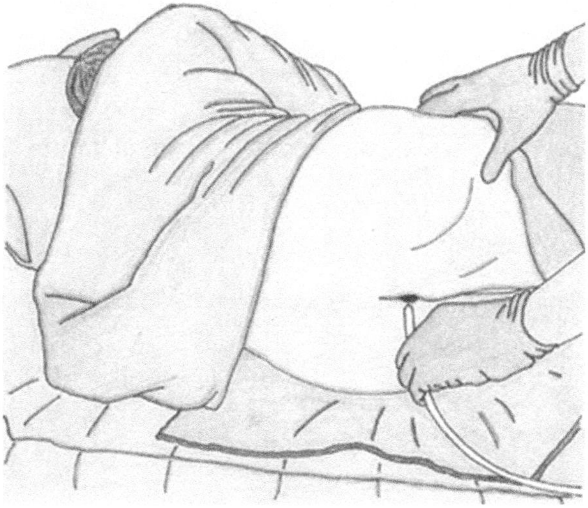

Preparar el equipo

- Lubricar la sonda, conectarla al equipo y dejar fluir un poco de la solución para eliminar el aire de la sonda después pinzar el tubo.

Ponerse los guantes e insertar la sonda

- Insertar la sonda en el recto (de 7 a 10 cm en adultos, de 3 a 4 en niños), suave y lentamente, en dirección al ombligo. Si se encuentra resistencia pedir al paciente que realice una inspiración profunda y dejar entrar una pequeña cantidad de la solución, con el fin de que se relaje el esfínter.

Administrar lentamente la solución del enema

- Elevar el envase de la solución (no más de 30 cm por encima del recto) y abrir la pinza para que empiece a pasar la solución. Si el paciente se queja durante el procedimiento, pinzar la sonda unos segundos, posteriormente continuar a un flujo más lento (cuanto más elevado más rápido pasará). Después de administrar la solución se pinza el tubo y se extrae la sonda.

Animar al paciente a que retenga el enema

- Si la persona es incontinente le ayudaremos a retener el enema apretando sus nalgas firmemente.
- El tiempo de retención es variable, dependiendo del tipo de enema, generalmente se mantiene unos 10 minutos. Durante este tiempo debe permanecer tumbado.
- Ayudar al paciente en la defecación. Colocándole en una posición cómoda sobre la cuña.
- El paciente puede utilizar el inodoro si sus condiciones se lo permiten y no hay que observar, medir o tomar una muestra de las heces

Registrar el procedimiento

- El tipo de enema administrado, volumen de lo expulsado, características.

Tema 20

Cadena epidemiológica de la infección nosocomial. Barreras higiénicas. Consecuencias de las infecciones nosocomiales

Rodio ediciones

Índice esquemático

1. CADENA EPIDEMIOLÓGICA DE LA INFECCIÓN NOSOCOMIAL

1.1. Definición de infección nosocomial

La atención de los pacientes se dispensa en establecimientos que comprenden desde Centros de Salud muy bien equipados y hospitales universitarios con tecnología avanzada hasta unidades de atención primaria únicamente con servicios básicos. A pesar del progreso alcanzado en la atención hospitalaria y de salud pública, siguen manifestándose infecciones en pacientes hospitalizados, que también pueden afectar al personal de los hospitales.

Las infecciones contraídas en los establecimientos de atención de salud están entre las principales causas de defunción y de aumento de la morbilidad en pacientes hospitalizados. Son una pesada carga para el paciente y para el sistema de salud pública.

La **infección nosocomial** (IN) tradicionalmente se ha definido como "una infección contraída en el hospital por un paciente internado por una razón distinta de esa infección. Una infección que se presenta en un paciente internado en un hospital o en otro establecimiento de atención de salud en quien la infección no se había manifestado ni estaba en período de incubación en el momento del internado. Comprende las infecciones contraídas en el hospital, pero manifiestas después del alta hospitalaria y también las infecciones ocupacionales del personal del establecimiento.

Actualmente, se habla de Infecciones Relacionadas con la Asistencia Sanitaria (IRAS), se definen como "aquellas que se adquieren o desarrollan como consecuencia de la atención sanitaria".

Desde el punto de vista de la vigilancia epidemiológica, los *Centers for Disease Control and Prevention* (CDC) americanos la han definido como:

> "Todo cuadro clínico, localizado o sistémico, que es el resultado de una reacción adversa debida a la presencia de uno o varios agentes infecciosos o sus toxinas, sin evidencia de que estuviese presente o en fase de incubación en el momento del ingreso hospitalario"

1.1.1. Epidemiología de las IN

Hoy en día, las IN siguen siendo la complicación más frecuente en pacientes hospitalizados. Entre un 5-10% de todos los pacientes ingresados en los hospitales desarrollarán una o más infecciones como consecuencia de su ingreso o de los distintos procedimientos diagnósticos-terapéuticos recibidos. Esto supone que en EE.UU., aproximadamente, 2 millones de pacientes cada año adquirirán una infección, de los que 90.000 fallecerán como consecuencia directa de la misma, con un coste añadido estimado de 35.700 a 45.000 millones de dólares por año.

Las infecciones nosocomiales agravan la discapacidad funcional y la tensión emocional del paciente y, en algunos casos, pueden ocasionar trastornos discapacitantes que reducen la calidad de la vida. Son una de las principales causas de defunción. Los costos económicos son enormes. Una estadía prolongada de los pacientes infectados es el mayor factor contribuyente al costo.

Un estudio mostró que el aumento general del período de hospitalización de los pacientes con infecciones de heridas quirúrgicas fue de 8,2 días y osciló entre 3 días en casos de una intervención quirúrgica ginecológica, 9,9, una general y 19,8, una ortopédica.

Una estadía prolongada aumenta no solo los costos directos para los pacientes sino también los indirectos por causa del trabajo perdido. El mayor uso de medicamentos, la necesidad de aislamiento y el uso de más estudios de laboratorio y otros con fines de diagnóstico también elevan los costos. Las infecciones nosocomiales agravan el desequilibrio existente entre la asignación de recursos para atención primaria y secundaria al desviar escasos fondos hacia el tratamiento de afecciones potencialmente prevenibles.

En España los datos del Proyecto EPINE (Estudio de Prevalencia de las Infecciones Nosocomiales en España), que consiste en una encuesta de prevalencia anual en la mayoría de los hospitales de agudos del país, nos confirma en el año 2013 el descenso de las infecciones hospitalarias, con una frecuencia de infecciones nosocomiales de 6,60%; es decir, de cada 100 pacientes ingresados cinco sufren una infección durante su estancia en el hospital, siendo éste el mejor resultado recogido en toda la historia del estudio

En la gráfica podemos ver la evolución de los resultados de EPINE desde 1990 al 2008.

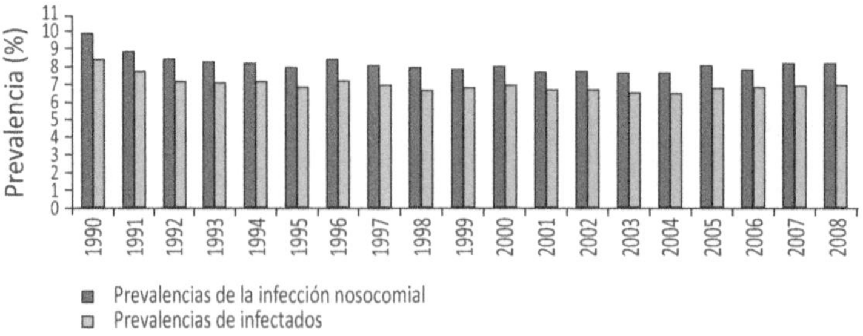

Evolución de las prevalencias de infección nosocomial y de pacientes con infección nosocomial. Estudio EPINE 1990-2008

Estas cifras varían en función del tipo de hospital, siendo más elevadas en los hospitales de tercer nivel o universitarios (de más de 500 camas) debido a la mayor gravedad de la enfermedad de base de los pacientes ingresados y a la mayor complejidad de las técnicas diagnósticas y terapéuticas utilizadas. Las Unidades de Cuidados Intensivos (UCI), con prevalencias entre el 30 y el 40%, son las áreas con mayores tasas de infección, mientras que las cifras de prevalencia más bajas se producen en las áreas de pediatría y ginecología-obstetricia.

Las infecciones del sitio quirúrgico (ISQ), las infecciones del tracto respiratorio bajo, incluidas las neumonías relacionadas con la ventilación mecánica (NRVM), las infecciones del tracto urinario (ITU) y las bacteriemias constituyen aproximadamente el 80% de todas las infecciones relacionadas con la asistencia sanitaria en nuestro ámbito; se ha detectado un aumento de la infección del sitio quirúrgico y del tracto respiratorio y, de tal forma que las prevalencias de infección prácticamente se han igualado en las 3 localizaciones, suponiendo cada una de ellas aproximadamente un 20% del total de las infecciones nosocomiales.

Los datos del EPINE de 2008 mostraron la siguiente distribución: 22,5% la infección respiratoria, 21,4% la urinaria, 20,6% la quirúrgica y 15,4% la bacteriemia.

Según datos de EPINE de 2013, vemos que la distribución ha cambiado, siendo las infecciones quirúrgicas (26,36%) las primeras, seguidas de las respiratorias (20,85%), urinarias (18,58%) y bacteriemias relacionadas con catéter (12,56%).

Uno de los datos más preocupantes que revela el EPINE durante los últimos años es el alto consumo de antibióticos, donde se evidencia que aproximadamente un 50% de los pacientes ingresados están recibiendo antibioterapia mientras que en la Unión Europea, el consumo medio no llega al 40%. Dado que el uso elevado de antibióticos está relacionado con el aumento de infecciones por bacterias resistentes, éste será uno de los puntos clave a observar en los sucesivos estudios.

1.1.2. Etiología de las IN

La etiología de las infecciones hospitalarias ha experimentado una constante evolución en los últimos 40 años. Aunque los microorganismos gramnegativos, como Enterobacterias y Pseudomonas aeruginosa siguen siendo los agentes causales más frecuentes, durante las últimas décadas se ha producido un aumento considerable de otros patógenos nosocomiales.

En los años 80 se asistió al resurgimiento de los estafilococos, con la aparición de cepas resistentes a la meticilina, y comenzaron a surgir los estafilococos coagulasa negativos multirresistentes.

Durante la década de 1990 las nuevas pautas de terapia antibiótica, que frecuentemente incluyen el uso de varios antimicrobianos, favorecieron el incremento de estafilococos coagulasa negativos, hongos oportunistas y gérmenes multirresistentes, y la aparición de brotes de infección, como los producidos por S. aureus resistentes a la meticilina (SARM), Enterococcus spp. con resistencias a la ampicilina, gentamicina y otros aminoglucósidos, Acinetobacter baumannii en la UCI o Aspergillus spp. en quirófanos.

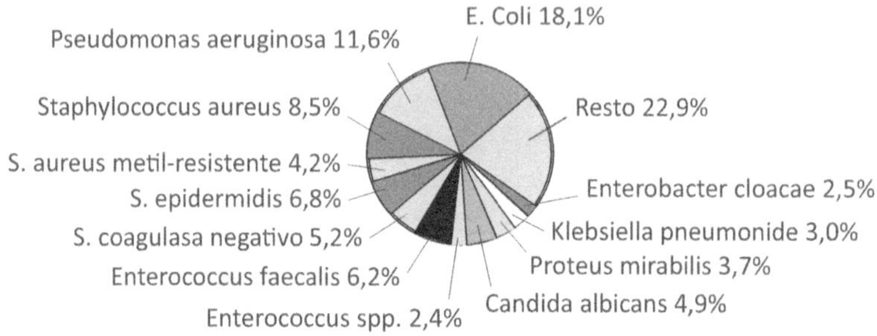

Microorganismos aislados en infección nosocomial.
Estudio EPINE, datos agregados 1990-2008.

Últimamente se está asistiendo al incremento de las infecciones producidas por bacilos gramnegativos productores de beta-lactamasas de espectro extendido (BLEE) (especialmente E. coli y K. pneumoniae) y Ps. Aeruginosa multirresistente.

Según los datos del estudio EPINE, los gérmenes con mayor prevalencia en los hospitales españoles en el año 2013 fueron: Escherichia coli, Pseudomonas aeruginosas, Staphylococcus aureus, Enterococcus faecalis, Staphylococcus epidermidis y Klepsiella pneumoniae

1.1.3. Factores predisponentes de las IN

Uno de los principales objetivos de los programas de vigilancia es la identificación de subgrupos de pacientes que presentan una mayor probabilidad de desarrollar una IRAS, para así detectar la población diana susceptible de implantar las medidas de prevención más adecuadas.

La probabilidad de que un paciente se infecte depende de tres componentes fundamentales:

- El riesgo endógeno del enfermo.
- La modificación del riesgo endógeno por los tratamientos y otros procedimientos derivados de la hospitalización.

- La mayor o menor exposición a microorganismos potencialmente patógenos.

Debe resaltarse la importancia que tiene el contagio a través de las manos del personal sanitario, que sigue siendo el principal mecanismo de transmisión.

1.1.4. Factores de riesgo intrínsecos

Los factores de riesgo intrínseco o dependientes del paciente no sólo reducen la resistencia a la infección, sino que también condicionan el tipo de infección, fundamentalmente en cuanto a su localización y etiología. Entre ellos, los principales descritos son:

- La edad.
- La enfermedad de base del paciente.
- Determinadas enfermedades crónicas.
- Y todo aquello que conlleve un deterioro del sistema inmunitario.

Estos factores no son modificables, aunque su conocimiento permite la actuación de forma preventiva sobre dichos pacientes.

1.1.5. Factores de riesgo extrínsecos

Son aquellos derivados de la hospitalización e incluyen tanto las maniobras diagnóstico-terapéuticas a las que se somete a los pacientes como el medio ambiente que lo rodea.

Las infecciones más frecuentes son aquellas relacionadas con dispositivos médicos, como la ventilación mecánica, los catéteres vasculares o las sondas urinarias y/o con los procedimientos quirúrgicos. Los profesionales sanitarios también son un agente epidemiológico muy importante en la cadena de transmisión de la infección nosocomial, pudiendo ser el reservorio y/o fuente de infección. Además tienen un papel primordial en la prevención y el control de la misma, ya que sobre ellos pesa la responsabilidad de garantizar una adecuada higiene hospitalaria y el cumplimiento de las medidas de prevención.

2. BARRERAS HIGIÉNICAS

Las medidas de limpieza, desinfección y esterilización constituyen la base de la higiene hospitalaria. Así que todo el personal debe conocer, aplicar y controlar de forma estricta este tipo de medidas.

Dichas medidas deben estar protocolizadas y debemos ser estrictos al ejecutarlos y no saltarnos ningún paso.

2.1. Higiene de Manos

La higiene de manos es la medida más importante para la prevención y control de las infecciones nosocomiales, además de una medida básica de protección del personal sanitario.

La forma más frecuente de transmisión de microorganismos patógenos entre pacientes se produce a través de ***las manos del personal sanitario*** (transmisión cruzada).

La "fuente" de estos microorganismos la forman no sólo los pacientes con infecciones producidas por estos microorganismos, sino también aquellos pacientes que están colonizados (en la piel, aparato respiratorio, digestivo, secreciones, etc) por los mismos y en esos momentos no muestran síntomas o signos de infección.

Otra fuente de adquisición de microorganismos en las manos del personal son las superficies de mobiliario, aparatos, utensilios, enseres, etc. que están en contacto directo con el paciente infectado o portador.

Para evitar la transmisión de microorganismos entre pacientes debe utilizarse de manera adecuada un producto que elimine la "flora transitoria" (microorganismos que se adquieren tras el contacto con un medio contaminado y que contaminan las manos de manera transitoria) es decir, una descontaminación de las manos.

2.1.1. Técnica de Higiene de Manos

A. Cuando se descontaminan las manos con una solución alcohólica, aplicar el producto en la palma de una mano y frotar ambas manos, cubriendo toda la superficie de las manos y dedos hasta que las manos estén secas (IB). Seguir las instrucciones del fabricante acerca de la cantidad de producto que haya que utilizar.

B. Cuando se lavan las manos con agua y jabón, mojar primero las manos con agua, aplicar luego, la cantidad de producto recomendado por el fabricante y frotar vigorosamente ambas manos juntas, durante al menos 15 segundos, cubriendo toda la superficie de las manos y dedos. Enjuagar las manos con agua y secarlas completamente con papel de secado desechable. Usar el papel de secado para cerrar el grifo. Evitar el uso de agua caliente, debido a que la exposición repetida al agua caliente puede aumentar el riesgo de dermatitis (IB).

C. Cuando se lavan las manos con agua y jabón, éste se puede utilizar en forma líquida o en polvo. No se recomienda usar jabón en barra, si en caso excepcional se utiliza, se debe tener en cuenta que la jabonera facilite el drenaje y se deben usar barras pequeñas (II).

D. No se recomiendan las toallas de tela de uso múltiple o las de tipo de rollo (II).

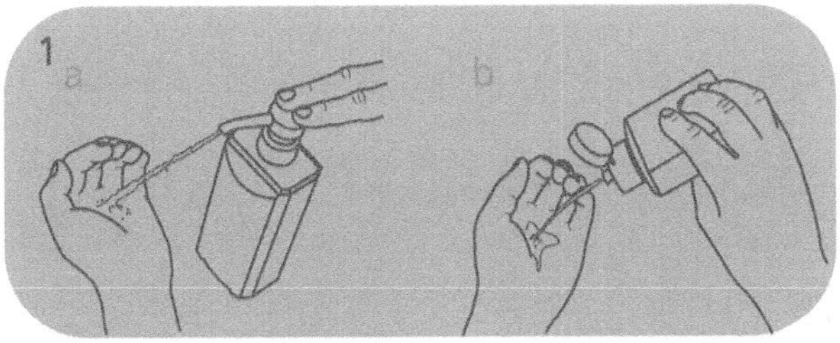

Deposite en la palma de la mano una dosis de producto suficiente para cubrir toda la superficie a tratar.

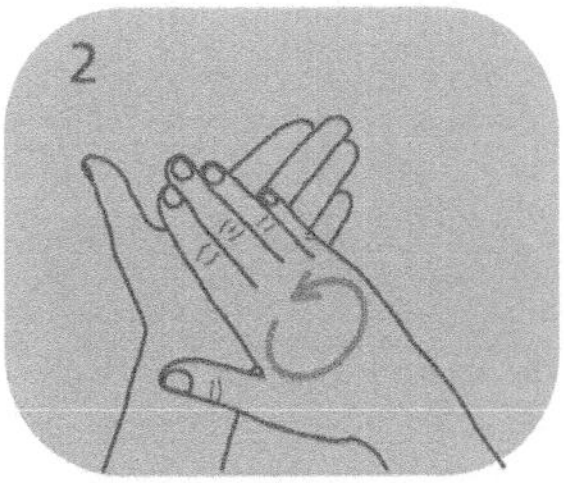

Frótese las palmas de las manos entre sí.

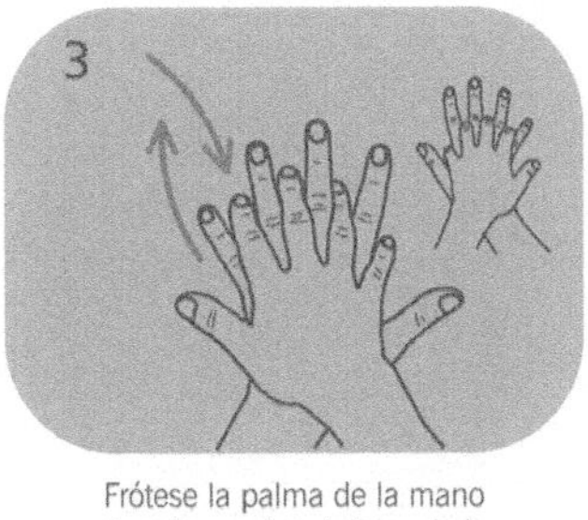

Frótese la palma de la mano derecha contra el dorso de la mano izquierda entrelazando los dedos, y viceversa.

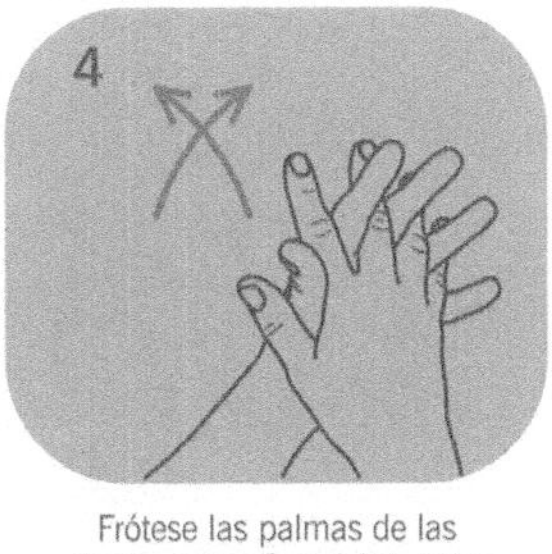

Frótese las palmas de las manos entre sí, con los dedos entrelazados.

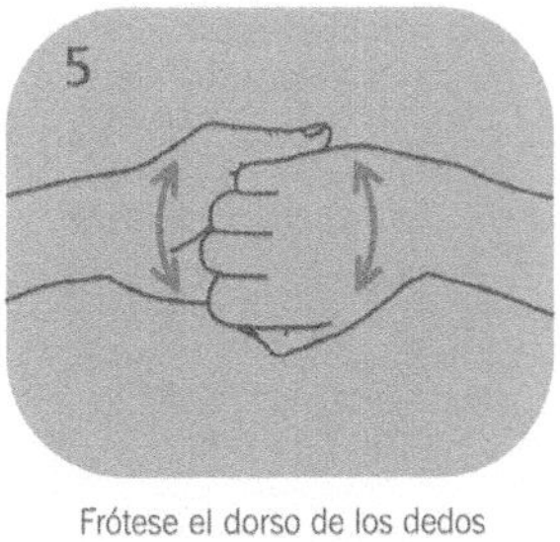

Frótese el dorso de los dedos de una mano con la palma de la mano opuesta, agarrándose los dedos.

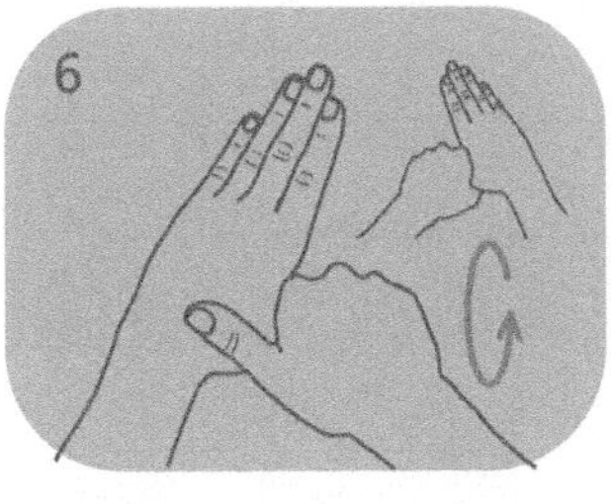

Frótese con un movimiento de rotación el pulgar izquierdo atrapándolo con la palma de la mano derecha, y viceversa.

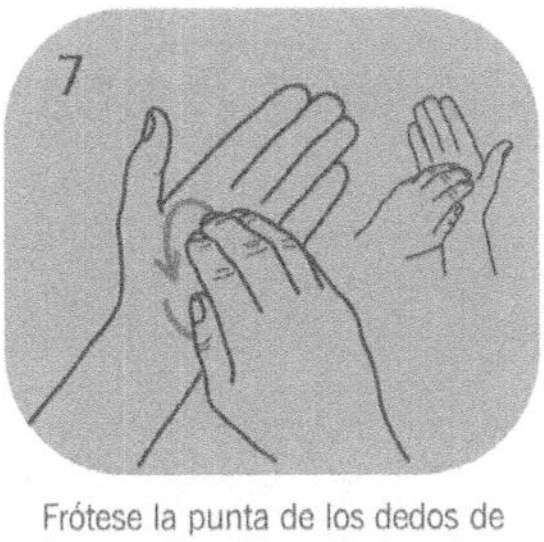

Frótese la punta de los dedos de la mano derecha contra la palma de la mano izquierda, haciendo un movimiento de rotación, y viceversa.

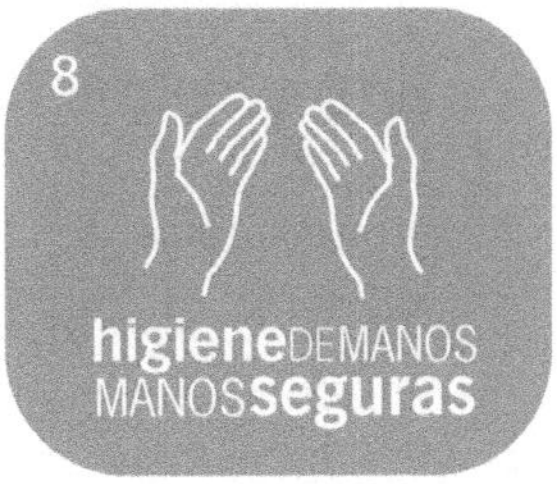

... una vez secas, sus manos son seguras.

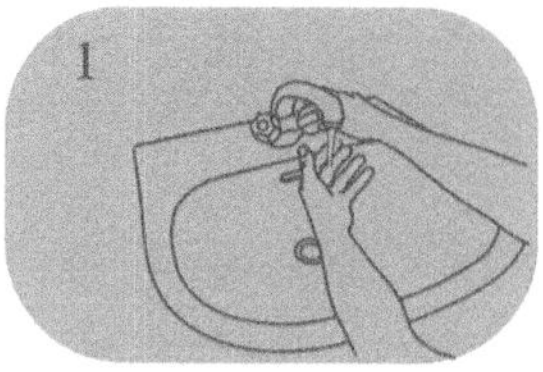

Mójese las manos con agua.

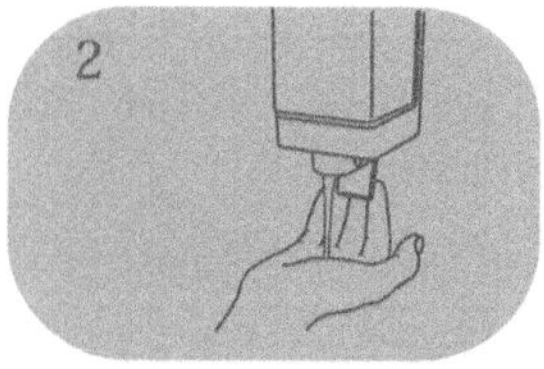

Deposite suficiente jabón para cubrir toda la superficie de las manos.

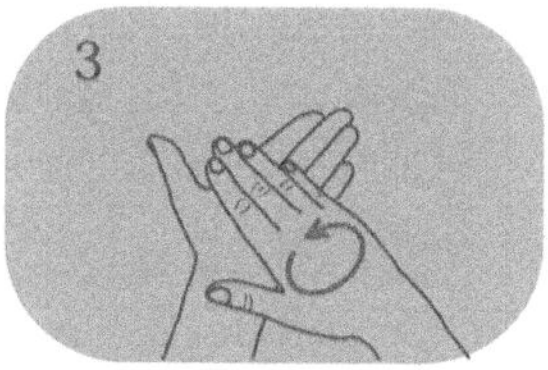

Frótese las palmas de las manos entre sí.

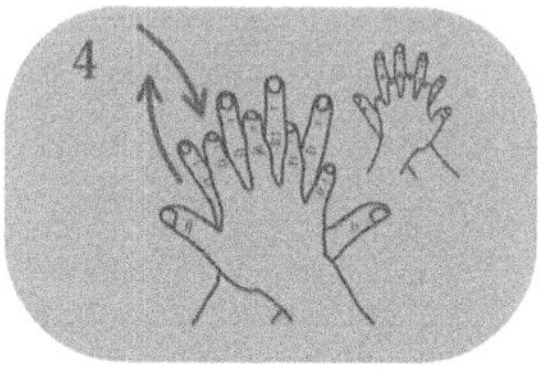

Frótese la palma de la mano derecha contra el dorso de la mano izquierda entrelazando los dedos, y viceversa.

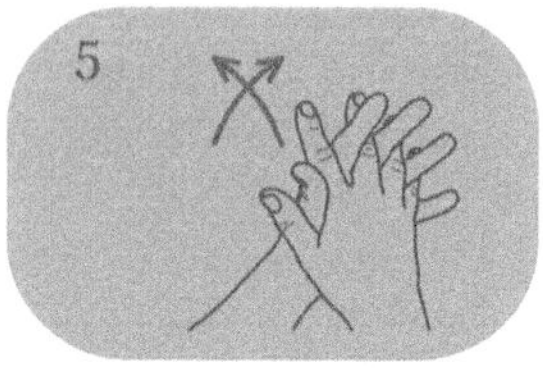

Frótese las palmas de las manos entre sí, con los dedos.

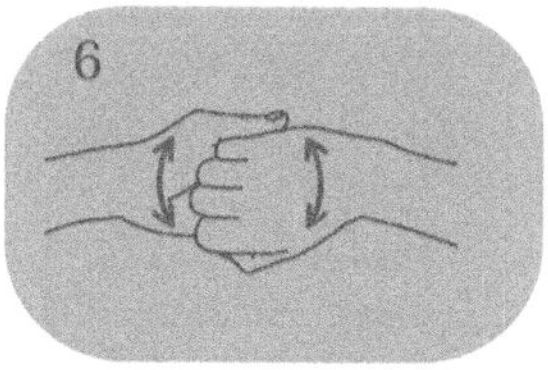

Frótese el dorso de los dedos de una mano con la palma de la mano opuesta, agarrándose los dedos.

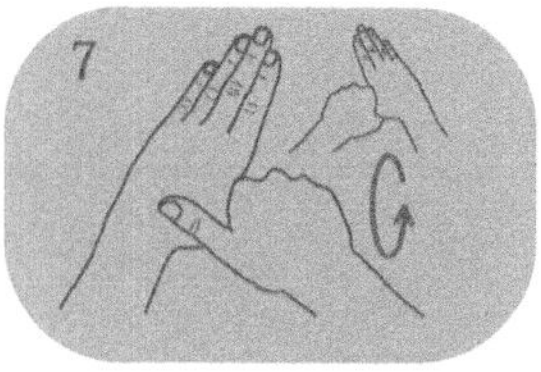

Frótese con un movimiento de rotación el pulgar izquierdo atrapándolo con la palma de la mano derecha, y viceversa.

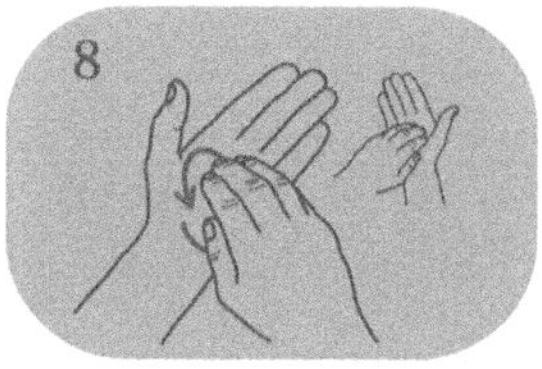

Frótese la punta de los dedos de la mano derecha contra la palma de la mano izquierda, haciendo un movimiento de rotación, y viceversa.

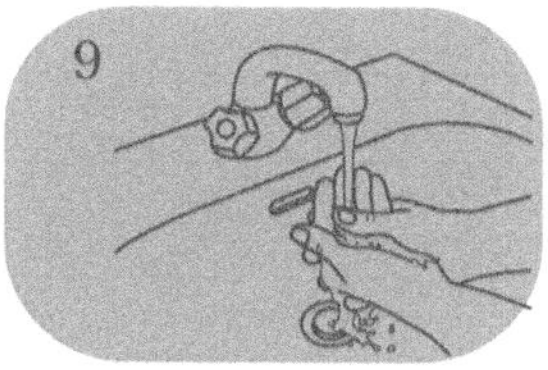

Enjuáguese las manos con agua.

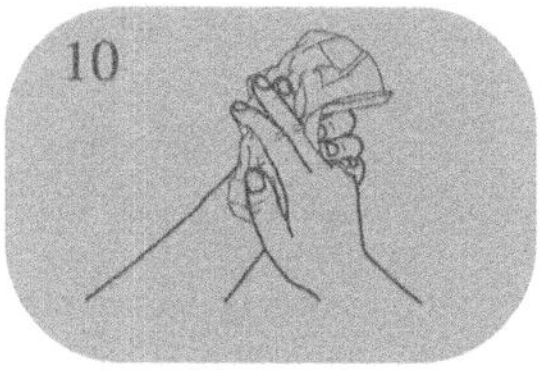

Séquelas con una toalla de un solo uso.

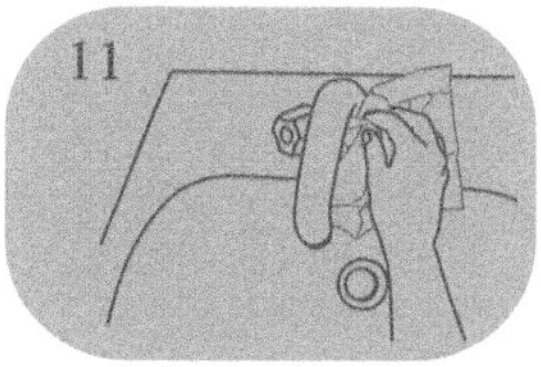

Sírvase de la toalla para cerrar el grifo.

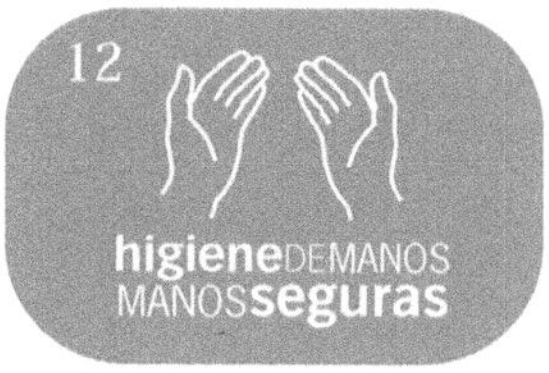

... y sus manos son seguras.

2.2. Higiene de Manos Quirúrgica

A. Quitar anillos, relojes y pulseras antes de comenzar el lavado (II).

B. Retirar los restos de debajo de las uñas utilizando un cepillo de uñas y agua corriente (II).

C. Cuando se va a realizar un procedimiento quirúrgico se recomienda la antisepsia de las manos con jabón antiséptico (IB).

D. Cuando se va a realizar un procedimiento quirúrgico se deben frotar las manos y antebrazos con jabón antiséptico durante el tiempo recomendado por el fabricante, generalmente entre 2 y 6 minutos. Mayor tiempo de frotamiento (p.e.: 10 minutos) no es necesario (IB).

E. Cuando se use una solución de base alcohólica de actividad persistente, se deben seguir las instrucciones del fabricante. Antes de aplicar la solución alcohólica, se deben lavar las manos y antebrazos con jabón y secarlos completamente. Tras la aplicación de la solución se debe esperar, antes de ponerse los guantes, a que las manos y antebrazos estén completamente secos (IB).

F. Prestar atención especial a la desinfección de uñas, borde periungueal, dedos y pliegues interdigitales.

2.3. Uso de guantes

En las últimas décadas se ha producido una sobreutilización de los guantes en los cuidados sanitarios, por una incorrecta interpretación de las llamadas medidas de precaución estándar o universal (absolutamente necesarias para evitar la infección del personal sanitario a partir de infecciones de los pacientes, sobre todo de virus hematógenos como el VIH y el VHC).

Los guantes si no se utilizan correctamente, es decir, cambiándolos entre pacientes, pueden actuar como vehículos de transmisión de microorganismos.

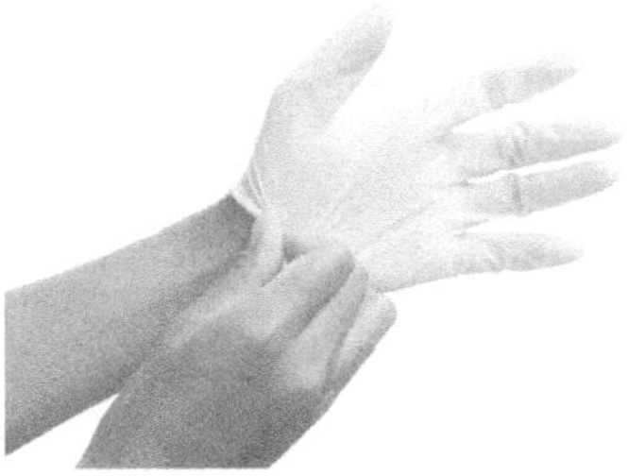

Por tanto, tan importante como una correcta higiene de manos es una adecuada utilización de guantes, no usándolos cuando no es necesario y cambiándolos entre pacientes, distintas zonas del mismo paciente, etc.

Recordar:

- Deben utilizarse guantes cuando pueda existir contacto con sangre, secreciones, fluidos corporales, piel no intacta o mucosas de un paciente.
- Debe evitarse el uso de guantes en situaciones no recomendadas, debido a que puede olvidarse cambiarlos entre pacientes. Específicamente, debe evitarse circular con guantes.

- Deben retirarse los guantes después del contacto con el paciente y desecharlos (no lavarlos entre pacientes).
- Cuando es necesario utilizarlos, los guantes deben cambiarse siempre entre pacientes, y entre áreas "contaminadas" y "no contaminadas" del mismo paciente.
- El uso de guantes no evita en ningún caso la necesidad de descontaminación de manos. Por tanto, aunque se hayan utilizado, debe realizarse descontaminación de manos entre pacientes al retirarse éstos.

3. CONSECUENCIAS DE LAS INFECCIONES NOSOCOMIALES

Las infecciones nosocomiales constituyen un riesgo permanente de la asistencia sanitaria, con una notable repercusión en morbilidad, estancias y costos.

La infección nosocomial, como problema de salud, tiene un impacto económico, humano y social, no solamente en el paciente, sino también en su proyección en la comunidad.

- **Impacto humano**.
  - ▹ Daño físico y psicológico del paciente durante su complicación.
  - ▹ Secuelas irreversibles orgánicas y funcionales.
  - ▹ Pérdida de órganos vitales.
  - ▹ Pérdida de la vida.
  - ▹ Daño psicológico en la familia y amistades.
- **Impacto social**.
  - ▹ Afectación personal y de la familia del paciente infectado (económica, psicológica y social).
  - ▹ Gastos sanitarios extra, que redundarían en otra actividad útil.
  - ▹ Procesos legales de acusaciones y otros litigios.
  - ▹ Pérdida de prestigio del personal de salud y de las instituciones involucradas.
- **Impacto económico**.
  - ▹ Aumento del costo hospitalario
  - ▹ Pérdida de trabajo, disminución de la producción y de la productividad.
  - ▹ Pérdida de salario e ingresos familiares del afectado (días no trabajados, peritaje, jubilación).

- Utilización del recurso material y humano calificado en detrimento de otras actividades de la salud.
- Costos hospitalarios extraordinarios, que corresponderían a otra actividad útil.

La infección nosocomial entendida como una complicación de la asistencia sanitaria, encaja dentro de la definición de evento adverso, y como tal ha sido uno de los sucesos más frecuentes observados en los estudios realizados sobre esta materia, como el *Harvard Medical Practice Study* o el Estudio Nacional sobre los Efectos Adversos ligados a la Hospitalización (ENEAS) realizado en nuestro país. En este último, las infecciones nosocomiales representaron el 25,3% del total de eventos adversos detectados, siendo el segundo más frecuente después de los relacionados con la medicación.

Hoy en día se considera la vigilancia y control de las Infecciones relacionadas con la Asistencia Sanitaria (IRAS) como un componente crítico de la seguridad clínica y una prioridad dentro de las políticas de calidad y seguridad del paciente. Así, la organización Mundial de la Salud (OMS) ha promovido que el primer reto de la Alianza Mundial para la Seguridad del Paciente para los próximos años sea precisamente la IRAS y, en nuestro país, el Plan Nacional de Calidad para el Sistema Nacional de Salud también ha incorporado entre sus líneas estratégicas la prevención de la infección nosocomial.

Auxiliar de Enfermería

Servicio de Salud de Castilla-La Mancha (SESCAM)

Temario Específico y Test
Volumen 1

Test

Rodio ediciones

Test del tema 6

eRodio ediciones

1. El Plan de la JCCM-SESCAM que pretende y tiene como objetivo garantizar una serie de aspectos clínicos-asistenciales, de cuidados, seguridad, dignidad e intimidad derivados del análisis y respuesta de un sistema experto es:

a) El Plan PERSEO.
b) El Plan DIGNIFICA.
c) El Sistema Experto.
d) El Plan de Recursos Humanos.

2. Para el correcto seguimiento y conocimiento de todas las actuaciones por parte de los ciudadanos en un afán de transparencia y responsabilidad sobre el desarrollo del Plan Dignifica, mensualmente se emitirá un informe a:

a) Al Consejo de Sanidad de la JCCM.
b) Al Consejo de Gobierno de la JCCM.
c) Al Director-Gerente del SESCAM.
d) Al Ministro de Sanidad.

3. ¿Para que se ha creado el Plan DIGNIFICA específicamente?

a) Para aumentar la calidad del sistema sanitario.
b) Para acortar las listas de espera en exclusiva.
c) Para dotar de humanización a los centros sanitarios públicos.
d) Para reducir costes presupuestarios.

4. El eje del Plan DIGNIFICA es:

a) El Paciente.
b) Los Profesionales sanitarios.
c) El sistema sanitario en su conjunto.
d) El SESCAM específicamente.

5. Bajo el paraguas del Plan DIGNIFICA, la Consejería de Sanidad de Castilla-La Mancha desarrolla paralelamente ¿qué actuaciones?

a) El Plan Perseo.
b) Las Redes de Expertos.
c) Las Escuelas de Pacientes.
d) b y c son correctas.

6. Inicialmente, el Plan DIGNIFICA nació para dar respuesta inmediata:

a) A los colapsos que se sufren periódicamente en los servicios de urgencia hospitalaria.
b) Evitar colas innecesarias en la atención primaria.

c) Acortar el tiempo de estancia en la hospitalización.
d) Para todas las anteriores.

7. Entre las cinco líneas estratégicas del Plan DIGNIFICA se encuentra:
a) Mejorar la información y comunicación con el paciente.
b) Ofrecer una atención integral e integrada.
c) Humanización de espacios y confort.
d) Las tres anteriores son líneas estratégicas del Plan Dignifica.

8. El modelo holístico de atención sanitaria del Paciente y su familia supone:
a) Considerar a cada individuo "individualmente"
b) Considerar su enfermedad de forma aislada, especifica.
c) Considerar el hombre en todas sus partes, cuerpo, psique, valores, cultura social, es decir, globalmente, de forma integral.
d) Todas son falsas.

9. La idea básica de la Enfermería Holística, en los términos básicos aceptados por la Comunidad Científica, es:
a) Toda práctica de enfermería donde la curación a la persona como un todo es su meta.
b) La atención personalizada al paciente.
c) Permitir el acompañamiento al paciente, para mejorar el proceso de curación.
d) Atender al paciente, focalizando en exclusiva su patología.

10. Respecto a la técnica de estudio de estratificación de crónicos surge el concepto de "estratificar" que consiste:
a) En segmentar los pacientes crónicos que tienes a tu cargo en función de la no utilización de los servicios asistenciales.
b) En segmentar los pacientes crónicos que tienes a tu cargo en función del uso que hacen de los servicios asistenciales y su coste.
c) En agrupar los pacientes ordinarios que tienes a tu cargo en función del uso que hacen de los servicios asistenciales.
d) En agrupar por edad los pacientes del sistema sanitario.

11. El Modelo Kaiser de estratificación de crónicos define a los pacientes sanos con o sin factores de riesgo, con actividades para ello promoción y prevención en el:
a) Nivel 0. b) Nivel 1. c) Nivel 2. d) Nivel 3.

12. Según el modelo de la Pirámide de Kaiser, el nivel 3, más alto de pacientes complejos, requiere la presencia de:

a) 1-2 enfermedades crónicas.
b) 3-4 enfermedades crónicas.
c) ≥5 enfermedades crónicas.
d) 9-10 enfermedades crónicas.

13. Conforme el modelo de la Pirámide de Kaiser, el nivel de gestión de la enfermedad para pacientes de alto riesgo es:

a) Nivel 0. b) Nivel 1. c) Nivel 2. d) Nivel 3.

14. Dentro de las estrategias para el abordaje de la cronicidad en el sistema nacional de salud, se desglosan o describen varas líneas generales, indique cual es una de ellas:

a) Empezar a desarrollar actividades complementarias independientes del SNS y utilizar recursos de la comunidad para tener un paciente más informado.
b) Impulsar cambios organizativos para buscar nuevas formas de organización, como las consultas grupales, no sólo individuales.
c) Unificar la toma de decisiones en la práctica clínica y hacerla homogénea.
d) Todas las anteriores son correctas.

15. Como fórmula para Potenciar y desarrollar el Plan DIGNIFICA, la JCCM, a través del SESCAM, está desarrollando desde 2015:

a) La Red de Expertos y profesionales.
b) La participación ciudadana en el Consejo de salud.
c) Los buzones de sugerencias y reclamaciones.
d) Las escuelas de pacientes de todas las patologías.

Solución al test del tema 6

1. b) El Plan DIGNIFICA.
2. b) Al Consejo de Gobierno de la JCCM.
3. c) Para dotar de humanización a los centros sanitarios públicos.
4. a) El Paciente.
5. d) b y c son correctas.
6. a) A los colapsos que se sufren periódicamente en los servicios de urgencia hospitalaria.
7. d) Las tres anteriores son líneas estratégicas del Plan Dignifica.
8. c) Considerar el hombre en todas sus partes, cuerpo, psique, valores, cultura social, es decir, globalmente, de forma integral.
9. a) Toda práctica de enfermería donde la curación a la persona como un todo es su meta.
10. b) En segmentar los pacientes crónicos que tienes a tu cargo en función del uso que hacen de los servicios asistenciales y su coste.
11. a) Nivel 0.
12. c) ≥5 enfermedades crónicas.
13. c) Nivel 2.
14. d) Todas las anteriores son correctas.
15. a) La Red de Expertos y profesionales.

Test del tema 7

eRodio ediciones

1. **Marca de estas alternativas la que no corresponda con un trabajo correcto del Auxiliar de Enfermería:**
   a) Formalidad, cumpliendo con seriedad y puntualidad sus obligaciones, tanto a nivel del paciente como de los compañeros.
   b) Consideración: tratando al enfermo con amabilidad y teniendo en cuenta sus sentimientos físicos y emocionales.
   c) Amabilidad: trato agradable con el paciente, controlándose su estado emotivo y sensaciones.
   d) No exceder la Empatía profesional: procurando no ver las cosas desde el punto de vista del paciente, y mantener una distancia del profesional al paciente, nunca ponerse en su lugar.

2. **Indica, de estas frases, la que no es correcta, referida a la buena imagen que debe de tener un Auxiliar.**
   a) El uniforme debe estar limpio, planchado y sin roturas. El calzado debe de ser blanco, cómodo, limpio y silencioso. No usar joyas durante el trabajo.
   b) El uniforme debe estar limpio, planchado y sin roturas. El calzado cómodo, limpio y silencioso. Se pueden usar joyas y complementos de vestir durante el trabajo.
   c) Para una buena imagen, el uniforme debe estar limpio, planchado y sin roturas. El calzado cómodo, limpio y silencioso. No usar joyas durante el trabajo.
   d) Ninguna es correcta.

3. **Señala la respuesta errónea, con respecto a las funciones del Auxiliar:**
   a) Prepara al enfermo para las exploraciones que correspondan.
   b) Ayuda a la administración de medicamentos bajo la supervisión de enfermería.
   c) Debe administrar medicación vía parenteral.
   d) Coloca sondas y enemas.

4. **¿Cuál es la definición de un equipo APS?**
   a) Se define como el grupo de personas que realizan diversas funciones, con una metodología individual.
   b) Se define como el grupo de personas que realizan diversas funciones, con una metodología compartida y dirigida a un objetivo común.
   c) Se define como el grupo de personas que realizan diversas funciones, todas ellas individuales, y dirigidas cada una a distintos objetivos sanitarios.
   d) Ninguna es correcta.

5. **¿Cuánto tiempo debe de pasar desde que el equipo APS se organiza para analizar objetivos, los métodos de trabajo, tareas, responsabilidades etc antes del inicio de las actividades asistenciales?**
   a) No puede ser inferior a un día.
   b) No puede ser inferir a una semana.
   c) No puede ser inferior a un mes.
   d) No puede ser inferior a un mes, aunque en la práctica no siempre es así.

6. **Indica de estas opciones la que no se corresponde con un tipo de equipo APS:**
   a) Equipo intrínseco.
   b) Equipo funcional.
   c) Unidad de Atención Familiar.
   d) Unidad de atención al componente de APS.

7. **Indica cuál es la respuesta correcta sobre los factores que influyen en la composición del equipo APS:**
   a) Situación política, económica y la infraestructura sanitaria:
   b) Necesidades de salud.
   c) Disponibilidad de profesionales sanitarios titulados.
   d) Todas son correctas.

8. **Marca la respuesta correcta:**
   a) En España, se ha establecido una división de responsabilidades entre los médicos que atienden a los adultos y los pediatras.
   b) En España, se ha establecido una división de responsabilidades entre los médicos que atienden a los adultos, los pediatras y los médicos que atienden a enfermos de la tercera edad.
   c) En España, se ha establecido una división de responsabilidades entre los médicos que atienden a los adultos y los pediatras.
   d) En España, el médico de familia actúa sobre toda la población a su cargo, independientemente de la edad de sus miembros.

9. **Indica la respuesta correcta:**
   a) Las funciones y actividades de cada componente APS, no se han de delimitar por su titulación, sino por la propia competencia y necesidades de la población.
   b) Las funciones y actividades de cada componente APS, se han de delimitar por su titulación.

c) Las funciones y actividades de cada componente APS, no se han de delimitar por su titulación, sino por acuerdos establecidos dentro del propio equipo APS.
d) Ninguna es correcta.

10. ¿Cuál de las siguientes respuestas no corresponda con un tipo de organización básica de los equipos APS?
a) Asistencia a demanda.
b) Programada.
c) Urgente.
d) Individual programada.

11. Señala cuál de estas respuestas no es un objetivo del trabajo interdisciplinario:
a) Asistencia.
b) Promoción de la salud.
c) Prevención de los accidentes.
d) Prevención de la enfermedad.

12. Marca cuáles son los niveles de actuación de un equipo APS:
a) Atención primaria.
b) Atención primaria y secundaria.
c) Atención primaria, secundaria y terciaria.
d) Ninguna es correcta.

13. Indica, de estas opciones, cuál no corresponde con una clasificación de Hospital:
a) Hospitales Generales Básicos.
b) Hospitales Generales de Especialidades.
c) Hospitales Generales con otros centros adscritos.
d) Hospitales privados.

14. Señala el significado de las siglas AVD:
a) Actividades de la vida dentro del hospital.
b) Actividades de la vida diaria.
c) Activos dentro del Hospital.
d) Ninguna es correcta.

15. ¿Cuál de estas respuestas no corresponde con una AVD básica?
a) Alimentación.
b) Aseo.
c) Movilización.
d) Limpiar y organizar la casa.

16 ¿Qué escala es la más utilizada para medir, en un paciente, el grado de AVD básica?

a) Norton.
b) Campbell.
c) Katz.
d) Wagner

17. Marca, de las opciones de abajo, la que no corresponda con una AVD Instrumental:

a) Contención de esfínteres.
b) Telefonear.
c) Uso de transporte.
d) Manejar dinero.

18. ¿Qué grado de dependencia tiene un paciente que, en la escala de valoración o Indice de Katz, obtiene un 6 de puntuación?

a) Paciente dependiente.
b) Paciente dependiente total.
c) Paciente muy dependiente.
d) Paciente no dependiente.

19. ¿A qué grado de dependencia corresponde la puntuación 41-60 en la escala o indice de Barthel por un paciente?

a) Dependencia parcial.
b) Dependencia moderada.
c) Dependencia grave.
d) Dependencia total.

Solución al test del tema 7

1. d) No exceder la Empatía profesional: procurando no ver las cosas desde el punto de vista del paciente, y mantener una distancia del profesional al paciente, nunca ponerse en su lugar.

2. c) Para una buena imagen, el uniforme debe estar limpio, planchado y sin roturas. El calzado cómodo, limpio y silencioso. No usar joyas durante el trabajo.

3. c) Debe administrar medicación vía parenteral.

4. b) Se define como el grupo de personas que realizan diversas funciones, con una metodología compartida y dirigida a un objetivo común.

5. d) No puede ser inferior a un mes, aunque en la práctica no siempre es así.

6. d) Unidad de atención al componente de APS.

7. d) Todas son correctas.

8. a) En España, se ha establecido una división de responsabilidades entre los médicos que atienden a los adultos y los pediatras.

9. a) Las funciones y actividades de cada componente APS, no se han de delimitar por su titulación, sino por la propia competencia y necesidades de la población.

10. d) Individual programada.

11. c) Prevención de los accidentes.

12. c) Atención primaria, secundaria y terciaria.

13. d) Hospitales privados.

14. b) Actividades de la vida diaria.

15. d) Limpiar y organizar la casa.

16 c) Katz.

17. a) Contención de esfínteres.

18. d) Paciente no dependiente.

19. b) Dependencia moderada.

Test del tema 8

eRodio ediciones

1. **El consentimiento informado, de acuerdo con la definición prevista en el art. 3 de la Ley 41/2002 de 14 de noviembre, consiste en:**
   a) La conformidad que debe prestar obligatoriamente por escrito de un paciente, manifestada en el pleno uso de sus facultades antes de recibir la información adecuada, para que tenga lugar una actuación que afecta a su salud.
   b) La conformidad libre, voluntaria y consciente de un paciente, manifestada en el pleno uso de sus facultades antes de recibir la información adecuada, para que tenga lugar una actuación que afecta a su salud.
   c) La conformidad libre, voluntaria y consciente de un paciente, manifestada en el pleno uso de sus facultades después de recibir la información adecuada, para que tenga lugar una actuación que afecta a su salud.
   d) La disconformidad libre, voluntaria y consciente de un paciente, manifestada en el pleno uso de sus facultades antes de recibir la información adecuada, para que tenga lugar una actuación que afecta a su salud.

2. **Según establece la Ley 41/2002, de Autonomía del Paciente, ha de constar siempre por escrito:**
   a) La información al paciente.
   b) El consentimiento informado.
   c) La aceptación del tratamiento.
   d) La negativa al tratamiento.

3. **La renuncia del paciente a recibir información:**
   a) No se reconoce por la Ley.
   b) Está limitada por el interés de la salud del propio paciente.
   c) No está limitada por el interés de la salud de terceros.
   d) Ninguna de las anteriores es correcta.

4. **Cuando el paciente no sea capaz de tomar decisiones, a criterio del médico responsable de la asistencia, o su estado físico o psíquico no le permita hacerse cargo de su situación, y no pueda prestar el consentimiento informado. Si el paciente carece de representante legal:**
   a) El consentimiento lo prestarán las personas vinculadas a él por razones familiares o de hecho.
   b) El consentimiento no se prestará.
   c) Tendrán en ese mismo acto nombrar representante legal.
   d) El médico es quien de forma personal lo decida.

5. **El Consentimiento informado, se prestará por escrito en los casos siguientes:**
   a) Intervención quirúrgica.
   b) Procedimientos diagnósticos y terapéuticos invasores.

c) En general, aplicación de procedimientos que suponen riesgos o inconvenientes de notoria y previsible repercusión negativa sobre la salud del paciente.
d) En todos los casos anteriores.

6. La Ley 41/2002, de Autonomía del paciente, establece que; como regla general, el consentimiento se manifestará en forma:
a) Verbal.
b) Escrita.
c) Ante testigos.
d) Documental.

7. El soporte de cualquier tipo o clase que contiene un conjunto de datos e informaciones de carácter asistencial es lo que se llama para la Ley 41/2002:
a) Historia clínica.
b) Documentación clínica.
c) Información clínica.
d) Ninguna de las respuestas es correcta.

8. La historia clínica deberá realizarse bajo criterios de:
a) Autonomía.
b) Unidad e integración.
c) Garantía de acceso en soporte informático.
d) Claridad y gestión.

9. Se denomina Informe de alta médica:
a) Al documento emitido por el médico responsable en un centro sanitario al iniciar cada proceso asistencial de un paciente, que especifica los datos de éste, un resumen de su historial clínico, la actividad asistencial prestada, el diagnóstico y las recomendaciones terapéuticas.
b) Al documento emitido por el médico responsable en un centro sanitario al finalizar cada proceso asistencial de un paciente, que especifica los datos de éste, un resumen de su historial clínico, la actividad asistencial prestada, el diagnóstico y las recomendaciones terapéuticas.
c) Al documento emitido por el paciente al finalizar cada proceso asistencial de un paciente, que especifica los datos de éste, un resumen de su historial clínico, la actividad asistencial prestada, el diagnóstico y las recomendaciones terapéuticas.
d) Al documento emitido por el médico responsable en un centro sanitario al finalizar cada proceso asistencial de un paciente, que especifica los datos de éste, la totalidad de su historial clínico, la actividad asistencial prestada, el diagnóstico y las recomendaciones terapéuticas.

10. Según señala la Ley 41/2002, el paciente tiene derecho a recibir un informe de alta:
a) Sólo si ha existido ingreso hospitalario.
b) Previa solicitud.
c) A la finalización del proceso asistencial.
d) En cuyo contenido mínimo habrán de figurar, entre otros, datos de información sanitaria epidemiológica.

11. La Ley 41/2002 tiene por objeto la regulación de los derechos y obligaciones de:
a) Los pacientes.
b) Los usuarios y profesionales
c) De los centros y servicios sanitarios, públicos y privados, en materia de autonomía del paciente y de información y documentación clínica.
d) Todas las respuestas son ciertas.

12. Según el artículo 2 de la Ley 41/2002 ¿Qué orientará toda la actividad encaminada a obtener, utilizar, archivar, custodiar y transmitir la información y la documentación clínica?
a) La dignidad de la persona humana.
b) El respeto a la autonomía de su voluntad.
c) El respeto a su intimidad.
d) Todas las respuestas son ciertas.

13. Según establece la Ley 41/2002 de Autonomía del paciente, el paciente o usuario tiene derecho a decidir libremente entre las opciones clínicas disponibles después de recibir:
a) Información completa.
b) Información adecuada.
c) Información documental.
d) Información escrita.

14. De acuerdo con el artículo 17.4 de la Ley 41/2002, la gestión de la historia clínica por los centros con pacientes hospitalizados, o por los que atiendan a un número suficiente de pacientes bajo cualquier otra modalidad asistencial, según el criterio de los servicios de salud, se realizará a través de la unidad de admisión y documentación clínica, encargada de integrar en un solo archivo las historias clínicas. La custodia de dichas historias clínicas estará bajo la responsabilidad de:
a) Del paciente.
b) Del médico responsable.
c) Del personal Administrativo.
d) La dirección del centro sanitario.

15. El derecho del paciente a no ser informado:

a) No está reconocido por la Ley.

b) Podrá restringirse en cualquier momento.

c) Podrá restringirse cuando será estrictamente necesario en beneficio del paciente.

d) Sólo podrá ejercitarse si el paciente designa a un familiar o a otra persona a la que se le facilite la información.

16. Tal y como establece la Ley 41/2002 , de Autonomía del Paciente, en cada caso de que el paciente no acepte el tratamiento se le propondrá que firme el alta voluntaria y si no la firma la Dirección del Centro:

a) Puede disponer el alta forzosa.

b) No está reconocida la negativa al tratamiento por parte de los pacientes.

c) Mantendrá el ingreso por período mínimo de cinco días naturales.

d) Firmará en su nombre el alta involuntaria.

Solución al test del tema 8

1. c) La conformidad libre, voluntaria y consciente de un paciente, manifestada en el pleno uso de sus facultades después de recibir la información adecuada, para que tenga lugar una actuación que afecta a su salud.

2. d) La negativa al tratamiento.

3. b) Está limitada por el interés de la salud del propio paciente.

4. a) El consentimiento lo prestarán las personas vinculadas a él por razones familiares o de hecho.

5. d) En todos los casos anteriores.

6. a) Verbal.

7. b) Documentación clínica.

8. b) Unidad e integración.

9. b) Al documento emitido por el médico responsable en un centro sanitario al finalizar cada proceso asistencial de un paciente, que especifica los datos de éste, un resumen de su historial clínico, la actividad asistencial prestada, el diagnóstico y las recomendaciones terapéuticas.

10. c) A la finalización del proceso asistencial.

11. d) Todas las respuestas son ciertas.

12. d) Todas las respuestas son ciertas.

13. b) Información adecuada.

14. d) La dirección del centro sanitario.

15. c) Podrá restringirse cuando será estrictamente necesario en beneficio del paciente.

16. a) Puede disponer el alta forzosa.

Test del tema 9

eRodio ediciones

1. ¿Qué problemas trata la bioética?

a) Problemas éticos, problemas de investigación, problemas ambientales y problemas sociales.
b) Problemas de investigación científica, problemas ecológicos, problemas éticos e influencia social y política.
c) Problemas ecológicos, problemas ambientales, problemas de investigación científica y problemas éticos.
d) Influencia social y política, problemas de investigación científica, problemas éticos y problemas ambientales.

2. Según el principio de autonomía los profesionales están obligados a:

a) No engañar sobre el diagnóstico, pronóstico y calidad de vida resultante del tratamiento propuesto a menos que el paciente manifieste su deseo a no saber
b) Proporcionar al paciente toda la información relevante que le permita tomar decisiones con conocimiento de causa.
c) Facilitar la comunicación utilizando un lenguaje comprensible y sabiendo escuchar con la actitud de querer comprender su situación, deseos y preferencias.
d) Todas son correctas.

3. Principios de la Bioética:

a) Justicia, maleficencia, beneficencia, moralidad, justicia, autonomía.
b) Veracidad, fidelidad, justicia, autonomía, maleficencia, beneficencia.
c) Veracidad, justicia, moralidad, beneficencia, fidelidad, maleficencia.
d) Justicia, maleficencia, fidelidad, moralidad, autonomía, fidelidad.

4. El Comité de Investigación de Reproducción Celular fue creado:

a) Ley Orgánica 9/1985, de 5 de julio.
b) Artículo 6 de la Ley 7/2003, de 20 de octubre.
c) Artículo 8 de la Ley 1/2007, de 16 de marzo.
d) Todas son falsas.

5. ¿Qué se denomina maternalismo enfermero?

a) La relación sanitario-paciente en el caso de enfermería.
b) La relación sanitario- paciente en el caso de médicos.
c) La relación sanitario-paciente en el caso de todo el personal sanitario.
d) Todas son falsas.

6. Una acción goza de intencionalidad cuando es seguida de acuerdo con un plan. Se distinguen en ella tres niveles. Indique cuál de ellos lo es:

a) Lo deseado que estaría ubicado en el nivel de conciencia.
b) Lo querido en el nivel de la reflexión.
c) Lo hecho intencionalmente que se correspondería con un plan de acción.
d) Todas son verdaderas.

7. Dentro del Principio de Justicia sus valores son:

a) Igualdad de oportunidades, Transparencia, Equidad en la distribución de recursos.
b) Equidad intergeneracional, No transparencia, Eficiencia.
c) Responsabilidad social corporativa, Eficacia.
d) Equidad en la distribución de recursos, Eficacia, Transparencia.

8. ¿Qué significan las siglas LET?

a) Letargo del Equilibrio, Tratamiento.
b) Limitación del Esfuerzo al Tratamiento.
c) Limitación del Esfuerzo Terapéutico.
d) Letargo del Equilibrio Terapéutico.

9. Al conjunto de competencias que, como profesional, se debe reunir en un puesto de trabajo, se le conoce como:

a) Mapa Autonómico.
b) Mapa de Competencias.
c) Mapa Profesional.
d) Mapa de Responsabilidad.

10. La Directiva 95/46/CE del Parlamento europeo y del Consejo de la Unión Europea de 24 de octubre de 1995, relativa a la protección de las personas físicas en lo que respecta al tratamiento de datos personales y a la libre circulación de los mismos, es una Normativa relacionada con el secreto profesional y la confidencialidad de ámbito:

a) Nacional.
b) Administrativo.
c) Laboral.
d) Comunitario.

11. ¿Quién utilizó por primera vez el término de bioética en el año 1970?

a) Protter.
b) Reich.
c) Mill.
d) Todas son falsas.

12. ¿Qué significa "primum non nocere"?

a) Maligno.
b) No daño.
c) No mal.
d) No dañar.

13. Según el Principio de Veracidad, el profesional antes de iniciar la atención a cada paciente debería responder:

a) ¿Cómo puedo mitigar su sufrimiento?
b) ¿Qué es lo mejor para proporcionarle la óptima calidad de vida, en correspondencia con su estado?
c) A y B son ciertas.
d) Todas son falsas.

14. ¿Qué significa Xenotrasplante?

a) Donante y receptor distinto pero de la misma especie.
b) Donante y receptor distinto y de distinta especie.
c) Donante y receptor son la misma persona y de la misma especie.
d) Donante y receptor son la misma persona y de distinta especie.

15. ¿Quién hizo la siguiente afirmación "el agente autónomo es aquel que está autodirigido, en vez de aquel que sigue los mandatos de otros"?

a) Mill.
b) Potter.
c) Macklin.
d) Beauchamp.

16. Ley Orgánica 9/1985, de 5 de julio, de despenalización del aborto, está dentro del tipo de aborto:

a) Todas son verdaderas.
b) No punible o despenalizado.
c) Punible o penalizado.
d) Todas son falsas.

17. El Comité de Investigación con Preembriones Humanos fue creado:

a) Artículo 6 de la Ley 7/2003, de 20 de octubre.
b) Artículo 16 de la Ley 7/2003, de 20 de octubre.
c) Artículo 26 de la Ley 7/2003, de 20 de octubre.
d) Artículo 16 de la Ley 7/2003, de 20 de septiembre.

18. En qué casos la Legislación regula la obligatoriedad de revelar el secreto profesional:

a) Enfermedades infecto-contagiosas.
b) Conocimiento de la comisión de un delito.

c) Cuando se cite al profesional como perito, testigo o inculpado en procedimientos judiciales.
d) Todas son verdaderas.

19. Se denomina inseminación artificial heteróloga:
a) Cuando el donante es el esposo.
b) Cuando el donante es del mismo país.
c) Cuando el donante es heteroxesual.
d) Cuando el donante no es el esposo.

20. Dentro de los problemas que trata la bioética, la clonación humana se recoge en:
a) Problemas ecológicos.
b) Problemas de investigación científica.
c) Influencia social y política.
d) Problemas éticos de profesionales sanitarios.

21. El secreto profesional o confidencialidad se recoge dentro del principio bioético:
a) Principio de Veracidad.
b) Principio de Justicia.
c) Principio de Autonomía.
d) Principio de Fidelidad.

22. El artículo 13 de la Declaración Universal sobre Bioética y Derechos Humanos nos habla de:
a) Solidaridad y Cooperación.
b) Comités de Ética.
c) Limitación de los principios de Ética.
d) Todas son verdaderas.

23. Según regulación jurídica del secreto profesional "El RD 2.409/1986 de 21 de noviembre, sobre centros sanitarios acreditados y dictámenes preceptivos para la práctica legal de la interrupción voluntaria del embarazo, arts. 4.2 y 9 párr. 3º LO 3/1986, de14 de abril de Medidas Especiales en Materia de Salud Pública: artículos 2 y 3" viene recogido en el ámbito:
a) Leyes Laborales.
b) Leyes Procesales.
c) Leyes Administrativas.
d) Derecho Penal.

24. Principio de Beneficencia:

a) Hacer el bien y evitar el mal.
b) Hacer el bien al enfermo.
c) Hacer el bien a los profesionales.
d) Hacer el bien a todos.

25. El Artículo 7 de la Declaración universal de bioética y derechos humanos nos habla de:

a) Beneficios y efectos nocivos.
b) Función de los Estados.
c) Personas carentes de la capacidad de dar su consentimiento.
d) Salvedad en cuanto a la interpretación: actos que vayan en contra de los derechos humanos, las libertades fundamentales y la dignidad humana.

26. ¿Cómo define la bioética Reich?

a) La ciencia que orienta la conducta animal en el campo de las ciencias de vida y salud.
b) La ciencia que identifica valores y principios que orientan la conducta humana en el campo de las ciencias de la vida y de la recuperación de la salud.
c) Todas son falsas.
d) Todas son correctas.

27. Dentro del principio de Autonomía, Macklin afirma:

a) Sobre sí mismo, sobre su cuerpo y su mente, el individuo es soberano.
b) El hombre es persona precisamente por darse así mismo el imperativo de la ley moral.
c) Todas son falsas.
d) El agente autónomo es aquel que está autodirigido, en vez de aquel que sigue los mandatos de otros.

28. Dónde se recoge desde hace siglos: "Guardaré silencio sobre todo aquello que en mi profesión, o fuera de ella, oiga o vea en la vida de los hombres que no tenga que ser público, manteniendo estas cosas de manera que no se pueda hablar":

a) Secreto profesional.
b) Juramento hipocrático.
c) Código deontológico.
d) Código hanmurabi.

29. Objetivos de la declaración universal sobre bioética y derechos humanos:

a) Promover el respeto de la dignidad humana y proteger los derechos humanos, velando por el respeto de la vida de los seres humanos y las libertades fundamentales, de conformidad con el derecho internacional relativo a los derechos humanos.
b) Reconocer la importancia de la libertad de investigación científica y las repercusiones beneficiosas del desarrollo científico y tecnológico, destacando al mismo tiempo la necesidad de que esa investigación y los consiguientes adelantos se realicen en el marco de los principios éticos enunciados en esta Declaración y respeten la dignidad humana, los derechos humanos y las libertades fundamentales.
c) Destacar la importancia de la biodiversidad y su conservación como preocupación común de la especie humana.
d) Todas son ciertas.

30. Según el principio de no maleficencia debe evitarse realizar intervenciones preventivas, de promoción o protección de la salud, diagnósticas, terapéuticas, rehabilitadoras o de investigación que:

a) Su efectividad no tenga evidencia suficiente.
b) No lesionen la intimidad.
c) No quebranten la confidencialidad.
d) Sean seguras.

31. Las competencias profesionales en bioética se agrupan en:

a) Tres grupos.
b) Cinco grupos.
c) Ninguna es correcta.
d) Se agrupan por procesos de enfermedad.

32. Las competencias profesionales en bioética se agrupan en:

a) La eficiencia.
b) El/la profesional.
c) La ciudadanía.
d) Todas son correctas.

33. La competencia se define como:

a) La aptitud del profesional sanitario para integrar y aplicar los conocimientos, habilidades y actitudes asociados a las buenas prácticas de su profesión para resolver las situaciones que se le plantean.
b) La aptitud del profesional médico para integrar y aplicar los conocimientos, habilidades y actitudes asociados a las buenas prácticas de su profesión para resolver las situaciones que se le plantean.

c) La aptitud los trabajadores para integrar y aplicar los conocimientos, habilidades y actitudes asociados a las buenas prácticas de su profesión para resolver las situaciones que se le plantean.
d) Ninguna respuesta es correcta.

34. Una de las estrategias de calidad del SSPA es:
a) Potenciar un modelo basado en la mejor estrategia de sus profesionales.
b) La búsqueda gradual de la excelencia.
c) Desarrollar y promover la adquisición de las competencias necesarias que permitan avanzar en el liderazgo profesional.
d) Adaptar el modelo competencial hacia un nuevo profesional más comprometido y dependiente de las direcciones de las Unidades de Gestión Clínica.

35. El bloque III corresponde con la siguiente dimensión:
a) La ciudadanía.
b) El/la profesional.
c) Resultados.
d) Evaluación.

36. La buena práctica "El/la profesional emplea las habilidades de comunicación adecuadas", corresponde con una competencia:
a) De intimidad a la persona.
b) Ensañamiento terapéutico.
c) Comunicación Asistencial.
d) Comunicación terapéutica.

37. Son buenas prácticas:
a) El/la profesional realiza un uso particular de los recursos como responsabilidad ética y jurídica.
b) El/la profesional protege la ropa de los/las pacientes.
c) El/la profesional protege a los pacientes de la obstrucción terapéutica.
d) El/la profesional protege la confidencialidad de la información a la que tiene acceso.

38. Son buenas prácticas:
a) El/la profesional realiza un uso particular de los recursos como responsabilidad ética y jurídica.
b) El/la profesional protege la ropa de los/las pacientes.
c) El/la profesional protege a los pacientes de la obstrucción terapéutica.
d) Todas las respuestas son falsas.

39. Son buenas prácticas:

a) El/la profesional realiza un uso eficiente de los recursos como responsabilidad ética y jurídica.

b) El/la profesional protege la intimidad de los/las pacientes.

c) Las respuestas a y b son ciertas.

d) Ninguna respuesta es verdadera.

40. Toda competencia debe constar:

a) De una evidencia.

b) De un objetivo.

c) De una buena formulación.

d) Ninguna respuesta es correcta.

41. Toda competencia debe constar:

a) De una prueba.

b) De una buena práctica.

c) Las respuestas a y b con ciertas.

d) Ninguna respuesta es correcta.

42. La afirmación: adopta medidas para proteger los datos de carácter personal, durante el proceso de atención sanitaria y especialmente los contenidos en la Historia de Salud y documentación clínica. Corresponde con:

a) Una prueba.

b) Una evidencia.

c) Una buena práctica.

d) Con ninguna.

43. El/la profesional promueve el proceso de Planificación Anticipada de Decisiones al final de la vida, es una:

a) Valoración.

b) Prueba.

c) Buena práctica.

d) Una competencia.

44. Los profesionales de Enfermería, son un tipo de personal sanitario que, por su labor, debe:

a) Aplicar normas de cuidados basados en la experiencia profesional.

b) Tienen que seguir las normas de su código deontológico.

c) Utilizar códigos éticos de otras profesiones.

d) No están sujetos a secreto profesional.

45. Cuando se realiza algún tipo de investigación:

a) Se informa cuando es para una intervención quirúrgica.

b) A veces se solicita la firma del consentimiento informado.

c) Se confecciona un proyecto y se solicita conformidad de los comités de bioética.
d) No se necesitan requisitos cuando se utilice solamente la historia clínica de los pacientes.

46. Cuál de estos principios es un elemento de la Bioética.

a) Dignidad.
b) Bienestar.
c) Beneficencia.
d) Libertad.

Solución al test del tema 9

1. b) Problemas de investigación científica, problemas ecológicos, problemas éticos e influencia social y política.
2. d) Todas son correctas.
3. b) Veracidad, fidelidad, justicia, autonomía, maleficencia, beneficencia.
4. c) Artículo 8 de la Ley 1/2007, de 16 de marzo.
5. a) La relación sanitario-paciente en el caso de enfermería.
6. d) Todas son verdaderas.
7. a) Igualdad de oportunidades, Transparencia, Equidad en la distribución de recursos.
8. c) Limitación del Esfuerzo Terapéutico.
9. b) Mapa de Competencias.
10. d) Comunitario.
11. a) Protter.
12. d) No dañar.
13. c) A y B son ciertas.
14. b) Donante y receptor distinto y de distinta especie.
15. c) Macklin.
16. b) No punible o despenalizado.
17. a) Artículo 6 de la Ley 7/2003, de 20 de octubre.
18. d) Todas son verdaderas.
19. d) Cuando el donante no es el esposo.
20. b) Problemas de investigación científica.
21. d) Principio de Fidelidad.
22. a) Solidaridad y Cooperación.
23. c) Leyes Administrativas.

24. b) Hacer el bien al enfermo.

25. c) Personas carentes de la capacidad de dar su consentimiento.

26. b) La ciencia que identifica valores y principios que orientan la conducta humana en el campo de las ciencias de la vida y de la recuperación de la salud.

27. d) El agente autónomo es aquel que está autodirigido, en vez de aquel que sigue los mandatos de otros.

28. b) Juramento hipocrático.

29. d) Todas son ciertas.

30. a) Su efectividad no tenga evidencia suficiente.

31. b) Cinco grupos.

32. d) Todas son correctas.

33. a) La aptitud del profesional sanitario para integrar y aplicar los conocimientos, habilidades y actitudes asociados a las buenas prácticas de su profesión para resolver las situaciones que se le plantean.

34. c) Desarrollar y promover la adquisición de las competencias necesarias que permitan avanzar en el liderazgo profesional.

35. b) El/la profesional.

36. c) Comunicación Asistencial.

37. d) El/la profesional protege la confidencialidad de la información a la que tiene acceso.

38. d) Todas las respuestas son falsas.

39. c) Las respuestas a y b son ciertas.

40. a) De una evidencia.

41. c) Las respuestas a y b con ciertas.

42. b) Una evidencia.

43. c) Buena práctica.

44. b) Tienen que seguir las normas de su código deontológico.

45. c) Se confecciona un proyecto y se solicita conformidad de los comités de bioética.

46. c) Beneficencia.

Test del tema 10

eRodio ediciones

1. Las caídas de personas a distinto nivel no ocurren por:

a) Resbalón.
b) Huecos.
c) Plataformas.
d) Escaleras.

2. ¿Cuál de las siguientes técnicas ejerce la mínima tensión en la espalda de la persona que la realiza?

a) Utilizar tres personas o más para trasladar al paciente.
b) Trasladar el propio peso hacia atrás para levantar a un paciente de la cama.
c) Mantener las piernas rectas mientras se levanta a un paciente.
d) Tirar del paciente con los brazos extendidos.

3. Algunas de las funciones que desempeñan las unidades de prevención de riesgos laborales son:

a) La información y formación de los trabajadores.
b) La elaboración de planes y actuaciones a desarrollar en situaciones de emergencia.
c) La evaluación de los factores de riesgo que puedan afectar a la seguridad y salud de los trabajadores en los términos previstos en el artículo 16 de la Ley de Prevención de Riesgos Laborales.
d) Todas las anteriores son correctas.

4. "Velar por la seguridad e higiene en el trabajo" se recoge en:

a) Constitución Española.
b) Ley 31/1995.
c) Real Decreto 39/1997.
d) Ley 54/2003.

5. Combatir de manera activa la siniestralidad laboral es el objetivo horizontal de:

a) Constitución Española.
b) Ley 31/1995.
c) Real Decreto 39/1997.
d) Ley 54/2003.

6. Las competencias de las administraciones sanitarias en Salud Laboral están establecidas en:

a) Constitución Española.
b) Ley 31/1995.
c) Ley 14/1986, de 25 de abril, General de Sanidad.
d) Ley 54/2003.

7. Entre las "Actividades sanitarias de los servicios de prevención" no se encuentra:

a) Estudiar las enfermedades susceptibles de estar relacionadas con el trabajo.
b) Impulsar programas de promoción de la salud en el lugar de trabajo.
c) Efectuar sistemáticamente y de forma continua la vigilancia colectiva de la salud de los trabajadores.
d) Impulsar programas de rehabilitación en el lugar de trabajo.

8. Son factores determinantes para la aparición de riesgos laborales en las auxiliares de Enfermería:

a) El trabajo a turnos.
b) La forma de organizar el trabajo.
c) La escasez de recursos.
d) Todos los anteriores.

9. Las Caídas de personas al mismo nivel no se refiere a:

a) Tropiezo.
b) Resbalón.
c) Escalera.
d) Pisar un cable.

10. Combatir de manera activa la siniestralidad laboral es el objetivo horizontal de:

a) Constitución Española.
b) Ley 31/1995.
c) Real Decreto 39/1997.
d) Ley 54/2003.

11. Las caídas de personas a distinto nivel no ocurren:

a) Resbalón.
b) Huecos.
c) Plataformas.
d) Escaleras.

12. Esfuerzos físicos demasiado frecuentes o prolongados en los que intervenga en particular la columna vertebral entraña un riesgo por:

a) Esfuerzo físico necesario.
b) Características de la carga.
c) Características del medio de trabajo.
d) Exigencia de la actividad.

13. Desequilibrio entre las exigencias de la tarea y la capacidad física del individuo es:

a) Caída a nivel.
b) Caída a distinto nivel.
c) Sobresfuerzo.
d) Riesgo Biológico.

14. Poner derecha y en posición vertical a persona o cosa que está inclinada, tendida, etc., es:

a) Levantar. b) Tracción. c) Colocar. d) Desplazar.

15. Algunas de las funciones que desempeñan las unidades de prevención de riesgos laborales son:

a) La información y formación de los trabajadores.

b) La elaboración de planes y actuaciones a desarrollar en situaciones de emergencia.

c) La evaluación de los factores de riesgo que puedan afectar a la seguridad y salud de los trabajadores en los términos previstos en el artículo 16 de la Ley de Prevención de Riesgos Laborales.

d) Todas las anteriores son correctas.

16. Se establecen los criterios básicos sobre la organización de recursos para desarrollar la actividad sanitaria de los servicios de prevención:

a) Constitución Española.

b) Real Decreto 843/2011.

c) Ley 31/1995.

d) Ley 54/2003.

17. Representa la cantidad más pequeña de agente biológico, necesaria para provocar una infección, facilidad de propagación, gravedad de las infecciones así como eventuales tratamientos profilácticos y curativos.

a) Grado de virulencia.

b) Dosis infectiva mínima.

c) Vías de entrada.

d) Agentes biológicos.

18. Cuando el suelo o el plano de trabajo presentan desniveles que implican la manipulación de la carga en niveles diferentes, entraña un riesgo por:

a) Esfuerzo físico necesario.

b) Características de la carga.

c) Características del medio de trabajo.

d) Exigencia de la actividad.

19. Patología más frecuente en la manipulación manual de cargas:

a) Dolor de espalda.

b) Dolor en las muñecas.

c) Fibromialgia.

d) Cefaleas.

20. Mover a una persona o carga del lugar en el que está:

a) Levantar. b) Tracción. c) Colocar. d) Desplazar.

21. Cuando la actividad no puede realizarse más que por un movimiento de torsión o de flexión del tronco entraña un riesgo:

a) Esfuerzo físico necesario.
b) Características de la carga.
c) Características del medio de trabajo.
d) Exigencia de la actividad.

22. Son intervenciones enfocadas a estrategias organizativas dirigidas a políticas y prácticas laborales:

a) Ergonómicas.
b) Personalizadas.
c) Administrativas.
d) Multidimensionales.

23. Cuando la temperatura, humedad o circulación del aire son inadecuadas entraña un riesgo:

a) Esfuerzo físico necesario.
b) Características de la carga.
c) Características del medio de trabajo.
d) Exigencia de la actividad.

24. No es correcto para utilizar la técnica de elevación y transporte:

a) A la hora de transportar, es mejor tirar que empujar de la carga.
b) Deslizar un objeto requiere menos esfuerzo que levantarlo.
c) Revise que la superficie sobre la que va a realizar el desplazamiento de la carga sea lo más lisa posible.
d) Utilice medios mecánicos siempre que pueda (carretillas, mesas móviles, carritos, etc.).

25. Son intervenciones dirigidas al entorno físico de trabajo, con el asesoramiento e implantación de equipamientos y dispositivos de ayuda a la movilización:

a) Ergonómicas.
b) Personalizadas.
c) Administrativas.
d) Multidimensionales.

26. A la hora de evaluar el trabajo para evitar sobreesfuerzos en la manipulación de cargas, no es correcto:

a) Compruebe el peso.
b) Determine el agarre óptimo.
c) Agáchese doblando las rodillas para recoger la carga.
d) Verifique si se pueden utilizar medios mecánicos de elevación y transporte.

27. ¿Cuáles son los principios de la bioseguridad?

a) Universalidad.
b) Uso de barreras.

c) Medios de eliminación de material contaminado.
d) Todos los anteriores.

28. No es correcto para utilizar la técnica de elevación y transporte:
a) Agáchese doblando las rodillas para recoger la carga.
b) Coja la carga por la parte más segura y sujétela de forma equilibrada.
c) Mantenga la espalda recta durante toda la maniobra.
d) Levante rápidamente la carga enderezando las piernas.

29. La obligación genérica del empresario de garantizar la seguridad y la salud de los trabajadores, se materializa en la norma legal:
a) Constitución Española.
b) Ley 31/1995.
c) R.D. 664/1997, de 12 de mayo.
d) Real Decreto 843/2011.

30. Las actividades con mayor riesgo de accidente. Señale la incorrecta:
a) La recogida de material limpio.
b) La manipulación de sangre.
c) Las agujas abandonadas.
d) la recogida de basura.

31. En caso de Accidente Biológico, usted deberá:
a) Lavarse inmediatamente, utilizando la técnica necesaria, si alguna zona corporal ha estado en contacto con sangre y/o fluidos corporales.
b) Comunicar el accidente siguiendo los cauces establecidos.
c) En el caso de derrames o vertidos, ponerse en contacto con el responsable quien le indicará los medios de protección necesarios y las pautas de actuación.
d) Todas las anteriores son correctas.

32. Este principio de la bioseguridad nace de la potencialidad es decir sin importar si se conoce o no la serología de un individuo, sexo, estrato social, religión.
a) Uso de barreras.
b) Universalidad.
c) Medios de eliminación de material contaminado.
d) Ninguno de los anteriores.

33. Lo constituyen agentes asociados con enfermedades en el hombre, que raramente son serias, y para las cuales existen habitualmente medidas preventivas o terapéuticas.
a) GR 2.
b) GR 3.
c) GR 1.
d) GR 4.

34. Lo componen agentes que están asociados con enfermedades graves o mortales, para las cuales son posibles intervenciones de tipo preventivo o terapéutico (alto riesgo individual pero bajo para la colectividad):

a) GR 2. b) GR 3. c) GR 1. d) GR 4.

35. Lo forman agentes que, probablemente, causan una enfermedad grave o letal en el hombre, para las cuales las intervenciones preventivas o terapéuticas no son eficaces (alto riesgo individual y para la colectividad):

a) GR 2. b) GR 3. c) GR 1. d) GR 4.

36. Son microorganismos, con inclusión de los genéticamente modificados, cultivos celulares y endoparásitos humanos, susceptibles de originar cualquier tipo de infección, alergia o toxicidad:

a) Agentes biológicos.
b) Cultivo celular.
c) Microorganismo.
d) Ninguno de los anteriores.

37. Toda entidad microbiológica, celular o no, capaz de reproducirse o transferir material genético son:

a) Agentes biológicos.
b) Cultivo celular.
c) Microorganismo.
d) Ninguno de los anteriores.

38. Es el resultado del crecimiento "in vitro" de células obtenidas de organismos multicelulares son:

a) Agentes biológicos.
b) Cultivo celular.
c) Microorganismo.
d) Ninguno de los anteriores.

39. La ergonomía es:

a) Disciplina del trabajo cuyo fin es aumentar la productividad, reduciendo el tiempo de realización de la actividad asignada.
b) Etimológicamente proviene del latín y significa instrucción para la confortabilidad en el trabajo.
c) Disciplina que recoge aquellos principios propios del trabajo asegurando una correcta praxis en la relación del hombre con la máquina y el entorno, para optimizar el bienestar humano, biomecánico y psicológico.
d) conocimientos científicos aplicados, únicamente, sobre el entorno físico en el que se realiza un determinado trabajo.

40. En la ergonomía se distingue, en los niveles de actuación, principalmente en:

a) Ergonomía reparadora y resolutiva.
b) Ergonomía física, cognitiva y ambiental.
c) Ergonomía de sector servicio, industrial y de la logística.
d) Ergonomía preventiva y correctiva.

41. ¿Qué síntomas más frecuentes vamos a encontrar asociados a las cervicálgias?

a) Tinitus.
b) Síndrome de los ojos secos.
c) Dolor, parestesia y debilidad braquial.
d) Diplopia.

42. ¿Qué tipo de dolor lumbar se caracteriza por la presencia de inflamación entre dos articulaciones cigoapofisiarias produciendo un dolor específico:

a) Visceral.
b) Cigosomático.
c) Discosomático.
d) Facetario.

43. La epicondilitis afecta a los músculos:

a) Flexores del codo.
b) Extensor del codo.
c) Flexores del antebrazo.
d) Pronador cuadrado y cubital anterior.

44. ¿A qué nervio afecta el atrapamiento en el túnel carpiano?

a) Radial.
b) Mediano.
c) Cubital.
d) Circunflejo.

45. ¿A partir de cuántos grados de flexión de hombro, en movimientos repetitivos, es frecuente el hombro doloroso?

a) 90°.
b) 45°.
c) 60°.
d) 30°.

46. ¿Cuál es el objetivo principal de la ergonomía?

a) Prevenir posibles dolores o lesiones de espalda.
b) El agotamiento físico.
c) El desequilibrio postural.
d) Problemas de fatiga crónica.

Solución al test del tema 10

1. a) Resbalón.

2. b) Trasladar el propio peso hacia atrás para levantar a un paciente de la cama.

3. d) Todas las anteriores son correctas.

4. a) Constitución Española.

5. d) Ley 54/2003.

6. c) Ley 14/1986, de 25 de abril, General de Sanidad.

7. d) Impulsar programas de rehabilitación en el lugar de trabajo.

8. d) Todos los anteriores.

9. c) Escalera.

10. d) Ley 54/2003.

11. a) Resbalón.

12. d) Exigencia de la actividad.

13. c) Sobresfuerzo.

14. a) Levantar.

15. d) Todas las anteriores son correctas.

16. b) Real Decreto 843/2011.

17. b) Dosis infectiva mínima.

18. c) Características del medio de trabajo.

19. a) Dolor de espalda.

20. d) Desplazar.

21. a) Esfuerzo físico necesario.

22. c) Administrativas.

23. c) Características del medio de trabajo.

24. a) A la hora de transportar, es mejor tirar que empujar de la carga.

25. a) Ergonómicas.

26. c) Agáchese doblando las rodillas para recoger la carga.

27. d) Todos los anteriores.

28. d) Levante rápidamente la carga enderezando las piernas.

29. c) R.D. 664/1997, de 12 de mayo.

30. a) La recogida de material limpio.

31. d) Todas las anteriores son correctas.

32. b) Universalidad.

33. a) GR 2.

34. b) GR 3.

35. d) GR 4.

36. a) Agentes biológicos.

37. c) Microorganismo.

38. b) Cultivo celular.

39. c) Disciplina que recoge aquellos principios propios del trabajo asegurando una correcta praxis en la relación del hombre con la máquina y el entorno, para optimizar el bienestar humano, biomecánico y psicológico.

40. d) Ergonomía preventiva y correctiva.

41. c) Dolor, parestesia y debilidad braquial.

42. d) Facetario.

43. c) Flexores del antebrazo.

44. b) Mediano.

45. a) 90º.

46. a) Prevenir posibles dolores o lesiones de espalda.

Test del tema 11

eRodio ediciones

1. Barthel es:

a) Estudio. b) Escala. c) Teoría. d) Índice.

2. La falta de movilidad está caracterizada principalmente por limitaciones de las habilidades motoras finas y gruesas y además...

a) Cansancio.
b) Insomnio.
c) Mayor tono muscular.
d) A y B son correctas.

3. La deambulación de un paciente es...

a) Marcha nocturna del paciente por problemas de insomnio.
b) La forma en la que el paciente camina.
c) El paso de sedestación a bipedestación.
d) La longitud de la zancada de un paciente que está recibiendo rehabilitación.

4. La deambulación tiene varios instrumentos de ayuda, estos son:

a) Barandillas.
b) Tablas de transferencia.
c) Bastón.
d) Cuerdas elásticas.

5. Entendemos por movilización músculo-esquelética:

a) Una serie de ejercicios que solo pueden realizarse de forma vertical al suelo y estática.
b) Una serie de ejercicios con la finalidad de conseguir que se reestablezcan funciones disminuidas por enfermedad.
c) Dependiendo del paciente, clasificamos las movilizaciones en activas o pasivas.
d) Una serie de ejercicios que se realizan solo con pacientes encamados.

6. El paciente realiza una movilización activa contra resistencia externa que se opone al movimiento, esto se refiere a...

a) Activas-resistidas.
b) Pasivas.
c) Activas-asistidas.
d) Activas.

7. El arco de movilidad de hiperextensión es:

a) Un movimiento de hombro y del codo.
b) Un movimiento de tobillo y del pie.
c) Un movimiento de cuello.
d) Un movimiento de mano y dedos.

8. La posición de decúbito supino también es llamada:

a) Posición prono.
b) Posición dorsal.
c) Posición lateral.
d) Fowler.

9. La postura donde la cabeza se encuentra más elevada que los pies, mientras el paciente descansa en un plano inclinado de 45º respecto al suelo, se denomina:

a) Morestin.
b) Rose.
c) Antitrendelenburg.
d) A y C son correctas.

10. Los cambios posturales de un paciente encamado:

a) Entre 1 y 2 horas.
b) Entre 4 y 5 horas.
c) Menos de 1 hora.
d) Entre 2 y 3 horas.

11. Para trasladar un paciente de la cama al sillón es necesario:

a) Una grúa, puesto que ese trabajo no lo puede hacer un auxiliar.
b) Dependiendo de si el paciente colabora o no, lo realizará uno o dos auxiliares.
c) Siempre debe haber, mínimo, 2 auxiliares.
d) Si el paciente colabora, no hace falta nadie, lo puede realizar él solo con indicaciones.

12. Para el traslado de cama a camilla, donde el paciente colabora, éstas deben colocarse:

a) De forma paralela la una a la otra.
b) La distancia que sea cercana, pero nada en concreto.
c) Perpendicular la una a la otra.
d) Ninguna de las respuestas es correcta.

13. Cuando un paciente sufre una alteración al caminar, por un tropezón o un resbalón se considera que es:

a) Factor Intrínseco.
b) Factor Extrínseco.
c) Factor Arbitrario.
d) Factor Ocasional.

14. Ante una caída, el auxiliar de enfermería debe actuar, en primer lugar, de la siguiente manera:

a) Ir de forma urgente a avisar al médico, aunque dejemos al paciente solo.
b) Moverlo e incorporarlo.
c) Observarlo hasta que reaccione el paciente por sí solo.
d) Valorar el estado y las consecuencias de la caída.

15. Para evitar caídas en la bañera usaremos:

a) Barandillas.
b) Silla adaptable.
c) Agarradera.
d) B y C son correctas.

16. Durante los traslados y movilizaciones de los pacientes, el auxiliar deberá realizar los siguientes pasos según este orden:

a) Lavarnos las manos, retirar la almohada y trasladar al paciente.
b) Lavarnos las manos, trasladar al paciente y retirar la almohada.
c) Trasladar al paciente, retirar la almohada y lavarnos las manos.
d) Ninguna de las anteriores es correcta.

17. Según la OMS, una caída:

a) Es la consecuencia de solo acontecimientos inesperados que precipite al individuo al suelo.
b) Es la consecuencia de una acción intencionada que precipita al individuo al suelo en contra de su voluntad.
c) Es la consecuencia de cualquier acontecimiento que precipite al individuo al suelo en contra de su voluntad.
d) Es la consecuencia de un acontecimiento esperado que precipita al individuo al suelo en contra de su voluntad.

18. Qué postura se emplea para hacer una exploración rectal:

a) Litotomía.
b) Mahomentana.
c) Fowler.
d) Morestin.

19. ¿En qué postura no se emplea almohada para acomodar al paciente?

a) Sims.
b) Genupectoral.
c) Rose.
d) Antitrendelenburg.

20. Para colocar al paciente en decúbito prono los brazos del paciente estarán colocados...

a) El brazo más próximo a la orilla de la cama flexionado y el otro brazo acercarlo al cuerpo para que ruede con él.
b) Los dos brazos por encima de la cabeza para que ruede con mayor facilidad.
c) Poner los brazos del paciente en cruz.
d) El auxiliar deberá sujetarle los brazos en todo momento, para evitar que al rodar quede alguno debajo.

21. Los pies de apoyo del andador deben reposar sobre el suelo o estar parejos con las suelas de los zapatos del paciente, que ha de situarse mirando hacia delante, a ...... cm. de distancia el uno del otro.

a) 10 cm.
b) 5 cm.
c) 15 cm.
d) La distancia no importa.

22. Dentro de los índices de valoración del estado del paciente, ¿cuál de ellos evalúa 10 tipos de AVBD?

a) Índice de Katz.
b) Índice de Barthel.
c) Índice de Tinetti.
d) Escala de Tinetti

23. En un paciente con daño en el miembro inferior izquierdo, ¿con qué mano deberá coger el bastón?

a) Con el miembro superior derecho.
b) Con el miembro superior izquierdo.
c) Con el miembro superior que más cómodo se encuentre el paciente.
d) Con el miembro superior dominante.

24. Los huesos del cráneo son:

a) Radiados.
b) Cortos.
c) Planos.
d) Papiráceos.

25. Según la O.M.S. (Organización Mundial de la Salud), la caída es:

a) La consecuencia de cualquier acontecimiento que hace al paciente cambiar de posición.
b) La pérdida de equilibrio del paciente.
c) La consecuencia de cualquier acontecimiento que precipita al paciente al suelo en contra de su voluntad.
d) La pérdida involuntaria del equilibrio.

26. La posición de Morestín se denomina también como posición de:

a) Sims.
b) Antitrendelemburg.
c) Litotomía.
d) Decúbito lateral derecho.

27. Cuando estamos en decúbito supino, de forma que la cabeza esté más baja que los pies, la postura que tenemos se denomina:

a) Posición de Rose.
b) Posición de Sims.
c) Trendelenburg.
d) Antitrendelenburg.

28. ¿Cuál es la posición anatómica correcta en el procedimiento de colocación de una sonda nasogástrica en un paciente consciente y colaborador?

a) Tenemos que elevar la parte superior de la cama del enfermo para colocarlo en Posición de Fowler.
b) Debe hacerse en decúbito lateral para evitar las aspiraciones.
c) Cualquier posición es correcta para realizar dicha técnica.
d) La posición de Litotomía es la que se utiliza cuando el paciente colabora.

29. Los movimientos pasivos son los que el paciente:

a) Aprende a realizar observando a otros.
b) Los realiza con ayuda de otra persona.
c) Los realiza con fines relajantes.
d) Los realiza por si mismo.

30. De las siguientes posiciones anatómicas, ¿cuál es la posición adecuada para la aplicación de enemas?

a) Posición de Roser.
b) Posición de decúbito supino.
c) Posición de decúbito prono.
d) Posición de Sims.

31. De las siguientes tipos de articulaciones ¿cuál es la menos móvil?

a) Enartrosis.
b) Trocleares.
c) Sinatrosis.
d) Diartrosis.

32. Al máximo desplazamiento que es posible realizar en una articulación se denomina:

a) Movilización activa.
b) Movilización pasiva.
c) Arco de movimiento.
d) Grado de hipertensión.

Solución al test del tema 11

1. d) Índice.
2. d) A y B son correctas.
3. b) La forma en la que el paciente camina.
4. c) Bastón.
5. b) Una serie de ejercicios con la finalidad de conseguir que se reestablezcan funciones disminuidas por enfermedad.
6. a) Activas-resistidas.
7. a) Un movimiento de hombro y del codo.
8. b) Posición dorsal.
9. d) A y C son correctas.
10. d) Entre 2 y 3 horas.
11. b) Dependiendo de si el paciente colabora o no, lo realizara uno o dos auxiliares.
12. a) De forma paralela la una a la otra.
13. b) Factor Extrínseco.
14. a) Ir de forma urgente a avisar al médico, aunque dejemos al paciente solo.
15. d) B y C son correctas.
16. a) Lavarnos las manos, retirar la almohada y trasladar al paciente.
17. c) Es la consecuencia de cualquier acontecimiento que precipite al individuo al suelo en contra de su voluntad.
18. b) Mahomentana.
19. c) Rose.

20. a) El brazo más próximo a la orilla de la cama flexionado y el otro brazo acercarlo al cuerpo para que ruede con él.

21. c) 15 cm.

22. b) Índice de Barthel.

23. a) Con el miembro superior derecho.

24. c) Planos.

25. c) La consecuencia de cualquier acontecimiento que precipita al paciente al suelo en contra de su voluntad.

26. b) Antitrendelemburg.

27. c) Trendelenburg.

28. a) Tenemos que elevar la parte superior de la cama del enfermo para colocarlo en Posición de Fowler.

29. b) Los realiza con ayuda de otra persona.

30. d) Posición de Sims.

31. c) Sinatrosis.

32. c) Arco de movimiento.

Test del tema 12

eRodio
ediciones

1. En la exploración del paciente que será sometido a una intervención quirúrgica, se encuentran las actividades de recibir y orientar a las personas que acuden a la consulta, calmar la intranquilidad y la ansiedad del paciente mediante una información clara y concisa, y ayudar a desvestirse y vestirse. Estas tareas corresponden a:

a) El Enfermero.
b) El Auxiliar de enfermería.
c) El Celador.
d) Un profesional distinto a los anteriores.

2. Las intervenciones quirúrgicas, que se caracterizan porque el porcentaje de morbimortalidad es menor, y donde el riesgo de enfermedad que corre el paciente a consecuencia de la cirugía, o de fallecimiento, se reduce, es denominada:

a) Urgente. b) Mayor. c) Electiva. d) Menor.

3. Un procedimiento quirúrgico que implica una reconstrucción que es necesario hacer para prevenir problemas adicionales y que va a normalizar la función o el aspecto de los tejidos es de tipo:

a) Mayor, urgente y restaurativa.
b) Mayor, de emergencia y ablativa.
c) Menor, programada y paliativa.
d) Menor, de emergencia y constructiva.

4. Señala la opción correcta. Existen ciertos factores que aumentan el riesgo quirúrgico del individuo como:

a) La edad, la obesidad.
b) El estado nutricional, el desequilibrio hidroelectrolítico.
c) El embarazo, la radioterapia.
d) Todas las opciones son correctas.

5. Señala cuál de las siguientes, no es un área o fase de la cirugía:

a) Área preoperatoria.
b) Área intraoperatoria.
c) Área operatoria.
d) Área posoperatoria.

6. La posición que se observa a continuación es:

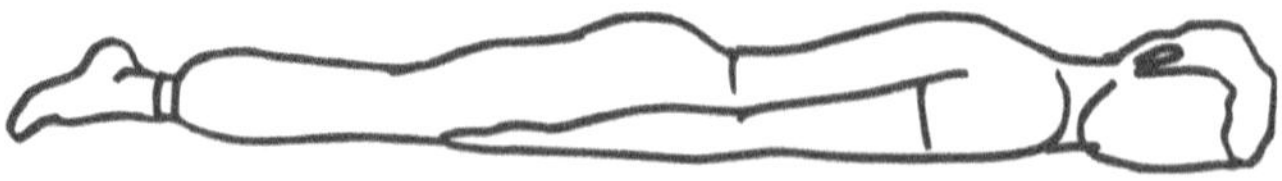

a) Posición genupectoral.
b) Decúbito supino.
c) Decúbito prono.
d) Posición de Trendelenburg.

7. Es un drenaje pasivo:

a) El pleurovac.
b) El penrose.
c) El saratoga.
d) El redon.

8. Cuando se afrontan los bordes de una herida para ayudar al proceso de cicatrización, se trata de:

a) Un cierre por primera intención.
b) Una sutura sencilla.
c) Un cierre de segunda intención.
d) Una sutura estética.

9. Cuando, una vez retirado los puntos, la herida se vuelve a abrir, estamos ante una:

a) Dehiscencia.
b) Fístula.
c) Evisceración.
d) Infección.

10. Cuando una secreción que se drena a través de una herida, es más viscosa y hay sangre roja, rutilante, se le llama:

a) Serosa.
b) Purulenta.
c) Serosanguinolenta.
d) Hemática.

11. ¿Cuáles son las funciones del auxiliar de enfermería en la exploración del paciente?

a) Recibir y orientar a las personas que acuden a la consulta.
b) Calmar la intranquilidad y la ansiedad del paciente mediante una información clara y concisa.
c) Ayudar a desvestirse y vestirse, si es preciso, a la persona por explorar.
d) Las respuestas A, B y C son correctas.

12. Los cambios de postura de los pacientes anestesiados deben hacerse:

a) No importa la forma en que se hagan, el paciente está dormido.
b) Con cuidado para no despertarlo.
c) De forma lenta, para permitir que el aparato circulatorio se adapte a los cambios de la distribución de la sangre.
d) No debe hacerse ningún cambio postural.

13. ¿Cómo se denomina la intervención quirúrgica que determinará la causa de los síntomas de una enfermedad?

a) Curativa.
b) Diagnóstica.
c) Reparadora.
d) Paliativa.

Solución al test del tema 12

1. b) El Auxiliar de enfermería.

2. c) Electiva.

3. a) Mayor, urgente y restaurativa.

4. d) Todas las opciones son correctas.

5. c) Área operatoria.

6. c) Decúbito prono.

7. b) El penrose.

8. a) Un cierre por primera intención.

9. a) Dehiscencia.

10. d) Hemática.

11. d) Las respuestas A, B y C son correctas.

12. c) De forma lenta, para permitir que el aparato circulatorio se adapte a los cambios de la distribución de la sangre.

13. b) Diagnóstica.

Test del tema 13

eRodio ediciones

1. ¿Cuáles son los signos vitales?
a) Temperatura corporal, peso, frecuencia respiratoria y presión arterial.
b) Temperatura corporal, pulso, frecuencia cardíaca y presión arterial.
c) Temperatura corporal, pulso, frecuencia respiratoria y presión arterial.
d) Ninguna es correcta.

2. ¿Cómo se denomina el calor producido por el cuerpo?
a) Temperatura.
b) Termogénesis.
c) Termolisis.
d) Térmico.

3. Señala de estas respuestas la que corresponde a un paciente con febrícula:
a) <35,5 °C.
b) >37 °C y <38 °C.
c) 38 °C y <40 °C.
d) >40 °C.

4. Marca lo que corresponde con la frecuencia cardíaca por minuto de un anciano:
a) 80 a 100 latidos.
b) 60 latidos o menos.
c) 140 a 160 latidos.
d) 130 a 140 latidos.

5. Marca de estas respuestas la que no corresponde con un sitio donde tomar la temperatura central:
a) Bucal.
b) Timpánica.
c) Vaginal.
d) Axilar.

6. ¿Qué tiempo de espera supone tomar oralmente la temperatura a un paciente?
a) 1 minuto.
b) 2 minutos.
c) 3 minutos.
d) Ninguna es correcta.

7. ¿Qué tiempo de espera supone toma rectal o vaginalmente la temperatura a un paciente?
a) 1 minuto.
b) 2 minutos.
c) 3 minutos.
d) Según el peso del paciente.

8. Marca la opción correcta:
a) Temperatura central es 0,1 °C > que la temperatura periférica.
b) Temperatura central es 0,3 °C > que la temperatura periférica.
c) Temperatura central es 0,5 °C > que la temperatura periférica.
d) Temperatura central es 0,7 °C > que la temperatura periférica.

9. Indica cuál de estos materiales no son necesarios para medir la frecuencia respiratoria de un paciente:

a) Reloj con segundero.
b) Bolígrafo de color verde.
c) Bolígrafo de color rojo.
d) Hoja de gráfica para signos vitales.

10. ¿Cuál de estas frases no corresponde con un sitio y artería correcta dónde se puede tomar el pulso?

a) En la sien ((arteria radial).
b) En el cuello (arteria carotídea).
c) Zona interna del brazo (arteria humeral).
d) En la muñeca (arteria radial).

11. Indica cuál de estos materiales no son necesarios para medir la tensión arterial de un paciente:

a) Esfigmomanómetro o baumanómetro.
b) Estetoscopio biauricular.
c) Brazalete apropiado a la complexión del paciente:
d) Bolígrafo de color verde.

12. ¿En qué color aparecen anotados los datos de temperatura de un paciente en las gráficas de las contantes vitales?

a) Azul.
b) Rojo.
c) Verde.
d) Negro.

13. Marca los tipos de gráficas que suelen utilizarse:

a) Mensuales y horarias.
b) Horarias y semanales.
c) Mensuales y semanales.
d) Diarias y horarias.

14. Una de estas opciones no corresponde con un dato que deba de aparecer en el encabezamiento de una gráfica:

a) Peso.
b) Número de habitación y cama.
c) Médico responsable.
d) Número de historia clínica.

15. Indica cómo se distribuye el 60% de agua corporal de un adulto:

a) 40% está en el espacio intracelular y el 20% en el espacio extracelular.
b) 20% está en el espacio intracelular y el 40% en el espacio extracelular.
c) 30% está en el espacio intracelular y el 30% en el espacio extracelular.
d) 50% está en el espacio intracelular y el 10% en el espacio extracelular.

16. ¿Qué cantidad de líquidos elimina el organismo en condiciones normales?

a) 1.500 ml/día.
b) 1. 800 ml/día.
c) 2.000 ml/día.
d) 2.500 ml/día.

17. ¿Qué cantidad de líquido se ingresan en el organismo en circunstancias normales?

a) 2.100 ml a 2.500 ml.
b) 1.100 ml a 2.000 ml.
c) 2.000 ml a 3.000 ml.
d) 2.100 ml a 3.000 ml.

18. ¿Cuál de estas respuestas no es un factor que pueda alterar el equilibrio de líquidos y electrolitos?

a) Ingesta excesiva de líquidos.
b) Alteraciones del tubo gastrointestinal.
c) Alteración de la función renal.
d) Disfunción de la hipófisis (secreción inadecuada de ADH).

19. Indica que cantidad aproximada de líquido contiene un vaso de agua:

a) 150 ml.
b) 200 ml.
c) 250 ml.
d) Ninguna es correcta.

20. Marca la fórmula para medir el Agua Metabólica de un paciente al final del día:

a) Peso en Kg × 12 cc.
b) Peso en Kg × 5 cc × h.
c) 1 ml × h × °C.
d) Peso en kg × 5 cc.

Solución al test del tema 13

1. c) Temperatura corporal, pulso, frecuencia respiratoria y presión arterial.

2. b) Termogénesis.

3. b) >37 °C y <38 °C.

4. b) 60 latidos o menos.

5. d) Axilar.

6. c) 3 minutos.

7. a) 1 minuto.

8. c) Temperatura central es 0,5 °C > que la temperatura periférica.

9. c) Bolígrafo de color rojo.

10. a) En la sien ((arteria radial).

11. d) Bolígrafo de color verde.

12. b) Rojo.

13. a) Mensuales y horarias.

14. a) Peso.

15. a) 40% está en el espacio intracelular y el 20% en el espacio extracelular.

16. d) 2.500 ml/día.

17. d) 2.100 ml a 3.000 ml.

18. a) Ingesta excesiva de líquidos.

19. c) 250 ml.

20. d) Peso en kg × 5 cc.

Test del tema 14

eRodio ediciones

1. Según la pirámide de la alimentación y las recomendaciones nutricionales indica cuántas raciones debemos tomar de carnes magras y aves:

a) 3-4 a la semana.
b) 2 a la semana.
c) 1 a la semana.
d) 6 a la semana.

2. Los alimentos son indispensables para la vida, pues suministran al organismo tanto la energía como las sustancias químicas necesarias para:

a) La formación de adipocitos.
b) El crecimiento intelectual.
c) La reconstrucción de los tejidos.
d) Todas son correctas.

3. Indica lo incorrecto sobre la dieta en la diabetes:

a) La dieta del diabético ha de ser lo más equilibrada posible y no distinta de la del no diabético, excepto para ciertos alimentos (los ricos en grasas saturadas y colesterol y el alcohol).
b) Con seguimiento de un horario y el reparto (8 comidas al día) y control de las cantidades, sobre todo de los glúcidos, ya que los simples no deben suponer más del 25% de los hidratos de carbono totales.
c) Se debe adaptar también el aporte de calorías y proteínas.
d) Todas son correctas.

4. Alimentación es:

a) El conjunto de actividades realizadas por el hombre desde que adquiere sustancias para su consumo –bien directamente o tras modificarlas con una preparación culinaria– hasta el momento en que las ingiere.
b) El conjunto de actividades realizadas por el hombre desde que adquiere sustancias para su consumo –bien directamente o tras modificarlas con una preparación culinaria– hasta el momento en que las deglute.
c) El conjunto de actividades realizadas por el hombre desde que adquiere sustancias para su consumo –bien directamente o tras modificarlas con una preparación culinaria– hasta el momento en que las ingiere, mastica y deglute.
d) El conjunto de actividades realizadas por el hombre desde que ingiere sustancias para su consumo –bien directamente o tras modificarlas con una preparación culinaria– hasta el momento en que las deglute.

5. ¿Qué nutrientes son los formadores de hueso?

a) Leche.
b) Calcio.
c) Fósforo.
d) B y C son correctos.

6. ¿En qué se diferencian la nutrición de la alimentación?

a) La alimentación se trata de un proceso consciente y voluntario a partir del cual comienza la nutrición que, por el contrario, no es más que una serie de procesos inconscientes e involuntarios que transforman los alimentos en sustancias químicas más simples. Estas se absorben en el intestino y son transportadas hasta los tejidos, donde serán metabolizadas.

b) La nutrición se trata de un proceso consciente y voluntario a partir del cual comienza la alimentación que, por el contrario, no es más que una serie de procesos inconscientes e involuntarios que transforman los alimentos en sustancias químicas más simples. Estas se absorben en el intestino y son transportadas hasta los tejidos, donde serán metabolizadas.

c) La alimentación se trata de un proceso inconsciente y voluntario a partir del cual comienza la nutrición que, por el contrario, no es más que una serie de procesos conscientes e involuntarios que transforman los alimentos en sustancias químicas más simples. Estas se absorben en el intestino y son transportadas hasta los tejidos, donde serán metabolizadas.

d) La nutrición se trata de un proceso inconsciente y voluntario a partir del cual comienza la alimentación que, por el contrario, no es más que una serie de procesos conscientes e involuntarios que transforman los alimentos en sustancias químicas más simples. Estas se absorben en el intestino y son transportadas hasta los tejidos, donde serán metabolizadas.

7. Según la pirámide de la alimentación y las recomendaciones nutricionales, indica cuántas raciones debemos tomar de huevos a la semana:

a) 5. b) 2. c) 3. d) 6.

8. Indica cuál no es una correcta técnica para alimentar a un adulto encamado:

a) En primer lugar nos deberemos lavar las manos con agua. Indicar al paciente que también se las lave, ayudándole si fuera necesario e informándole de lo que vamos a hacer.

b) Debemos comprobar que la dieta que vamos a administrar se corresponde con la prescrita, así como la temperatura de la misma. Si existiesen alergias o intolerancias a algún alimento, verificar su ausencia en la dieta.

c) Colocarle al paciente una servilleta debajo del mentón para evitar que se manche. Le colocaremos la mesa con la bandeja a su alcance.

d) Todas son correctas.

9. Los alimentos se componen de nutrientes: indica cuál de los siguientes no lo es:

a) Proteínas.
b) Algas.
c) Hidratos de carbono.
d) Agua.

10. Indica cuál es una correcta técnica para alimentar a un adulto encamado:

a) Debemos sentarnos al lado del enfermo y dedicarle el tiempo necesario, sin evitar las prisas, tenemos más tareas que hacer.
b) Si le tenemos que administrar sopa, caldos u otros líquidos es sumamente importante comprobar la textura.
c) Colocaremos nuestra mano bajo la almohada para con ella levantar la cabeza del paciente ligeramente.
d) Sostener con la otra mano el vaso o tazón dejando que el paciente se lo acerque a la boca para beber, no hará falta ayudarle.

11. ¿Qué porcentaje de agua crees que tiene nuestro organismo?

a) 50%.
b) 70%.
c) 40%.
d) 80%.

12. Indica cuál es una correcta técnica para alimentar a un adulto encamado:

a) En caso de inmovilización que impida la incorporación –aunque sea ligeramente– del paciente, debemos utilizar un "pipote" para darle los sólidos.
b) Extremar las precauciones con pacientes en estado de semiinconsciencia a la hora de administrarle los líquidos (riesgo de aspiración). En este caso sería recomendable utilizar otra vía de administración, si no fuera posible y hay que administrarle los líquidos por la boca, realizarlo muy despacio y con mucha precaución.
c) Los alimentos líquidos, tanto de cuchara como de tenedor, administrarlos también en pequeñas cantidades.
d) Todas son correctas.

13. Dentro de los principios inmediatos, los hidratos de carbono, también llamados glúcidos, en los alimentos se encuentran dos tipos de hidratos de carbono: indica cuáles:

a) Simples y compuestos.
b) Simples y complejos.
c) Liposolubles o insolubles en agua.
d) Todas son correctas.

14. Según la pirámide de la alimentación y las recomendaciones nutricionales indica cuantas raciones debemos tomar de legumbres a la semana:

a) 5.
b) 4.
c) 6.
d) 7.

15. Indica cuál es una correcta técnica para alimentar a un adulto encamado:

a) Nosotros decidimos el orden en que tomará los alimentos de la dieta prescrita (lo importante es que los coma, no el orden de administración).
b) Cuando el paciente pida agua, le secaremos la boca y se la administraremos con precaución.
c) Hay que anotar en la hoja de registro si le he ha gustado la comida.
d) Al terminar la comida, dejaremos la mesa auxiliar con la bandeja. Lo retirará el personal de cocina.

16. Indica lo falso sobre las grasas:

a) Las grasas, también denominadas lípidos, son los nutrientes típicamente estructurales.
b) Las grasas son importantes por sus propiedades organolépticas y por ser vehículos de las vitaminas liposolubles A, D, E, y K.
c) Según su composición, pueden ser compuestas o simples.
d) Todas son correctas.

17. En la alimentación de los lactantes actuaremos de la siguiente forma:

a) Nos lavaremos las manos con jabón.
b) Mientras alimentamos al bebé, lo sostendremos en nuestras piernas.
c) Procuraremos que eructe periódicamente para que libere el aire que queda atrapado en el estómago. Esto evitará molestias al bebé y podrá seguir comiendo con más comodidad.
d) Al terminar la administración de la dieta, acostarlo en su cuna en decúbito supino, esto también ayudará al bebé a eructar.

18. Indica lo falso sobre las proteínas:

a) Las proteínas, por su carácter plástico, son la base fundamental de la estructura no ósea del organismo.
b) Las moléculas de las proteínas se componen de otras más pequeñas, los aminoácidos , unos veinte de los cuales se combinan para formar las proteínas, si bien dentro de una proteína los aminoácidos pueden repetirse y su número puede ser de hasta varios millares.
c) Ocho de los aminoácidos deben ser ingeridos con los alimentos porque, como ocurría con algunos ácidos grasos poliinsaturados, son "esenciales"; es decir, el organismo no puede sintetizarlos.
d) Todas son correctas.

19. Con respecto a las vitaminas podemos afirmar:

a) Las vitaminas son sustancias orgánicas de naturaleza diversa que el organismo necesita de modo indispensable para realizar sus funciones.
b) La mayoría no se sintetizan en el organismo y deben ser ingeridas mediante la dieta alimentaria, pues su carencia produce síndromes negativos específicos.
c) Las vitaminas pueden ser hidrosolubles –solubles en agua– o liposolubles –solubles en las grasas–.
d) Todas son correctas.

20. ¿Qué consideraciones debemos tener presentes para evitar la bronco-aspiración durante la alimentación oral en el paciente que pueda presentar disfagia?

a) Preguntar al paciente si presenta alguna dificultad al tragar.
b) Evitar la ingesta de líquidos (utilizar Espesantes y Gelatinas).
c) Ofrecer al paciente alimentos semiblandos en cantidades pequeñas.
d) Todas son correctas.

21. Las sales minerales, indica lo incorrecto sobre ellas:

a) Necesarias para el normal funcionamiento de nuestro organismo.
b) En grandes cantidades.
c) Deben ser ingeridas con los alimentos, ya que el organismo tampoco es capaz de producirlas.
d) Todas son correctas.

22. ¿Qué consideraciones debemos tener presentes para evitar la bronco-aspiración durante la alimentación oral en el paciente que pueda presentar disfagia?

a) A los pacientes con hemiplejia les diremos que mastiquen con el lado afectado.
b) Valorar la aparición de signos de dificultad tales como buena respiración...
c) Inspeccionar suavemente la boca para comprobar que no haya restos de alimentos.
d) Mantener al paciente incorporado (posición de Fowler) entre dos y tres horas después de la ingesta (para evitar el reflujo gastro-esofágico.

23. Indica lo incorrecto sobre los alimentos:

a) Son sustancias de origen animal o vegetal, natural o transformado que contienen uno o varios nutrientes.
b) También se consideran alimentos el agua y la sal, de origen inorgánico o mineral.

c) Los alimentos se clasifican según la composición de sus nutrientes predominantes.
d) Todas son correctas.

24. La nutrición enteral se aplicará a todo paciente que no pueda o no deba comer normalmente, pero con un sistema digestivo funcional. Se puede definir como el ingreso de nutrientes por vía digestiva (estómago o intestino delgado), con las siguientes condiciones:
a) Empleo de sondas para su administración.
b) Supresión de la etapa bucal de la nutrición.
c) Supresión de la etapa esofágica de la digestión.
d) Supresión de la etapa bucal de la digestión.

25. Podemos clasificar los alimentos en ¿cuántos grupos?
a) 7. b) 4. c) 5. d) 6.

26. Según la pirámide de la alimentación y las recomendaciones nutricionales indica cuántas raciones debemos tomar de leche y derivadas al día:
a) 1. b) 4. c) 5. d) 6.

27. Dentro del grupo de los lácteos no encontramos:
a) Leche.
b) Margarinas.
c) Kéfir.
d) Queso.

28. Dentro del grupo misceláneo podemos encontrar:
a) Aceites.
b) Grasas lácteas.
c) Margarinas.
d) Azúcar.

29. Dentro del grupo de los nuevos alimentos encontramos:
a) Transgénicos.
b) Suplementos alimentarios.
c) Fitonutrientes.
d) Todos son correctos.

30. Según la pirámide de la alimentación y las recomendaciones nutricionales indica cuántas raciones a la semana debemos tomar de pescados y mariscos:
a) 2 a la semana.
b) 3-4 a la semana.
c) 1 a la semana.
d) 5 a la semana.

31. Según la pirámide de la alimentación y las recomendaciones nutricionales indica cuántas raciones debemos tomar de verduras y hortalizas a la semana:

a) 10. b) 12. c) 5. d) 14.

Solución al test del tema 14

1. a) 3-4 a la semana.

2. c) La reconstrucción de los tejidos.

3. b) Con seguimiento de un horario y el reparto (8 comidas al día) y control de las cantidades, sobre todo de los glúcidos, ya que los simples no deben suponer más del 25% de los hidratos de carbono totales.

4. c) El conjunto de actividades realizadas por el hombre desde que adquiere sustancias para su consumo –bien directamente o tras modificarlas con una preparación culinaria– hasta el momento en que las ingiere, mastica y deglute.

5. d) B y C son correctos.

6. a) La alimentación se trata de un proceso consciente y voluntario a partir del cual comienza la nutrición que, por el contrario, no es más que una serie de procesos inconscientes e involuntarios que transforman los alimentos en sustancias químicas más simples. Estas se absorben en el intestino y son transportadas hasta los tejidos, donde serán metabolizadas.

7. c) 3.

8. a) En primer lugar nos deberemos lavar las manos con agua. Indicar al paciente que también se las lave, ayudándole si fuera necesario e informándole de lo que vamos a hacer.

9. b) Algas.

10. c) Colocaremos nuestra mano bajo la almohada para con ella levantar la cabeza del paciente ligeramente.

11. b) 70%.

12. b) Extremar las precauciones con pacientes en estado de semiinconsciencia a la hora de administrarle los líquidos (riesgo de aspiración). En este caso sería recomendable utilizar otra vía de administración, si no fuera posible y hay que administrarle los líquidos por la boca, realizarlo muy despacio y con mucha precaución.

13. b) Simples y complejos.

14. b) 4.

15. b) Cuando el paciente pida agua, le secaremos la boca y se la administraremos con precaución.

16. a) Las grasas, también denominadas lípidos, son los nutrientes típicamente estructurales.

17. c) Procuraremos que eructe periódicamente para que libere el aire que queda atrapado en el estómago. Esto evitará molestias al bebé y podrá seguir comiendo con más comodidad.

18. c) Ocho de los aminoácidos deben ser ingeridos con los alimentos porque, como ocurría con algunos ácidos grasos poliinsaturados, son "esenciales"; es decir, el organismo no puede sintetizarlos.

19. d) Todas son correctas.

20. d) Todas son correctas.

21. b) En grandes cantidades.

22. c) Inspeccionar suavemente la boca para comprobar que no haya restos de alimentos.

23. d) Todas son correctas.

24. a) Empleo de sondas para su administración.

25. a) 7.

26. b) 4.

27. b) Margarinas.

28. d) Azúcar.

29. d) Todos son correctos.

30. b) 3-4 a la semana.

31. d) 14.

Test del tema 15

eRodio ediciones

1. Las indicaciones de la nutrición enteral son:
a) Pueden derivarse de la patología del paciente.
b) La valoración nutricional del paciente que sea deficiente.
c) De los tipos de dieta y nutriente disponible.
d) Todas son correctas.

2. En cuanto a los padecimientos que requieren nutrición entérica y sus causas destacan menos:
a) Problemas gastrointestinales con dieta elemental (fístulas, Crohn, colitis ulcerosa, malabsorción).
b) Estados hipometabólicos (sepsis, traumatismos, quemaduras extensas, trasplante de órganos).
c) Alcoholismo, depresión crónica o anorexia nerviosa.
d) Oncoterapia, coma por alteraciones neurológicas, convalecencia de cirugías o enfermedades graves (cirugía digestiva, maxilofacial, parálisis bucofaríngea o esofágica.).

3. De qué manera no podemos administrar la nutrición enteral:
a) Por goteo.
b) Intravenosa.
c) Por gravedad.
d) Por bomba de infusión.

4. En la técnica para la alimentación por sonda nasogástrica, el instrumental necesario será menos:
a) Jeringa de 50 c.c. estéril.
b) Guantes de un solo uso estériles.
c) Alimento preparado según fórmula.
d) Un vaso de agua caliente, Sonda gástrica (Levin), Gasas, Toalla, Kocher y tapón para S.N.G.

5. Los consejos dietéticos para un paciente HTA serán:
a) Modere la ingesta de alcohol, sal y exceso de calorías.
b) Consuma dietas equilibradas y abandone el hábito de fumar.
c) A y B son correctos.
d) No deje de tomar sus antihipertensivos.

6. Una buena técnica para la alimentación por sonda nasogástrica no incluye:
a) Lávese las manos con jabón.
b) Trasladar todo el material junto al paciente e informar al mismo de lo que vamos a realizar.

c) Elevar la parte superior de la cama del enfermo, si éste puede movilizarse, para colocarlo en la posición de Fowler, y colocarle una toalla bajo su mentón.

d) Si está contraindicado colocarlo en la posición de Fowler, colocarlo de lado (decúbito lateral), manteniéndolo con una almohada a su espalda.

7. Los consejos dietéticos para un paciente con enfermedad cardiovascular serán:

a) Dieta equilibrada.

b) Las grasas saturadas no deben aportar más del 27% de las calorías de la dieta.

c) Alimentos ricos en colesterol no tomar ingestas inferiores a 300 mg/día.

d) Todas son correctas.

8. Una buena técnica de administración de nutrición enteral por sonda nasogástrica incluye:

a) Colocarse los guantes y comprobar la correcta colocación de la sonda.

b) Aspirar (empujar el émbolo) con una jeringa para extraer el líquido residual del tubo de la sonda.

c) Conectar la jeringa de 150 c.c. a la sonda gástrica.

d) Verter unos 300-500 c.c. de agua caliente en la jeringa, para limpiar la sonda.

9. En las dietas recomendadas para enfermos con hepatopatías y cirrosis hepáticas destacamos:

a) Conservar o mejorar el estado nutricional de la persona que las padece. Si existe pérdida de peso se debe incrementar el contenido de energía en la dieta (a expensas, sobre todo, de hidratos de carbono simples).

b) Moderar el aporte de proteínas (administrar preferentemente las de origen vegetal) sin entrar en balance positivo de nitrógeno.

c) Administrar también suplementos vitamínicos de folato, tiamina y B12.

d) Todas son correctas.

10. Una buena técnica de administración de nutrición enteral por sonda nasogástrica incluye:

a) El alimento líquido llegará al estómago por la acción de la gravedad. El paciente regulará la velocidad del flujo elevando o descendiendo la jeringa.

b) Poner cuidado de que no entre aire. Para ello dejaremos falta de alimento en la jeringa.

c) Verter alimento en la jeringa hasta llegar a administrar la cantidad indicada.
d) Al terminar la administración hay que limpiar el tubo con unos 300-500 c.c. de agua y seguidamente pinzar la sonda para quitar la jeringa y luego tapar la sonda para que no penetre aire.

11. Con respecto a la dieta en el cáncer podemos afirmar que:
a) El exceso de energía es perjudicial.
b) El excesivo consumo de grasa, especialmente saturadas es beneficioso.
c) La falta de fibra y de alimentos ricos en vitamina A y carotenos es beneficioso.
d) Todas son correctas.

12. Una buena técnica de administración de nutrición enteral por sonda nasogástrica incluye:
a) Podemos fijar el cabo suelto de la sonda gástrica a la ropa del paciente con objeto de permitir que salga del estómago.
b) Procederemos a lavar la boca del enfermo y sus ojos, ya que con frecuencia se producen irritaciones en la misma y pueden formarse costras.
c) Recogeremos el material, nos quitaremos los guantes y nos lavaremos las manos.
d) El paciente deberá permanecer en la posición de Fowler entre 2 y 3 horas después de alimentarlo por sonda para evitar vómitos o que tenga aspiraciones.

13. Finalizada la administración de la dieta enteral si el enfermo estaba acostado lo dejaremos en qué posición:
a) Decúbito lateral.
b) Decúbito supino.
c) Decúbito prono.
d) En la que prefiera el paciente.

Solución al test del tema 15

1. d) Todas son correctas.

2. b) Estados hipometabólicos (sepsis, traumatismos, quemaduras extensas, trasplante de órganos).

3. b) Intravenosa.

4. b) Guantes de un solo uso estériles.

5. c) A y B son correctos.

6. a) Lávese las manos con jabón.

7. a) Dieta equilibrada.

8. a) Colocarse los guantes y comprobar la correcta colocación de la sonda.

9. c) Administrar también suplementos vitamínicos de folato, tiamina y B12.

10. c) Verter alimento en la jeringa hasta llegar a administrar la cantidad indicada.

11. a) El exceso de energía es perjudicial.

12. c) Recogeremos el material, nos quitaremos los guantes y nos lavaremos las manos.

13. a) Decúbito lateral.

Test del tema 16

eRodio ediciones

1. Los medicamentos se pueden clasificar según:

a) Su mecanismo de acción.
b) Su color.
c) Su velocidad de acción.
d) Todas son correctas.

2. ¿Cuál de las siguientes afirmaciones es una condición general de almacenamiento, conservación y control de los medicamentos?

a) Los representantes farmacéuticos tienen prohibido distribuir muestras de medicamentos en áreas asistenciales.
b) Los medicamentos se colocarán por orden alfabético de sus nombres comerciales y separados por grupos, a excepción de los que requieran condiciones específicas de conservación.
c) Deben mantenerse en condiciones óptimas de temperatura, luz, higiene, protegidos de la luz directa y del calor (no deben sobrepasar los 25°C), en lugar accesible para el público en general.
d) B y c son correctas.

3. El frigorífico donde se almacenan los medicamentos termolábiles debe:

a) Estar cercano a las fuentes de calor.
b) Estar dotado de un termostato (entre 2 y 18 grados).
c) Debe disponer de un enchufe de seguridad para evitar desconexiones fortuitas.
d) Ninguna de las tres es correcta.

4. ¿Cuál de los siguientes no forma parte de los cinco correctos?

a) Paciente correcto.
b) Hora correcta.
c) Fármaco correcto.
d) Ritmo correcto.

5. Cuando se procede a registrar la toma de un fármaco por vía oral, el personal sanitario debe anotar:

a) Nombre del enfermo.
b) Las causas de porque no se administra una medicación.
c) Las posibles reacciones adversas que presente el enfermero.
d) Las tres son correctas.

6. En un paciente con SNG debemos tener las siguientes precauciones a la hora de administrarle un fármaco por dicha SNG:

a) Las cápsulas con microgránulos se pueden diluir pero no se deben triturar.
b) En capsulas de gelatina blanda es aconsejable extraer el líquido de su interior para poder administrarlo.

c) Las fórmulas magistrales suelen tener una caducidad bastante larga.
d) A y b son correctas.

7. Según la Ley 29/2006 de garantías y uso racional de los medicamentos y productos sanitarios ¿a quién corresponde la custodia, conservación y dispensación de los medicamentos de uso humano?

a) A los servicios de farmacia de los hospitales, centros de salud y estructuras de Atención Primaria del Sistema Nacional de Salud.
b) Las oficinas de farmacia abiertas al público y legalmente autorizadas.
c) A y b son correctas.
d) A y b son falsas.

8. En relación a los medicamentos termolábiles podemos afirmar:

a) Es importante a la hora de colocarlos dentro de la nevera tener en cuenta su caducidad, de forma que los más próximos a caducar deben ponerse en la zona de atrás.
b) Es importante aumentar el número de veces y el tiempo de apertura de la puerta del frigorífico.
c) En el exterior de las cámaras debe haber un documento que marque la ubicación de los fármacos para facilitar su localización y minimizar las aperturas de las puertas.
d) A y c son correctas.

9. Son aspectos importantes a tener en cuenta a la hora de administrar la medicación:

a) Si el paciente está en el baño o ha ido a alguna prueba es conveniente dejar su tratamiento en la mesilla de la habitación.
b) Cuando un paciente vomita hay que repetir rápidamente la dosis para que haga su efecto.
c) La enfermera o TCAE que prepara la medicación debe ser la misma que la administre.
d) B y c son correctas.

10. Dentro del material necesario para administrar un fármaco por la vía oral no encontramos:

a) Triturador.
b) Servilleta.
c) Agujas.
d) Guantes no estériles.

11. En la administración de un fármaco por SNG hay que tener en cuenta:

a) Hay que elevar la cabecera de la cama entre 30 y 45 grados para reducir el riesgo de aspiración.
b) En casos de administración continua de nutrición solo se detiene justo en el momento de la administración del fármaco.
c) Si se administran varios fármacos se deben diluir previamente y administrarlos de forma conjunta en un solo acto para evitar la manipulación de la sonda.
d) Las tres son correctas.

12. Cuando un paciente precisa tratamiento por vía ótica es importante:

a) Identificar el oído correcto.
b) Enderezar el conducto auditivo tirando de la oreja hacia arriba y hacia atrás para facilitar la entrada de la solución.
c) Mantener la posición del paciente durante al menos 3 minutos.
d) Todas las anteriores son correctas.

13. En relación a la administración por vía oral de un fármaco, señale la correcta:

a) Es una vía de fácil administración aunque el enfermo este inconsciente.
b) Los alimentos pueden alterar o modificar la absorción de los fármacos.
c) En el estómago se absorben muy bien las sustancias alcalinas o muy hidrosolubles.
d) B y c son correctas.

14. En el frigorífico que almacena los fármacos termolábiles se recomienda:

a) Colocar las cosas más pesadas en la puerta para poderlos cogerlas mejor.
b) Los medicamentos deben estar juntos entre si para que no pierdan temperatura en los casos de interrupción de la corriente eléctrica.
c) La colocación de unas botellas llenas de suero fisiológico permite mantener el frío durante un tiempo en caso de corte eléctrico.
d) B y c son correctas.

15. En la administración de un fármaco por vía oral es necesario:

a) Higiene de manos del paciente.
b) Valorar el estado de conciencia del médico.
c) En caso de no deglutir abrir las capsulas y verter su contenido en agua para facilitar la administración.
d) A y b son correctas.

16. Cuando administramos un fármaco por vía cutánea debemos conocer: (señale la correcta)
a) Las cremas deben ser aplicadas en sentido contrario del vello para mejorar su absorción.
b) Los parches deben ser retirados en el momento adecuado plegando hacia fuera el lado que contiene la medicación.
c) Es importante no cortar los parches.
d) A y b son correctas.

17. Son tipos de vacunas (señale la falsa):
a) De organismos vivos.
b) Recombinantes.
c) De organismos mermados.
d) Sistemáticas.

18. Es responsabilidad del personal encargado de la conservación de las vacunas:
a) Prever las necesidades.
b) Controlar las fechas de caducidad de cada lote eliminando las vacunas caducadas.
c) Comprobar semanalmente la temperatura registrando la máxima y la mínima en la gráfica mensual.
d) A y b son correctas.

19. Los medicamentos fotosensibles:
a) Deben estar siempre en su envase original.
b) Hay que extraerlos una hora antes de su administración.
c) El efecto de la luz afecta su estabilidad aunque no compromete su ación.
d) Todas son correctas.

20. Para la administración de un fármaco por sonda nasogástrica es necesario el siguiente material:
a) Guantes estériles.
b) Jeringa de alimentación de 50 ml de cono ancho.
c) Agujas.
d) Todos son necesarios.

21. Qué debemos tener en cuenta para el mantenimiento de las vacunas en el frigorífico? Señale la correcta
a) Debemos ocupar la totalidad del frigorífico para que, si hay un corte de corriente, se pueda mantener la temperatura más tiempo.
b) Las vacunas de virus vivos se deben poner en las zonas de menor temperatura del frigorífico.

c) El frigorífico debe esta separado unos 15 cms de la pared trasera para que el calor se disperse.
d) Todas son correctas.

22. En relación a la administración de fármacos por las distintas vías podemos afirmar:
a) Las soluciones usadas en la vía conjuntival deben ser hipertónicas y acuosas.
b) La piel es una buena vía de absorción de fármacos.
c) La mucosa vaginal y uretral son bastante buenas para la absorción.
d) La vía rectal elude totalmente el primer paso hepático.

23. Los medicamentos termolábiles (señale la incorrecta):
a) Suelen tener el símbolo de la nieve en su envase.
b) Es importante que permanezcan congelados.
c) Deben estar perfectamente etiquetados y ordenados.
d) A y c son correctas.

24. Señale la incorrecta:
a) Tras la aplicación de un medicamento por vía inhalatoria se debe enjuagar la boca o hacer higiene bucal.
b) Si se usa el inhalador en polvo seco es necesario agujerear la cápsula con el dispositivo.
c) Cuando el medicamento se administra en inhalador de cartucho presurizado se debe presionar dos veces para asegurar tomar correctamente la dosis.
d) Cuando usamos una cámara inhaladora para administrar el medicamento es conveniente esperar unos 30 segundos antes de repetir la técnica.

25. En relación a la cadena de frío es falso que:
a) Se incluyen en la cadena de frío los medicamentos que sufren transformaciones con los cambios de temperaturas.
b) Incluye desde la fabricación del medicamento hasta que éste es administrado.
c) La finalidad del proceso es asegurar que los medicamentos sean conservados dentro de los rangos de temperatura establecidos para que mantengan sus propiedades.
d) Todas las anteriores son falsas.

26. La elección de la vía de administración de un fármaco va a depender de: (señale la falsa)
a) Rapidez de la acción que pretendemos.
b) Decisión del paciente.

c) Formato de presentación del fármaco.
d) Comodidad del paciente.

27. En la administración de un fármaco por la vía sublingual es falso que:

a) Es una técnica que suelen realizar enfermeros y TCAE.
b) Se debe masticar la medicación para que resulte más fácil su absorción.
c) Algunas medicaciones en forma de cápsula se pueden pinchar previamente para favorecer su absorción.
d) A y c son correctas.

28. En relación a las vacunas, señale la afirmación incorrecta:

a) Las vacunas son una de las medidas más eficaces en la prevención de importantes enfermedades que afectan al ser humano.
b) Los programas de vacunación tienen como objetivo disminuir la inmunidad individual y colectiva de la comunidad.
c) El calendario vacunal es común en todo el territorio español.
d) A y c son correctas.

29. Si nos referimos a un fármaco como hormonal, estamos indicando:

a) Su mecanismo de acción.
b) La forma de su presentación.
c) Su composición química.
d) B y c son correctas.

30. Cuando vamos a poner una medicación en aerosol no precisamos:

a) Celulosa.
b) Guantes no estériles.
c) Agujas.
d) Fonendoscopio.

31. Si nos referimos a un fármaco como hormonal, estamos indicando:

a) Su mecanismo de acción.
b) La forma de su presentación.
c) Su composición química.
d) B y c son correctas.

32. Cuando vamos a poner una medicación en aerosol no precisamos:

a) Celulosa.
b) Guantes no estériles.
c) Agujas.
d) Fonendoscopio.

Solución al test del tema 16

1. a) Su mecanismo de acción.
2. a) Los representantes farmacéuticos tienen prohibido distribuir muestras de medicamentos en áreas asistenciales.
3. c) Debe disponer de un enchufe de seguridad para evitar desconexiones fortuítas.
4. b) Hora correcta.
5. b) Las causas de porque no se administra una medicación.
6. a) Las cápsulas con microgránulos se pueden diluir pero no se deben triturar.
7. c) A y b son correctas.
8. c) En el exterior de las cámaras debe haber un documento que marque la ubicación de los fármacos para facilitar su localización y minimizar las aperturas de las puertas.
9. c) La enfermera o TCAE que prepara la medicación debe ser la misma que la administre.
10. c) Agujas.
11. a) Hay que elevar la cabecera de la cama entre 30 y 45 grados para reducir el riesgo de aspiración.
12. d) Todas las anteriores son correctas.
13. b) Los alimentos pueden alterar o modificar la absorción de los fármacos.
14. c) La colocación de unas botellas llenas de suero fisiológico permite mantener el frío durante un tiempo en caso de corte eléctrico.
15. a) Higiene de manos del paciente.
16. c) Es importante no cortar los parches.
17. c) De organismos mermados.

18. d) A y b son correctas.

19. a) Deben estar siempre en su envase original.

20. b) Jeringa de alimentación de 50 ml de cono ancho.

21. c) El frigorífico debe esta separado unos 15 cms de la pared trasera para que el calor se disperse.

22. c) La mucosa vaginal y uretral son bastante buenas para la absorción.

23. b) Es importante que permanezcan congelados.

24. c) Cuando el medicamento se administra en inhalador de cartucho presurizado se debe presionar dos veces para asegurar tomar correctamente la dosis.

25. d) Todas las anteriores son falsas.

26. b) Decisión del paciente.

27. b) Se debe masticar la medicación para que resulte más fácil su absorción.

28. a) Las vacunas son una de las medidas más eficaces en la prevención de importantes enfermedades que afectan al ser humano.

29. c) Su composición química.

30. c) Agujas.

31. c) Su composición química.

32. c) Agujas.

Test del tema 17

eRodio ediciones

1. ¿Qué diferencia existe entre termoterapia y crioterapia?

a) La diferencia se encuentra principalmente en la temperatura del agua que se emplea para cada una de ellas.
b) En la termoterapia se emplean técnicas instrumentales más desarrolladas que en la crioterapia, ya que en esta última se deriva al paciente a centros de bienestar tales como balnearios, SPAs, etc.
c) Por termoterapia se entiende a la aplicación del calor como agente terapéutico, mientras que el término crioterapia alude a las aplicaciones del frío con finalidad terapéutica.
d) Todas las respuestas anteriores son correctas.

2. La producción de calor por las funciones que tienen lugar en el organismo se denomina:

a) Termogénesis.
b) Termólisis.
c) Calentamiento.
d) Termoterapia.

3. ¿Cuál es uno de los aislantes más importantes en termoterapia?

a) El vapor.
b) El aire.
c) El agua.
d) El sudor.

4. Señale la respuesta correcta en relación al proceso de convección en termoterapia:

a) Es un mecanismo de intercambio de energía interna entre áreas de diferentes temperaturas, en las que el intercambio de energía cinética de partícula a partícula se produce por colisión molecular directa y por desplazamiento de electrones libres en los metales.
b) La conducción pura se observa infrecuentemente en un líquido, debido a la facilidad con la que incluso pequeñas diferencias de temperatura producen corrientes de convección libre.
c) La convección se produce entre los diferentes tejidos del cuerpo o a través de un cuerpo hacia otro en contacto con el primero, sin desplazamiento visible de materia.
d) La energía térmica pasa desde las moléculas con mayor energía (regiones más calientes) a las moléculas con menor energía (regiones más frías), de forma que se produce una aproximación gradual a una temperatura común.

5. ¿Qué agentes aparecen en una transferencia de calor por radiación de aplicación endotermia?

a) La hiperemia.
b) La diatermia.
c) Los rayos infrarrojos.
d) Las respuestas a y b son correctas.

6. ¿Qué actuaciones se producen en acciones locales de la circulación, dentro de los efectos fisiológicos del calor?

a) Tienen respuestas espasmódicas a los estímulos y se contraen en vez de dilatarse por lo que se debe evitar aplicar calor sobre vasos sanguíneos enfermos.
b) Mejorar la nutrición celular, aumentar la eliminación de productos patológicos, acción bactericida y antiinflamatoria, acción analgésica y activa la restauración tisular.
c) La vasodilatación periférica.
d) En principio se produce una vasoconstricción y una contracción de la musculatura lisa de la piel; a continuación se produce una vasodilatación que genera una hiperemia reactiva.

7. ¿Qué efectos se producen en acciones sobre el aparato urinario, dentro de los efectos fisiológicos del calor?

a) El calor incrementa la diuresis tanto a nivel de vesical como en la sudoración.
b) Efectos sedantes o analgésicos.
c) Disminuir las secreciones, mejorar el tono y motilidad, disminuyendo así, el tiempo de vaciado.
d) Disminuye la glucemia.

8. Señale la respuesta incorrecta con respecto a la arena como técnica de aplicación de la termoterapia:

a) Para una exposición total del cuerpo, el tiempo de aplicación no debe superar los 20 minutos.
b) En cuanto al espesor de la capa que recubre al individuo, se recomienda que no sea menor a 20 centímetros.
c) Con esta aplicación se consiguen temperaturas hasta de 45°.
d) Para aplicaciones parciales, el tiempo de aplicación será de 1 hora a 90 minutos.

9. ¿En qué consiste la técnica de aplicación de la termoterapia denominada Hot-pack?

a) Esta aplicación consta de envolturas como sábanas o mantas calientes.
b) El calor se consigue calentando las bolsas del gel con silicatos en un horno.
c) Es la aplicación de calor proveniente de una manta o almohadilla que tiene una resistencia dentro.
d) Aplicaciones de calor proveniente de almohadillas llenas de gel que contienen otra bolsa interior cerrada con otra sustancia.

10. Los peloides turbas emplean los siguientes componentes líquidos:

a) Aguas sulfuradas, sulfatadas y cloruradas.

b) Agua de mar o lago salado.

c) Aguas alcalinas, sulfuradas y agua marina.

d) Agua de mar, río o lago salado.

11. ¿Cuál es el punto de fusión de la parafina?

a) 52°. b) 42°. c) 35°. d) 60°.

12. ¿Cuáles de las siguientes opciones es una contraindicación de la termoterapia?

a) Neuralgias, neuritis y polineuritis, contracturas de origen central, poliomielitis, hemiplejia, estados psicopáticos.

b) Perturbaciones venosas y linfáticas y alteraciones de la sensibilidad.

c) Nefritis, pielonefritis, cistitis, litiasis.

d) Obesidad.

13. Señale la respuesta incorrecta en relación a los efectos fisiológicos del frío en la crioterapia:

a) El frío disminuye el umbral del dolor, la viscosidad y la deformación plástica de los tejidos, sin embargo aumenta el rendimiento motor.

b) Hay una disminución de la temperatura y el metabolismo tisular, esto puede ayudar a reducir el riesgo de hipoxia secundaria en los tejido adyacentes a la lesión. También disminuye la inflamación y el edema.

c) Los efectos biológicos y fisiológicos son debidos a la reducción en la temperatura de los tejidos, así como a la acción neuromuscular y la relajación de los músculos producida por la aplicación de frío.

d) Estimula la función muscular cuando es aplicado con estímulos de corta duración, disminuye la amplitud de los reflejos osteotendinosos y la frecuencia del clonus, por lo que puede ser considerado dentro de los métodos antiespásticos.

14. Señale la respuesta incorrecta en relación a las cabinas de aire frío:

a) El tiempo de exposición es mínimo (entre 1 y 3 minutos).

b) Con ello se busca mejorar nuestros mecanismos de defensa y activar al 75% la circulación sanguínea.

c) El tratamiento se recibe en criosaunas, unas cabinas heladas que exponen al organismo a muy bajas temperaturas (entre -110° C y -190°).

d) Las opciones a y b son incorrectas.

15. En transferencias de frío por conducción, ¿qué tipo de paquetes están compuestos por 2 capas formadas por burbujas de vinilo de una mezcla de agua y glicerina?

a) Paquetes de frío químico.

b) Paquetes de hielo añadido.

c) Paquetes con cubos de hielo artificial.

d) Paquetes de gel helado.

16. En relación con las indicaciones reumatológicas en crioterapia, la tendinitis y tenosinovitis se produce en:

a) Procesos álgicos periarticulares.

b) Algias cervicodorsolumbares.

c) Dolor miofascial.

d) Hombro doloroso.

17. ¿Cuáles de las siguientes opciones se corresponden con contraindicaciones absolutas de la crioterapia?

a) Hipertensos, en zonas extensas con control de tensión arterial.

b) Procesos que cursan con rigidez de colágeno.

c) Anemia o crioglobulinemia.

d) Aversión al frío por rechazo psicológico.

Solución al test del tema 17

1. c) Por termoterapia se entiende a la aplicación del calor como agente terapéutico, mientras que el término crioterapia alude a las aplicaciones del frío con finalidad terapéutica.
2. a) Termogénesis.
3. b) El aire.
4. b) La conducción pura se observa infrecuentemente en un líquido, debido a la facilidad con la que incluso pequeñas diferencias de temperatura producen corrientes de convección libre.
5. b) La diatermia.
6. d) En principio se produce una vasoconstricción y una contracción de la musculatura lisa de la piel; a continuación se produce una vasodilatación que genera una hiperemia reactiva.
7. a) El calor incrementa la diuresis tanto a nivel de vesical como en la sudoración.
8. a) Para una exposición total del cuerpo, el tiempo de aplicación no debe superar los 20 minutos.
9. b) El calor se consigue calentando las bolsas del gel con silicatos en un horno.
10. c) Aguas alcalinas, sulfuradas y agua marina.
11. a) 52°.
12. b) Perturbaciones venosas y linfáticas y alteraciones de la sensibilidad.
13. a) El frío disminuye el umbral del dolor, la viscosidad y la deformación plástica de los tejidos, sin embargo aumenta el rendimiento motor.
14. b) Con ello se busca mejorar nuestros mecanismos de defensa y activar al 75% la circulación sanguínea.
15. c) Paquetes con cubos de hielo artificial.
16. a) Procesos álgicos periarticulares.
17. c) Anemia o crioglobulinemia.

Test del tema 18

eRodio ediciones

1. Indica cuál de estas opciones no corresponde con partes de las vías respiratorias:

a) Fosas nasales.
b) Bronquios principales.
c) Tráquea.
d) Pleura.

2. Marca de estas respuestas la que no corresponda con partes de los pulmones:

a) Bronquios secundarios.
b) Bronquiolos.
c) Laringe.
d) Alvéolos pulmonares.

3. ¿Cómo se llama la lámina ósea que separa entre sí los orificios nasales?

a) Rinofaringe.
b) Tabique nasal.
c) Nasofaringe.
d) Ninguna es correcta.

4. Indica a qué parte del aparato respiratorio pertenece esta definición "Es un tubo común al aparato digestivo y respiratorio, ya que es vía de paso de alimentos y aire hacia el estómago y pulmones respectivamente":

a) Nasofaringe.
b) Orofaringe.
c) Faringe.
d) Laringofaringe.

5. ¿Dónde está situada la orofaringe?

a) Es la parte o porción más inferior de la faringe.
b) Es la porción de la faringe que se sitúa inmediatamente por detrás de la nariz y encima del paladar blando.
c) Se sitúa detrás de la boca y debajo del paladar blando.
d) Ninguna es correcta.

6. ¿A la altura de qué vértebras está situada la laringe?

a) C4 a C6.
b) C3 a C5.
c) C2 a C4
d) C5 a C7.

7. Marca la respuesta correcta sobre qué funciones corresponde con la tráquea y los bronquios.

a) Transportar el aire entre el exterior y el interior de los pulmones.
b) Calentar y humedecer el aire transportado.
c) Retirar las partículas de polvo que puedan penetrar con el aire atmosférico.
d) Todas son correctas.

8. ¿En qué partes se divide cada bronquio secundario?
a) Bronquios segmentarios o terciarios.
b) Bronquiolos.
c) Segmento broncopulmonar.
d) Alveolos pulmonares.

9. ¿Cómo se llaman las células epiteliales que forman las celdas de los alvéolos pulmonares?
a) Segmento broncopulmonar.
b) Bronquiolos.
c) Macrófagos alveolares.
d) Neumocitos.

10. ¿Cómo se llama el espacio que existe entre la pleura visceral y la pleura parietal?
a) Líquido pleural.
b) Cavidad alveolar.
c) Cavidad pleural.
d) Cavidad de difusión.

11. ¿Cómo se denomina al intercambio de sangre que llega al pulmón, cargada de dióxido de carbono, y sale enriquecida de oxígeno?
a) Hematitis.
b) Hematoma.
c) Hematocritos.
d) Hematosis.

12. ¿Cuál es la frecuencia respiratoria media por minuto en un adulto joven y sano?
a) 10-12 veces.
b) 12-14 veces.
c) 12-15 veces.
d) 12-16 veces.

13. ¿Qué volumen de aire entra y sale del aparato respiratorio por minuto en una inspiración normal?
a) 1 ℓ.
b) 1,5 ℓ.
c) 0,5 ℓ.
d) Ninguna es correcta.

14. ¿Qué significado tienen estas siglas VVP?
a) Volumen de ventilación pulmonar.
b) Ventilación volumétrica pulmonar.
c) Volumen de ventilación pausada.
d) Ventilación variada pulmonar.

15. ¿Qué cantidad de aire se queda en los pulmones al final de una espiración forzada?
a) 0,5 ℓ.
b) 1 ℓ.
c) 1,5 ℓ.
d) 0,250 ℓ.

16. Marca la definición que corresponda con la capacidad vital pulmonar:

a) Es el volumen de aire que hay en el pulmón al final de una inspiración forzada.
b) Es el volumen de aire que ocupa las vías respiratorias durante la respiración y que no va a llegar a los alvéolos pulmonares.
c) Es el volumen de aire que queda en los pulmones al final de una espiración normal.
d) Es la máxima cantidad de aire que se puede expulsar después de haber realizado una inspiración forzada.

17. ¿Cuál de estas respuestas es la que no corresponde con ningún tipo de Ventiladores?

a) Ventiladores manuales.
b) Ventiladores de presión.
c) Ventiladores de volumen o volumétricos.
d) Ventiladores cronometrados.

18. ¿Dónde es más reciente la utilización de la aerosolterapia?

a) Atención primaria.
b) Pediatría.
c) Neumonología.
d) Alergología.

19. ¿Qué significado tienen las siglas EPOC?

a) Enfermo pulmonar obsesivo crónico.
b) Enfermedad pulmonar obstructiva crítica.
c) Enfermo pulmonar obsesivo crítico.
d) Enfermedad pulmonar obstructiva crónica.

20. ¿Cuándo se conoce que un enfermo padece bronquitis crónica?

a) Si padece la hipersecreción de moco y la tos productiva crónica recurrente, durante un mínimo de 3 meses al año, durante al menos 2 años consecutivos.
b) Si padece la hipersecreción de moco y la tos productiva crónica recurrente, durante un mínimo de 1 mes al año, durante al menos 1 año consecutivo.
c) Si padece la hipersecreción de moco y la tos productiva crónica recurrente, durante un mínimo de 6 meses al año, durante al menos 1 año consecutivo.
d) Si padece la hipersecreción de moco y la tos productiva crónica recurrente, durante un mínimo de 6 meses al año, durante al menos 2 años consecutivos.

Solución al test del tema 18

1. d) Pleura.
2. c) Laringe.
3. b) Tabique nasal.
4. c) Faringe.
5. b) Es la porción de la faringe que se sitúa inmediatamente por detrás de la nariz y encima del paladar blando.
6. a) C4 a C6.
7. d) Todas son correctas.
8. a) Bronquios segmentarios o terciarios.
9. d) Neumocitos.
10. c) Cavidad pleural.
11. d) Hematosis.
12. c) 12-15 veces.
13. c) 0,5 ℓ.
14. a) Volumen de ventilación pulmonar.
15. b) 1 ℓ.
16. d) Es la máxima cantidad de aire que se puede expulsar después de haber realizado una inspiración forzada.
17. a) Ventiladores manuales.
18. a) Atención primaria.
19. d) Enfermedad pulmonar obstructiva crónica.
20. a) Si padece la hipersecreción de moco y la tos productiva crónica recurrente, durante un mínimo de 3 meses al año, durante al menos 2 años consecutivos.

Test del tema 19

eRodio ediciones

1. El tejido celular subcutáneo que también contiene paquetes vasculares y nerviosos se denomina:

a) Epidermis.
b) Dermis.
c) Hipodermis.
d) Capa granulomatosa.

2. El olor sexual se debe a las:

a) Glándulas sebáceas.
b) Glándulas sudoríparas apocrinas.
c) Glándulas holocrinas.
d) Glándulas ecrinas.

3. El tipo de pelo que se encuentra en el feto es el:

a) Lanugo.
b) Fino y sin médula.
c) Terminal
d) Fino y con médula.

4. Responsable/s del color de la piel es/son:

a) Los melanocitos.
b) La melatonina.
c) Los melanosomas.
d) La melanina.

5. Si al inspeccionar la piel se observa una coloración azulada, ésta se denomina:

a) Palidez.
b) Cianosis.
c) Eritema.
d) Ictericia.

6. Son tumores cutáneos malignos:

a) Los melanomas.
b) Los angiomas.
c) Los carcinomas.
d) Las opciones a y c son correctas

7. Marca la opción incorrecta. En las personas de edad avanzada, la piel:

a) Es más seca o con tendencia a ser más seca.
b) Es más frágil, por lo cual está más expuesta a lesiones.
c) La turgencia está disminuida.
d) La susceptibilidad al sol es mayor y la sensibilidad disminuye.

8. Marca la afirmación incorrecta.

a) La higiene correcta permite que la piel cumpla sus funciones de protección.
b) La figura encargada de la higiene del paciente es el higienista.
c) La higiene de un paciente enfermo debe ser más rigurosa, porque está más expuesto a los microorganismos.
d) Ninguna de las anteriores.

9. Marca la opción incorrecta. La higiene adecuada del auxiliar de enfermería incluye:

a) Su ropa debe estar siempre limpia y presentable.
b) Debe lavarse las manos antes y después de brindar algún cuidado a un paciente.
c) Debe cubrirse el cabello.
d) La ropa debe estar sin manchas.

10. Señala la opción correcta:

a) La temperatura del medio ambiente debe encontrarse alrededor de los 20° para ser adecuada.
b) La temperatura del agua debe estar entre los 30 y 35° C.
c) No debe entablarse ninguna conversación con el paciente.
d) Ninguna de las opciones lo es.

11. Marca la afirmación incorrecta sobre el lavado del cabello:

a) La temperatura del agua caliente debe ser de 35°.
b) Hay que procurar que la temperatura del medio ambiente sea de 25°C.
c) Debe mantenerse la intimidad del paciente.
d) Al paciente hay que explicarle el procedimiento que se le realizará.

12. Señala la opción correcta al desvestir a una persona:

a) Colocar al paciente en decúbito supino.
b) Elevar la cabeza de la persona.
c) Desabrochar los botones o cremalleras y dirigir la ropa a los lados del paciente y retirar primero la de extremidad dominante.
d) Todas las opciones son correctas.

13. En el caso de pacientes que se encuentran en UCI, la responsable directa de realizar la higiene de estos es:

a) El auxiliar de enfermería.
b) El enfermero (DUE).
c) La higienista.
d) Todas las opciones anteriores son correctas.

14. Señala la afirmación correcta.

a) Un recién nacido requiere de ciertos procedimientos protocolarios como medidas de prevención, que serán realizados por personal médico y de enfermería.
b) A los dos días, debe administrársele al recién nacido eritromicina en pomada o en colirio.

c) A la semana de nacido, debe proporcionársele 1 mg. de Vitamina K, para evitar trastornos de la coagulación.
d) La limpieza del cordón umbilical solo se realizará con agua oxigenada.

15. Como resultado del mantenimiento de nuestros ciclos vitales, se liberan sustancias que deben expulsarse fuera de nuestro organismo; para lograr este fin se utiliza:
a) El aparato respiratorio.
b) El aparato digestivo.
c) El aparato urinario.
d) Las tres opciones son correctas.

16. En estado febril, cada grado de elevación de la temperatura mantenido durante 24 h aumenta la pérdida acuosa en:
a) 100 ml/24 h.
b) 150 ml/24 h.
c) 175 ml/24 h.
d) 125 ml/24 h.

17. El aparato urinario tiene un papel importante en la conservación del equilibrio de:
a) Líquidos.
b) Electrolitos.
c) Las opciones a y b son correctas.
d) Las opciones a y b son incorrectas.

18. La uretra es una estructura de forma tubular que drena orina desde la vejiga hacia el exterior. En las mujeres mide, aproximadamente:
a) 3 cm de largo.
b) 2,5 cm de largo.
c) 4 cm de largo.
d) 4,5 cm de largo.

19. A medida que la sangre fluye por el riñón, se filtran agua, electrolitos y moléculas orgánicas. La cantidad del filtrado que es eliminada como orina es de:
a) El 8%.
b) El 4%.
c) El 2%.
d) El 6%.

20. Marca la opción incorrecta:
a) El olor de la orina con el reposo se hace amoniacal.
b) El Ph de la orina es ácido: 4.8 - 7.5.
c) El 25% de la orina es agua, que contiene disueltas distintas sustancias.
d) La orina puede cambiar de color en situaciones de enfermedad.

21. A nivel estructural, el riñón del anciano experimenta una disminución del peso y volumen de alrededor del:
a) 25-40 %.
b) 10- 25%.
c) 40-50 %.
d) Más del 50 %.

22. Señala la afirmación correcta:

a) La vascularización renal está disminuida, aproximadamente en un 5 % cada década a partir de los treinta años y los glomérulos funcionantes se reducen en un 15% en la séptima década.

b) La vascularización renal está disminuida, aproximadamente en un 10% cada década a partir de los treinta años y los glomérulos funcionantes se reducen en un 10% en la séptima década.

c) La vascularización renal está disminuida, aproximadamente en un 20% cada década a partir de los cincuenta años y los glomérulos funcionantes se reducen en un 20% en la sexta década.

d) La vascularización renal está disminuida, aproximadamente en un 15 % cada década a partir de los cincuenta años y los glomérulos funcionantes se reducen en un 25% en la séptima década.

23. La litiasis es:

a) Una infección de la vejiga urinaria.

b) La presencia de cálculos en la vía urinaria.

c) El fracaso de la función renal.

d) Ninguna de las opciones es correcta.

24. La diálisis peritoneal consiste en:

a) La extracción de sangre del paciente, que va pasando por un sistema de "riñón artificial" para eliminar los productos de desecho.

b) La extracción de sangre del peritoneo del paciente, que va pasando por un sistema de depuración a través de un "riñón artificial".

c) La introducción de un líquido en el abdomen del paciente, que consta de sustancias necesarias que deben absorberse.

d) Las opciones a y b son correctas.

25. Marca la opción correcta. La incontinencia urinaria:

a) De urgencia, se produce cuando la vejiga se encuentra bajo el control inhibitorio del sistema nervioso central.

b) De esfuerzo, es aquella que se presenta como consecuencia de una disminución brusca de la presión intra-abdominal.

c) Por rebosamiento, se asocia a una mala relajación de la vejiga.

d) Es mixta, cuando los pacientes padecen incontinencia, tanto de urgencia, como de esfuerzo.

26. La patología caracterizada por la presencia de pus en la orina y que refleja una infección en algún órgano o punto del sistema nefro-urinario es:

a) La piuria.
b) La enfermedad de Kegel.
c) La poliuria.
d) Las opciones a y c son correctas.

27. Marca la opción incorrecta. La incontinencia urinaria trae consecuencias sobre distintos aspectos de la vida del anciano:

a) Favorece la aparición de úlceras e infecciones.
b) Produce dependencia, depresión, tendencia al aislamiento y pérdida de la autonomía.
c) Supone un aumento de los costes.
d) Hay tendencia a sufrir menos complicaciones.

28. Señala la afirmación correcta:

a) El agua es esencial para la vida humana y constituye el 70% del peso corporal del adulto.
b) El balance hídrico es la diferencia entre el volumen de líquido ingerido por nuestro organismo y el volumen de líquido eliminado.
c) Las entradas de líquido en el organismo suman un total de 3500 ml/día.
d) En un adulto, la diuresis es de 2500 ml, aproximadamente, en un día.

29. Señala la opción incorrecta. El balance hídrico negativo puede ser causado por:

a) Ingesta insuficiente de agua.
b) Diarreas o vómitos intensos.
c) Fallo cardíaco.
d) Sudoración profusa.

30. El material necesario para el lavado vesical continuo es:

a) Bolsa de suero lavador de 3000 – 5000 cc estéril, equipo de irrigación para conectar el suero a la sonda, guantes estériles, sistema de drenaje abierto, solución antiséptica de povidona yodada.
b) Empapador, jeringa estéril de 50 cc., guantes, gasas, solución salina estéril, batea, pinzas de Kocher.
c) Empapador, bolsa de suero lavador de 3000 – 5000 cc estéril, equipo de irrigación para conectar el suero a la sonda, guantes estériles, sistema de drenaje abierto, solución antiséptica de povidona yodada, pinzas de kocher.
d) Empapador, jeringa estéril de 100 cc., guantes, gasas, solución salina estéril, batea, pinzas de Kocher, solución de povidona yodada.

31. La incontinencia fecal puede ser:

a) Por rebosamiento, neurógena, por sobrecarga del esfínter, de esfuerzo, por alteración anorectal y funcional.
b) Por rebosamiento, mixta, por sobrecarga del esfínter, por alteración anorectal y funcional.
c) Por rebosamiento, de urgencia, neurógena, por sobrecarga del esfínter, por alteración anorectal y funcional.
d) Por rebosamiento, neurógena, por sobrecarga del esfínter, por alteración anorectal y funcional.

32. La administración de enemas consiste en la introducción de una solución líquida a través del recto, y puede ser:

a) Enema evacuador o de limpieza.
b) Enema de retención.
c) Enema mixto.
d) Las opciones a y b son correctas.

33. Cuando hablamos de la función secretora del hígado nos referimos a:

a) La absorción intestinal.
b) La transformación de sustancias tóxicas y perjudiciales para el organismo.
c) Producción de la bilis y evacuación de la misma al intestino.
d) Almacenamiento de sustancias de alto valor energético así como vitaminas.

34. ¿Qué es la piuria?

a) Cuando la orina contiene sangre.
b) Presencia de pus en la orina.
c) Presencia de bilirrubina.
d) Presencia de turbidez en la orina.

35. En la administración de un enema de limpieza ¿en qué posición colocaría al paciente?

a) Decúbito lateral derecho con pierna izquierda flexionada.
b) Decúbito prono.
c) Decúbito lateral izquierdo con pierna derecha flexionada.
d) Decúbito supino con las piernas flexionadas.

36. Cuando un paciente ha emitido una cantidad de orina inferior a 500 ml. en 24 horas, podemos decir que está en situación de:

a) Oliguria. b) Anuria. c) Poliuria. d) Disuria.

37. Para administrar medicamentos por vía oral a un paciente sondado debemos:

a) Colocar el paciente en posición de Fowler o semisentado.

b) Antes y después de la administración del fármaco, introducir 50 ml de agua.

c) Mantener la sonda pinzada durante 1 hora, para que se absorba la medicación.

d) Todas las respuestas son correctas.

Solución al test del tema 19

1. c) Hipodermis.

2. b) Glándulas sudoríparas apocrinas.

3. a) Lanugo.

4. d) La melanina.

5. b) Cianosis.

6. d) Las opciones a y c son correctas

7. c) La turgencia está disminuida.

8. b) La figura encargada de la higiene del paciente es el higienista.

9. c) Debe cubrirse el cabello.

10. d) Ninguna de las opciones lo es.

11. a) La temperatura del agua caliente debe ser de 35°.

12. d) Todas las opciones son correctas.

13. b) El enfermero (DUE).

14. a) Un recién nacido requiere de ciertos procedimientos protocolarios como medidas de prevención, que serán realizados por personal médico y de enfermería.

15. d) Las tres opciones son correctas.

16. b) 150 ml/24 h.

17. c) Las opciones a y b son correctas.

18. a) 3 cm de largo.

19. c) El 2%.

20. c) El 25% de la orina es agua, que contiene disueltas distintas sustancias.

21. a) 25-40 %.

22. b) La vascularización renal está disminuida, aproximadamente en un 10% cada década a partir de los treinta años y los glomérulos funcionantes se reducen en un 10% en la séptima década.

23. b) La presencia de cálculos en la vía urinaria.

24. c) La introducción de un líquido en el abdomen del paciente, que consta de sustancias necesarias que deben absorberse.

25. d) Es mixta, cuando los pacientes padecen incontinencia, tanto de urgencia, como de esfuerzo.

26. a) La piuria.

27. d) Hay tendencia a sufrir menos complicaciones.

28. b) El balance hídrico es la diferencia entre el volumen de líquido ingerido por nuestro organismo y el volumen de líquido eliminado.

29. c) Fallo cardíaco.

30. a) Bolsa de suero lavador de 3000 – 5000 cc estéril, equipo de irrigación para conectar el suero a la sonda, guantes estériles, sistema de drenaje abierto, solución antiséptica de povidona yodada.

31. d) Por rebosamiento, neurógena, por sobrecarga del esfínter, por alteración anorectal y funcional.

32. d) Las opciones a y b son correctas.

33. c) Producción de la bilis y evacuación de la misma al intestino.

34. b) Presencia de pus en la orina.

35. c) Decúbito lateral izquierdo con pierna derecha flexionada

36. a) Oliguria.

37. d) Todas las respuestas son correctas.

Test del tema 20

eRodio ediciones

1. La infección nosocomial u hospitalaria:

a) Aparece durante la hospitalización o en periodo de incubación en el momento de la atención.
b) Se manifiesta durante o tras la estancia hospitalaria.
c) Puede ser endógena o exógena.
d) Todas ciertas.

2. Las infecciones hospitalarias:

a) Aumentan la morbilidad y reducen la mortalidad durante la estancia.
b) El principal vehículo de transmisión son las manos del personal sanitario.
c) Las medidas de prevención se dividen en 3 grados.
d) La principal medida de prevención por contacto indirecto es el lavado de manos.

3. Las barreras contra la infección no son:

a) Físicas y químicas.
b) Biológicas y educativas.
c) Preventivas y curativas.
d) Físicas y biológicas.

4. El lavado quirúrgico de manos debe durar unos:

a) 5 minutos.
b) 8 minutos.
c) 10 minutos.
d) 15 minutos.

5. Hablamos de infección relacionada con la asistencia sanitaria o nosocomial si:

a) Es una infección contraída en el medio comunitario.
b) Es una infección tratada en el medio hospitalario.
c) Infección contraída durante su estancia en el medio hospitalario o hasta 48 horas después de su alta hospitalaria.
d) Infección contraída por contacto con animales.

6. Las IRAS (infecciones relacionadas con el ambiente sanitario):

a) Sus causas son múltiples.
b) Requieren abordaje multidisciplinar.
c) Las defensas de los pacientes ingresados suelen estar disminuidas.
d) Todas.

7. Según el EPINE el servicio donde se producen más infecciones nosocomiales es:

a) Medicina interna.
b) Especialidades quirúrgicas.
c) UCI.
d) Sala de partos.

8. El germen más común en las infecciones hospitalarias es:

a) E. Coli.
b) S. aureus.
c) Pseudomonas.
d) Streptococo B-hemolítico.

9. Las enfermedades nosocomiales aumentan la:

a) Morbilidad.
b) Mortalidad.
c) Alarga la estancia.
d) Todas.

10. Las medidas de prevención de infección nosocomial:

a) Se dividen en 3 grados (I, II y III).
b) Las medidas tipo II son de eficacia lógica.
c) Las medidas tipo I son de eficacia probada.
d) Todas son ciertas.

11. Las medidas generales de prevención y control de IN son:

a) Lavado de manos.
b) Emplear la máxima asepsia.
c) Medidas de aislamiento.
d) Todas.

12. Entre las medidas de prevención de ITU no encontramos:

a) Usar sistemas cerrados.
b) Reducir la indicación de sondaje urinario.
c) Usar antimicrobianos en enfermos con bacteriuria asintomáticos.
d) Asegurar un flujo de orina descendente y continuo.

13. Son medidas preoperatorias de prevención de infección quirúrgica:

a) Ventilación adecuada.
b) Evitar rasurado.
c) Esterilización de material quirúrgico.
d) Lavado de manos antes y después de cambiar apósitos.

14. Previene la infección respiratoria:

a) Usar antiácidos.
b) Aspiración intermitente de secreciones.
c) Colocar al paciente con cama elevada 30°.
d) Inmovilización del tórax.

15. Los encargados de desarrollar los programas de prevención de IN son:

a) Los Servicios de Medicina Preventiva.
b) La dirección del hospital.

c) El departamento de salud pública.
d) La consejería de sanidad.

16. La higiene de manos:
a) Protege al paciente.
b) Protege el entorno.
c) Protege al profesional sanitario.
d) Todos.

17. Los microorganismos sobreviven en las manos durante:
a) 1-10 minutos.
b) 2-60 minutos.
c) 15-20 minutos.
d) 30-60 minutos.

18. La flora de la piel adquirida por contacto es:
a) Transeúnte.
b) Residente.
c) Saprófita.
d) Infecciosa.

19. La duración del lavado higiénico de manos será de:
a) 10-30 segundos.
b) 5-10 segundos.
c) 40-60 segundos.
d) 2-3 minutos.

20. El lavado higiénico de manos se realiza:
a) Antes y después de usar guantes.
b) Antes de empezar y después de acabar la jornada laboral.
c) Tras manipular cuñas o bolsas de orina.
d) Todas.

21. La fricción de manos con solución hidroalcohólica se realiza durante:
a) 30 segundos.
b) Se hace lavado higiénico antes si hay suciedad visible.
c) Son útiles para el control de brotes o cortar la transmisión.
d) Todos.

22. Para el lavado quirúrgico de manos no se utiliza:
a) Jabón antiséptico durante 2-6'.
b) Pastilla de jabón.
c) Jabón líquido con antiséptico con dosificador.
d) Deben frotarse también brazos y antebrazos.

23. Para el lavado de manos son:
a) Antes del contacto directo con el paciente, antes de hacer una tarea aséptica, tras exponerse a fluidos corporales, tras contacto con el paciente y tras contacto con el entorno del paciente.
b) Antes y después de ir al año, antes y después del contacto con el paciente y tras exponerse a fluidos corporales.
c) Antes de hacer una técnica aséptica, antes y después de ir al baño y antes y después del contacto con el paciente.
d) Tras exposición a fluidos corporales, antes y después de ir al baño y antes y después del contacto con el paciente.

24. El personal sanitario omite el lavado higiénico de manos en un:
a) 40%. b) 50%. c) 60%. d) 70%.

25. La mala adhesión de los profesionales sanitarios al lavado de manos se debe a su percepción debida a:
a) El uso de guantes.
b) La capacidad irritativa de los jabones.
c) La falta de formación.
d) Todos.

26. El mayor porcentaje de cumplimiento en la higiene de manos se da entre:
a) Personal auxiliar.
b) Enfermeros.
c) Personal médico.
d) Celadores.

27. Para mejorar la adhesión a la higiene de manos:
a) Ofertar productos alternativos cuando se presentan alergias.
b) Educación y motivación del personal.
c) Lavabos cercanos al lugar de atención y los productos para la higiene de manos próximos al lavabo.
d) Todas.

28. La prevención y control de las infecciones nosocomiales incluye actividades como:
a) Protocolos de limpieza, desinfección y esterilización.
b) Recomendaciones de preparación ante procedimientos invasivos.
c) Abordaje desde equipo multidisciplinar.
d) Todos.

Solución al test del tema 20

1. d) Todas ciertas.

2. b) El principal vehículo de transmisión son las manos del personal sanitario.

3. c) Preventivas y curativas.

4. a) 5 minutos.

5. c) Infección contraída durante su estancia en el medio hospitalario o hasta 48 horas después de su alta hospitalaria.

6. d) Todas.

7. c) UCI.

8. a) E. Coli.

9. d) Todas.

10. d) Todas son ciertas.

11. d) Todas.

12. c) Usar antimicrobianos en enfermos con bacteriuria asintomáticos.

13. b) Evitar rasurado.

14. c) Colocar al paciente con cama elevada 30°.

15. a) Los Servicios de Medicina Preventiva.

16. d) Todos.

17. b) 2-60 minutos.

18. a) Transeúnte.

19. c) 40-60 segundos.

20. d) Todas.

21. d) Todos.

22. b) Pastilla de jabón.

23. a) Antes del contacto directo con el paciente, antes de hacer una tarea aséptica, tras exponerse a fluidos corporales, tras contacto con el paciente y tras contacto con el entorno del paciente.

24. c) 60%.

25. d) Todos.

26. b) Enfermeros.

27. d) Todas.

28. d) Todos.

Made in United States
Cleveland, OH
06 November 2026

47787685R00276